U0267501

Aesthetic Septorhinoplasty

美容鼻整形术

鼻部多边形模型在鼻整形中的应用

注　意

　　该领域的理论知识和临床实践在不断变化。随着新的研究与经验不断扩充我们的知识结构，有必要在实践、治疗和用药方面做出适当的改进。建议读者核实与操作相关的最新信息，或查阅每种药物生产厂家所提供的最新产品信息，以确定药物的推荐剂量、服用方法、服用时间以及相关禁忌证。医师根据对患者的了解和相关经验，确立诊断，以此确认每一位患者的用药剂量和最佳治疗方法，并采取适当的安全预防措施，是其职责所在。不论是出版商还是著作者，对于在本出版物使用过程中引起的或与本出版物相关的所有个人或财产的损伤和（或）损失，均不承担任何责任。

出版者

Aesthetic
Septorhinoplasty

美容鼻整形术

鼻部多边形模型在鼻整形中的应用

原 著 Barış Çakır

主 译 巫文云

副主译 颜正安 夏正义

主 审 张 晨 许英哲

译 者（按姓名汉语拼音排序）

范荣杰 胡志成 李保锴 李信峰 李 振

刘彦军 刘志刚 倪云志 师俊莉 时 念

王 艇 徐 航 薛志强 张 辉 张金辉

赵连前 郑 涛

北京大学医学出版社

Peking University Medical Press

MEIRONG BIZHENGXINGSHU —— BIBU DUOBIANXING MOXING ZAI
BIZHENGXING ZHONG DE YINGYONG

图书在版编目（CIP）数据

美容鼻整形术：鼻部多边形模型在鼻整形中的应用 /
（土）巴里斯·恰基尔原著；巫文云主译 .—北京：北京大学
医学出版社，2021.9
书名原文：Aesthetic Septorhinoplasty
ISBN 978-7-5659-2488-0

Ⅰ.①美… Ⅱ.①巴…②巫… Ⅲ.①鼻成形术
Ⅳ.① R765.9

中国版本图书馆 CIP 数据核字（2021）第 168488 号

北京市版权局著作权合同登记号：图字：01-2018-9047

美容鼻整形术——鼻部多边形模型在鼻整形中的应用

主　　译：巫文云
出版发行：北京大学医学出版社
地　　址：（100191）北京市海淀区学院路 38 号　北京大学医学部院内
电　　话：发行部 010-82802230；图书邮购 010-82802495
网　　址：http://www.pumpress.com.cn
E - mail：booksale@bjmu.edu.cn
印　　刷：北京强华印刷厂
经　　销：新华书店
责任编辑：李　娜　　责任校对：靳新强　　责任印制：李　啸
开　　本：889 mm×1194 mm　1/16　印张：23.25　字数：730 千字
版　　次：2021 年 9 月第 1 版　2021 年 9 月第 1 次印刷
书　　号：ISBN 978-7-5659-2488-0
定　　价：285.00 元
版权所有，违者必究
（凡属质量问题请与本社发行部联系退换）

现代鼻整形术在近 50 年来有了很大的发展，特别是 Gunter 教授创办达拉斯鼻整形研讨会之后的 30 多年时间里，发展更加迅猛。随着 2009 年李战强教授主译的《达拉斯鼻整形术》在中国发行，以及一批经典的西方鼻整形译作相继在国内出版，中国鼻整形进入了快速发展阶段，一大批热爱鼻整形的医生快速吸收西方先进的鼻整形理念和技术，并根据中国人的解剖特点努力探究适合中国人的综合鼻整形理念和方法。然而，中国鼻整形市场的"爆炸式"发展也带来了一些"用力过猛"的后遗症，具体表现在鼻整形术后的修复率过高。造成这种现象的原因是多方面的，术前的审美设计欠合理是一个主要原因。鼻整形终究追求的是外形的美观度和安全度，手术效果取决于手术医生对美的理解和如何实现这些审美设计，而 Barış Çakır 医生在这方面做了非常有益的探讨。

2016 年我在法国巴黎参加欧洲鼻整形会议，第一次听到 Barış Çakır 医生关于"鼻部多边形"的演讲时，我的想法是：观念很新颖，手术效果令人震撼，但是他提出的通过软骨缝合和切除的方法来改变软骨框架结构的概念，当时在我看来并不适合中国人，因为中国人的鼻部软骨普遍薄、小、软。2018 年 3 月，我在意大利贝尔加莫参加鼻整形会议时再次聆听了 Barış Çakır 医生的演讲，对鼻部多边形有了更深刻的理解。参会期间，台湾的颜正安教授向我推荐了 Barış Çakır 医生撰写的 *Aesthetic Septorhinoplasty* 一书，这本书详细阐述了鼻部术前美学分析和鼻部多边形的概念，让原本枯燥乏味的鼻部解剖以艺术形象呈现，更具形象化。我研读了 3 遍以后，深切地感受到这就是鼻整形未来发展的趋势——从技术向审美的迈进！2018 年底，我们委托北京大学医学出版社获得了本书的中文翻译版权，并开始进行初步的翻译工作，对鼻部多边形的概念、模型有了初步的了解。由于这本书是从土耳其文翻译成英文，再由英文翻译成中文，为了避免语言上的差异导致翻译误差，更好地了解作者的原意图，2019 年 12 月，我和颜正安专程去伊斯坦布尔现场观摩了 Barış Çakır 医生的 3 台手术，详细了解了手术操作的细节；我们还参观了 Barış Çakır 医生的诊所，和他进行了面对面的交流，每一个疑点都得到了他耐心细致的解答，这使我们对作者的原意有了准确理解，保证了翻译工作的准确性和严谨性。

本书深入探讨了鼻整形手术面临的新挑战——鼻部美学分析，利用影像和术前分析制定个性化的美学设计方案；在 Jack Sheen 医生鼻部美学理论的基础之上提出了"鼻部多边形"理论，将鼻部分为 17 个多边形，详细阐述了鼻背部和鼻尖部的角度、弧度是如何通过鼻部多边形来实现的；并详细描述了手术操作的要点，让操作有法可依、有章可循；书中附有大量的图片和临床案例作为佐证和示范，力求实现更高层次的审美目标。

2020 年全球新冠疫情暴发，我潜心笃行，对这本书的每一句话都进行了多次研读和反复思考。张晨教授、许英哲教授、颜正安教授以及我们米扬丽格手术中心的同事一起努力，对很多词句的中文表达进行了仔细推敲，还对国内很少提及的手术概念（如静息角、琢面多边形等）进行了深入探讨。历经 2 年的时间，这本书终于要跟大家见面了。在翻译工作进行的同时，我们也尝试将"鼻部多边形"理论应用于临床实践。大量的实践证明，通过鼻部多边形理论，可以实现鼻部精细化操作和预期的美学目的，对国人鼻整形具有重要的指导意义。

最后，我要诚挚地感谢一直以来所有关注、信任和支持我们的人。未来，我们将以诚心、诚信和热情服务好每一位求美者，让大家都能安心变美、放心变美。

巫文云

Barış Çakır 医生为 Jack Sheen 的不朽著作《鼻整形美学》写了一篇有价值的后续。在我任住院医师时，我便拜读过 Jack Sheen 编写的教科书，当时犹如醍醐灌顶，让我对鼻整形有了根本性的全新认识。Sheen 创立了很多具体的美学目标，并用他开发的一系列新技术实现了这些目标。

在接下来的 30 年时间里，我在手术室里学到了很多知识，同时也从同道的讲座中获益良多。然而，直到 2011 年，我在伊斯坦布尔参加了由土耳其和美国鼻整形协会联合举办的学术会议，我才有了目睹鼻整形手术新时代开启的兴奋感。

像往常一样，在 5 分钟的演讲环节，我一直在做着笔记，试图在傍晚时分保持清醒。这时我听到了一些令人激动的话题。一位演讲者正在阐述关于鼻尖美学（多边形模型）、骨性鼻拱重塑（骨雕法）和鼻槛切除的新概念。会议结束后，我立即拜访了演讲者 Çakır 医生，询问他能否第 2 天早上再给我讲述一遍他的演讲内容。他欣然同意，那天上午他一连为我重复讲解了 3 遍。我真真切切地被他的理念惊艳到了，但是我仍然想知道他是否真的能在手术室里重现他所演讲的内容。因此，我问他能否在手术室为我演示一个病例。我俩的对话是这样的："我想看你做个手术。""什么时候？""明天。""好的。"第 2 天，Çakır 医生做了一例鼻整形手术，术中采用了他所开发的各种技术，并获得了极好的效果。那天吃午饭时，我的头脑还在飞速转动着，试着去理解他的鼻部多边形模型和先进的鼻尖缝合技术，还有那些我会常规切断的多条韧带的修复。我认为，也许能让我彻底领悟 Çakır 医生理念的唯一方法就是帮助他将至今为止还没有发表的各种技术以论文形式发表。随后他来找我，说他有更多想法可以发表在期刊上。我对他说，新的想法永远都会有，但时间总是不够用，与其这样不如先去写本书，在书里阐明他的想法，并允许他人在他的概念基础上再接再厉。我当时天真地以为他会为此花费几年的时间。出乎意料的是，6 个月后，Çakır 就把手稿发给了我，而在此后的 3 个月，该书的土耳其语版就出版了，紧接着英文版也顺利发行了。

在拜读 Çakır 医生的杰作时，我再次对他提出的概念的独创性和先进性感到震惊。像鼻部摄影和术前分析这种乏味的事情突然间就变成了一种艺术形式，而术前"画有阴影的照片"的使用则是一个绝妙的突破。他的一些多边形的概念需要多次阅读才能完全理解，例如，下外侧脚和上外侧脚之间"静息角"的概念就是全新的。起初，可能会觉得这个概念并没有那么重要，但将过长的外侧脚和外侧脚突入前庭关联在一起时，其相关性就会凸显出来。突然之间，以前无法解释的问题有了答案和治疗方法，更重要的是，对这些情况也有了预防的方法。对多个鼻尖表现点的探讨和对软组织多边形的界定，以及它们与特定的鼻尖缝合方法之间的关系，都是非常重要的信息。在手术技术章节中，我们可以清楚地了解到骨 - 软骨膜下剥离平面的连续性是多么重要。初学者应该牢记，在 Çakır 医生将手术发展到闭合入路之前，他的许多手术都是通过开放入路完成的。当然，我对鼻中隔划痕技术、在鼻中隔基底部和前鼻棘之间留下 2 mm 的间隙以及膜性鼻中隔的切除等观点持不同意见。我也意识到该书可能会让某些读者望而生畏，因为书中的新概念太多，当然也与英文翻译的质量有关。

另外，这本书值得反复研读，以便深刻理解鼻整形手术的新挑战。本书深入探讨了如何进行摄影和患者分析并同时制定一个个性化的手术方案，这对于初学者来说是非常有用的。鼻部美学与鼻部解剖学以及外科手术之间的联系奠定了本书的基调。对于经验丰富的外科医生来说，本书将是一本关于如何通过书中描述的方法来设定和实现一个更高层次审美的启示录。对于鼻整形大师来说，Çakır 医生则挑战了很多早已被广为接受的信条和技术，例如从鼻背美学曲线的共识，到外侧脚移位的必需性。每一位从事鼻整形手术的医生都应该阅读这本书，因为 Çakır 医生在书中提出的新概念、手术原则和技术代表了鼻整形技术的未来。

Rollin K. Daniel, MD
美国加利福尼亚州纽波特海滩

我从 Çukurova 技术高中的电子系毕业后，遵从父母的意愿前往医学院学习。在我学医的第 5 年，我不得不接受了一次鼻整形手术，并在 6 个月后又接受了鼻修复手术。在我自己的整形外科医学生涯中，我更专注于显微外科手术，也参与过很多类型的显微外科手术，但我最感兴趣的还是鼻外科手术，因为它需要术者同时具备手术技巧和审美能力。我与鼻整形的渊源如此之深，我既是一位鼻整形手术的患者，又是一位不断为他人实施鼻整形手术的术者，这个专业领域不断给我带来有趣的挑战，因为它始终在不断发展变化。多年的绘画和雕刻课程为我的职业发展奠定了基础，在我 8 年的执业生涯中，90% 的时间都花在了鼻整形手术上。8 年中，我也对我在医学院学到的所有技术进行了几乎一半的修正。举个例子，我一开始采用开放入路来完成鼻整形手术，但是从 2008 年开始改用闭合技术——这是一个与众不同的转变，因为大多数外科医生都是与之相反的。现在，我每年要做 200～300 例闭合入路鼻整形手术。

在 2011 年的美国美容整形外科学会（ASAPS）会议上，Rollin Daniel 医生鼓励我以指导手册的形式编写这本书，这样其他人就可以通过可视化的文字形式从我的鼻整形经验中获益。在这本书的理论框架内，我为鼻整形手术摄影和技术绘图设立了适当的标准。我希望这本书为广大读者的临床实践带来指导意义。

Barış Çakır

当 Çakır 医生撰写本书的土耳其语版时，我便计划将其翻译成英文。与土耳其语版一样，英文版的目的是为读者提供一本类似于指导手册的美容鼻整形术的介绍，有丰富的图像，而文字描述不多。

作为译者，我的任务是传达原著的美学概念和手术技巧，同时务必选择通俗易懂的语言，因为读者可能是一位母语并非为英语的年轻整形外科医生。

在熟悉了所有的概念和手术技术后，我试图使该"指导手册"易于理解，简明而实用。我希望英文版能达到这一目的，实现这个目标。

Ali Rıza Öreroğlu, MD

    本书描述了如何在闭合式鼻整形术中应用开放式鼻整形技术。为了让本书提供的信息能够快速简单地呈现出来，本书刻意秉承了一种简单明了的写作风格，更多地突出了图像的重要性，所以这本书读起来就像是在阅读一本详实的手术笔记。书中对插图没有过多的文字解释，但文字、照片和图画相辅相成，而且每段文字都有相应的图片来加以解释。

    患者授权使用的照片采用标准格式，而那些未得到患者授权使用的照片则经过了裁剪处理，从而使他们的面部无法辨认。由于作者希望阐明闭合式鼻整形术、鼻切除术以及截骨术对愈合率的影响，所以书中还包含了一些患者的术后早期照片。

特别感谢 Tayfun Aköz 和 Mithat Akan 博士对我的鼻外科知识的指导，Ali Teoman Tellioğlu 博士和 Mithat Akan 博士对这本书进行了科学的修订，我的妻子 Çiğem Çakır 以及 Metin Bahçivan 对本书的土耳其语版本进行了编辑，Nina Ergin 对英文版进行了校对。

目 录

1 拍摄患者照片

我的会谈从拍照开始。我把办公室里的一个房间设计为照相室。我将照片存档，并附上患者的姓名。此外，我还有一个以"美观的鼻子"命名的文件夹，我给鼻子美观的人拍照。我会询问我的朋友以及患者的亲属谁拥有一个美观的鼻子，然后我拍摄他们的照片并存档。我会收集患者带来的那些他们认为十分美观的鼻子照片，并经常观察这些照片，我建议你也去这样做。有时候，你会发现一个女性或男性的鼻子达不到心目中所认为的美观的标准，这时你可以回过来再看这些"美观的鼻子"照片，以了解更多的美学细节，从而对其做进一步的分析。

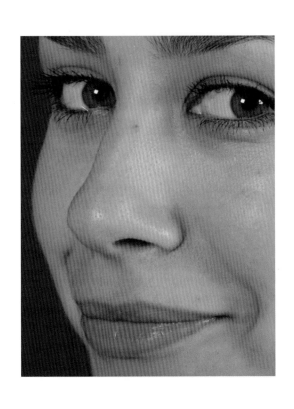

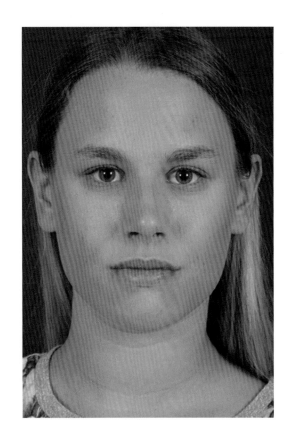

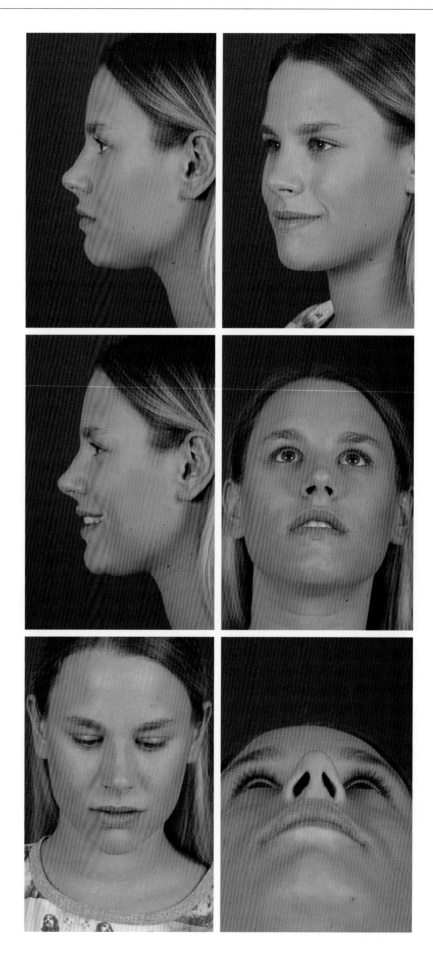

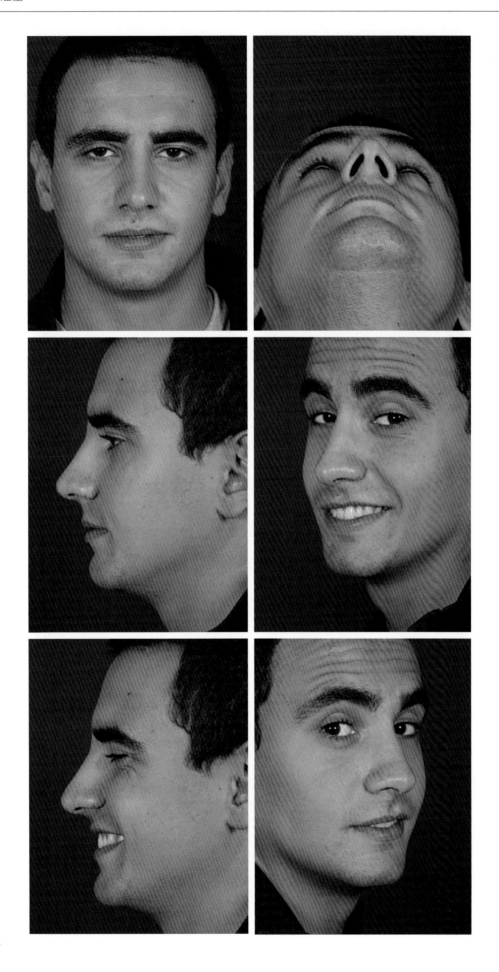

你应该制订一个摄影的标准。你对患者摄影的重视程度越高，你对自己的摄影标准就会越高，这也会让你的患者觉得自己很被重视。不要仅仅在手术前进行拍照，在患者咨询期间就要做好摄影和设计的工作。

1.1 摄影方法

首先需要拥有一台中级水平的单反相机。选取一个合适的镜头（如微距镜头）往往比相机本身更为重要。我使用一个100 mm的微距镜头。用变焦镜头是无法进行标准拍摄的。如果你使用了一个变焦镜头，那就试着把变焦镜头调到100 mm。需要设置一个标准的背景。最好提前选好合适的背景颜色，因为以后你不能再对其进行更改。我认为最好的选择是黑色、灰色、蓝色和深蓝色。黑色看起来更具艺术性，但蓝色更适合用于科学研究。

如果患者和背景之间保持1 m以上的距离，照片上就不会出现阴影。如果你有一个带闪光灯系统的摄影工作室，那么你就能拍出更好的照片。

拍摄竖排格式的照片（如肖像照片），这会使存档和照片合并变得容易得多。如果拍摄横排格式的照片（横向打印格式），将会增加额外的工作量。

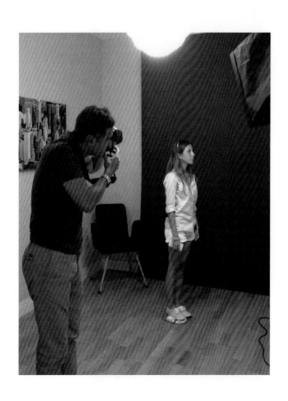

记住，在拍照时，如果你和患者之间不留有一段距离，那么你就无法拍摄出高标准的照片。如果你使用一个微距镜头，那么你和患者之间至少应该有2 m的距离，这样才能以合适的角度来捕捉患者的面部。另一个重要问题是患者相对于光源的位置关系。

光反射的位置和强度随着患者位置的变化而变化，因此，灯光的位置和患者的位置必须保持固定。在我们的摄影工作室中，地面上有一个圆圈，以引导患者站在一个固定的位置。你也可以使用自粘脚印贴来达到此目的。

1.2 术前照片

多年来，我在手术时会拍摄患者术前和术后的软骨结构形态照片。使用术前软骨形态的照片来评估术后第一年的手术效果将会使你进步得更快。我在手术室是使用一个带100 mm微距镜头的单反相机来拍摄患者的术前照片。

1.3 "灯光作弊"

灯光、患者以及你自己的位置应该保持不变。有时，我会观察其他人在会议中展示的患者照片中的眼睛情况。

使用单闪光灯拍摄术前照片，然后再使用双闪光灯拍摄术后照片，就是一个常见的"灯光作弊"。单闪光灯会放大畸形，因此，手术的一半效果可以仅仅通过灯光的改变来完成。例如，下面照片中的患者并没有做过手术，这两张照片的拍摄间隔只有10 s。左边的照片是使用一个单顶闪光灯拍摄的，右边的照片是通过双闪光灯拍摄的。

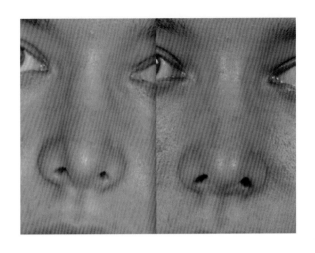

同样的"灯光作弊"也发生在这些照片上。

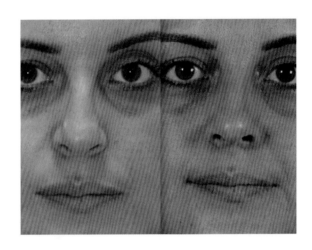

只需要审视一下患者的眼睛，你就能很容易地确定拍摄时使用了什么样的灯光。

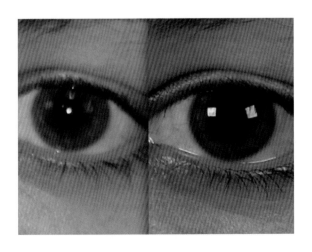

1.4 鱼眼镜头

如果你靠近患者，并用镜头进行放大，照片中的眼睛就会变成鱼眼状。从正面进行拍摄会使鼻子看起来更大，耳朵看起来更小。从侧面进行拍摄会使耳朵看起来更大，鼻子看起来更小。在正面视图中，你应该观察在面颊的后方你能看到多大部分的耳朵。用鱼眼镜头拍摄的照片中，耳朵露出的比较少，鼻尖也会看起来呈球状。这时，你只需换个镜头就可以矫正球状的鼻尖。如果你使用 100 mm 的微距镜头而没有进行任何变焦，那你将不会遇到这些问题。

下面照片中的人没有做过手术。我将 35 ~ 85 mm 的镜头设置在 35 mm 焦距拍摄左边的照片，再使用 100 mm 的镜头拍摄右边的照片。拍摄时使用的灯光条件是一样的。

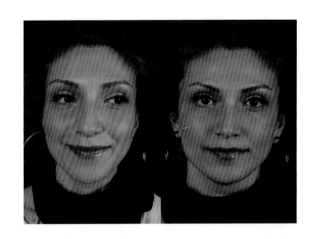

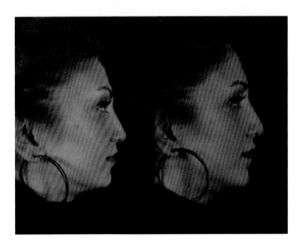

1.5 使用智能手机拍摄

不能使用智能手机拍摄患者的照片。即使是市场上最好的手机也会拍出"鱼眼样"照片。人们用智能手机拍下自己的照片，并据此对自己的鼻子进行评估。我的大多数患者都抱怨他们的鼻子在照片中显得过大，你应该知道鱼眼镜头问题在哪里，并且能够将它解释给你的患者听。

1.6 相机设置

我不是一个专业的摄影师，但我已经具备了我所能用到的全部摄影方面的知识。你可以通过一些微调来拍出难以置信的照片。作为一名外科医生，没有因为良好的手术效果受到称赞，而因为糟糕的照片遭到批评，这是不公平的。如果你会使用双闪光灯系统，一个中级的单反相机就足够了。

1.6.1 焦点设置

摄影师在拍摄肖像照片时，通常会选择眼睛来进行对焦。在鼻整形摄影中，最好选择鼻子作为焦点。可将焦点设置在鼻子上。

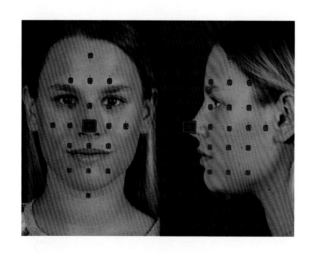

1.6.2 感光度

感光度（ISO）是指照相机对于光的灵敏度。将ISO值调到100和200是比较合适的。随着ISO值的增加，照片的画质会下降。ISO值越低，需要的光越强。如果你有双闪光灯，将ISO设置到100，

你就可以很顺利地进行拍摄了。

1.6.3 快门速度

快门速度显示了快门保持开放的时间。如果快门速度低于1/125，照片可能会受到手抖动的影响，所以，我通常会将快门速度设置在1/160。如果选择的快门速度超过1/200，相机和闪光灯之间会出现不同步，就可能导致照片有一半是暗的。

1.6.4 光圈

你可以用低"f"值的光圈来拍摄艺术照。这时，焦点的前面和后面会虚化。我们需要长景深的照片。10及10以上的光圈就足够了。

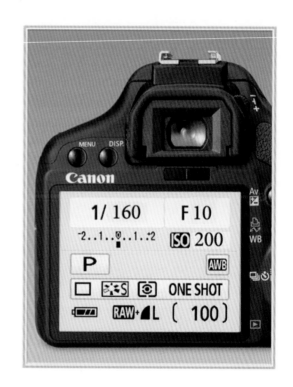

1.6.5 肤色

肤色提示患者皮肤所反射光线的量的不同。如果患者面部照片上所显示的肤色较深，那么应该减少"f"值。如果患者面部照片上所显示的肤色较浅，那么应该增加"f"值。我通过在10～13之间调整"f"值来拍摄我所有的照片。为了在"f"值为11的情况下拍出较好的照片，需要调整闪光灯辅灯的功率。

1.7　闪光灯辅灯设置

　　如果调高其中一个闪光灯的光线强度，那么从正面进行拍摄时，患者的鼻背美学线可以被更好地展示出来，但在拍摄侧面观照片时会遇到麻烦。由于我们是根据从所有角度拍摄的照片来进行评估的，所以有必要在拍摄过程中将闪光灯的强度设置保持统一。在来自窗外的阳光下拍照可以得到更好的光反射，但是太阳的光线会随着时间的推移而不停地改变，因此，必须要有一个双闪光灯系统。

　　由于新型摄影机光敏感度的提高，在下午从某一角度进行拍摄有可能获得很多细节，但是，要将所有存档的影像资料设置一个标准是很困难的。

　　在这里，你可以看到一组示例，是用标准设置拍摄的患者照片。

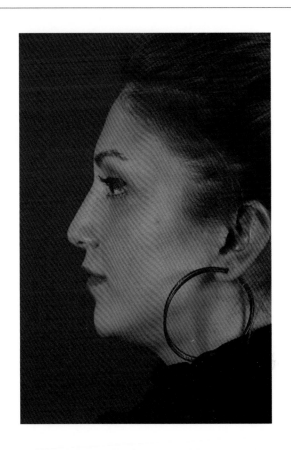

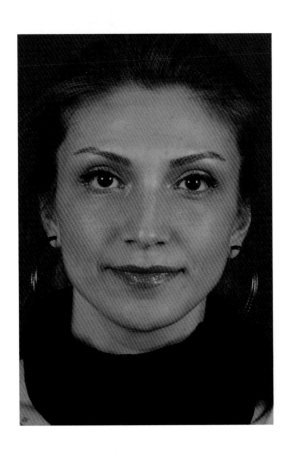

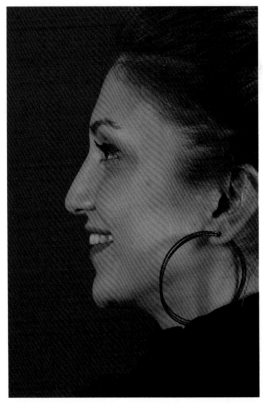

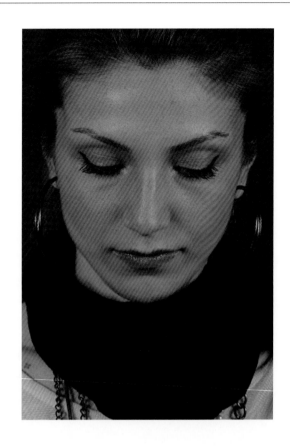

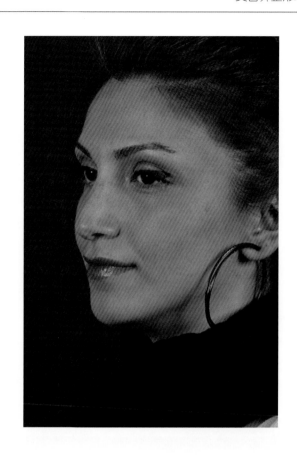

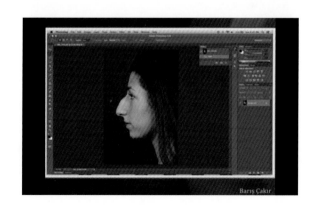

1.8 成像

经常有人询问我的摄影技术和成像方法，因此，我将一步一步地展示如何在 Photoshop 中设计鼻子。

打开文件。

用矩形遮罩工具框选鼻子。

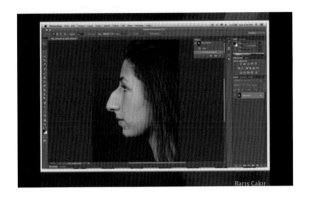

打开滤镜选择液化工具。

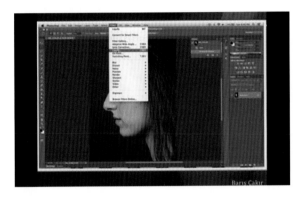

构建一个和面部相适合的鼻子。

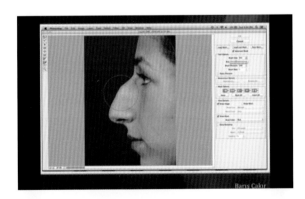

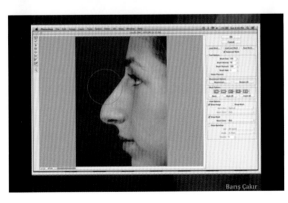

操作几次，并反复调整。

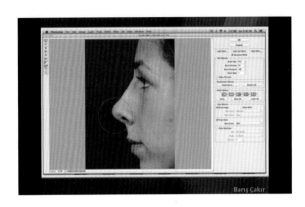

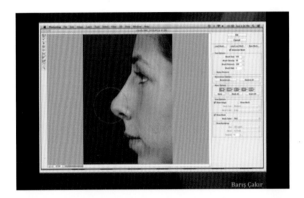

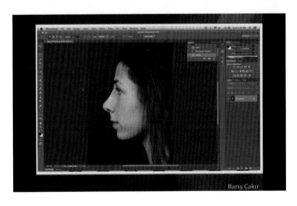

对鼻尖细节继续进行调整。

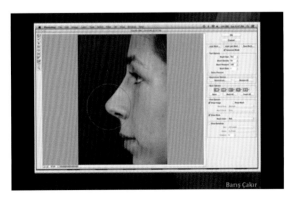

你可以减小框选范围做精细调整。

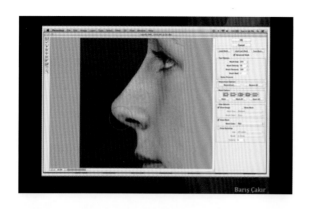

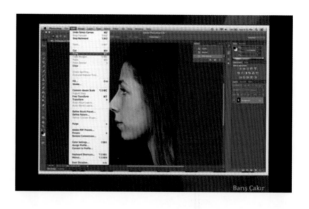

Macintosh：cmd-C (Windows: CTRL-C)：这样将会复制该图片。

回到历史界面，并选择原始照片。

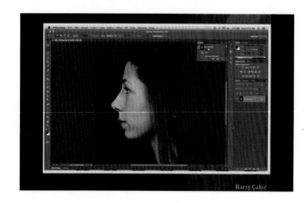

在文件名中添加一个"…..a"并保存。可以使用扩展名来保存文件，如 ….aa、….aaa、….aaaa 等，这样就可以更容易地对它们进行比较。

例如，IMG_5643a，IMG_ 5643aa。当选择按文件名对文件夹中的照片进行排序时，文件就会按顺序排列好。

1.9 对图像进行阴影处理

确定一个适合患者面部的鼻子的照片。当把这张不透明度为 50% 的照片粘贴到患者的原始照片上时，就可以确定患者原始的鼻子和你想要的鼻子之间的差别所在了。

为了复制你中意的鼻子图片，应该在一开始就选择整个图片。

Macintosh：cmd-A (Windows: CTRL-A)：这样就会选择整个图片。

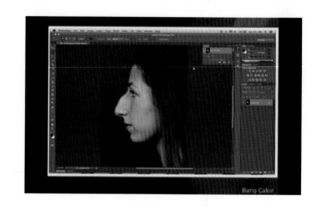

使用"粘贴"命令，新鼻子将会作为一个新的图层粘贴到旧的图层上。

Macintosh: cmd-V (Windows: CTRL-V)。

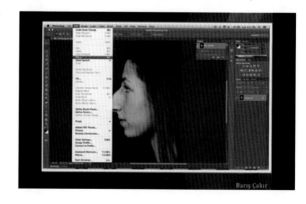

下面的图片由两层构成。在上面的图层可以看到我们的作品。无法看到原始的照片，因为它在下层。当降低上层的不透明度时，才能看到下层的图片。

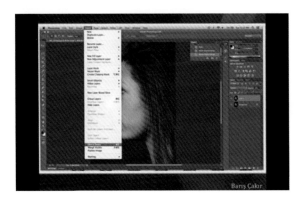

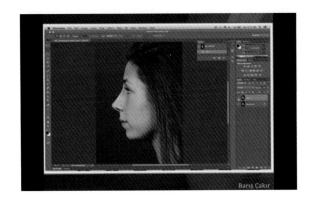

现在就可以将该文件保存为 JPG 格式，在右边也看到只有一个图层。

从右边的图层调整菜单中，将上层的不透明度设置为 50%。通过这种方法，就可以看出这两个鼻子之间的区别所在。

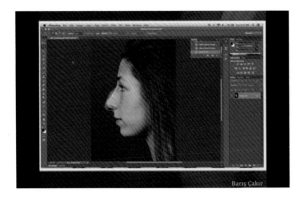

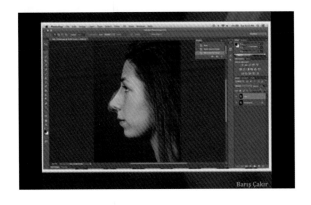

在照片的命名中加上"...plan"，然后保存。

示例：IMG_5643plan

如果选择 JPG 格式来保存文档，在对其进行存储时就比较简单。有一个以上图层的文件只能保存为 PSD 格式，并且打开时需要使用 Photoshop 程序，因为这个选项会合并在图层菜单之下。

cmd-E：粘贴所有的图层。

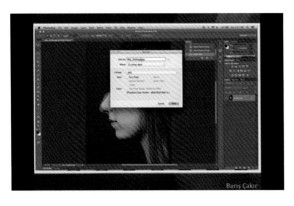

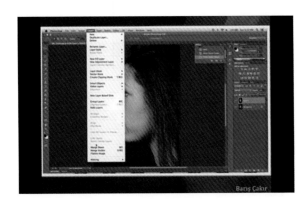

画有阴影的图片给外科医生提供了关于旋转度以及驼峰切除量的信息。可以使用此图片来确定新的鼻尖顶点。我们将在手术图示中使用到画有阴影的图片。

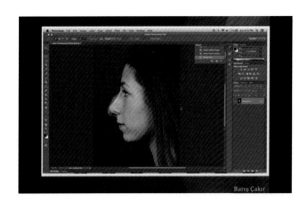

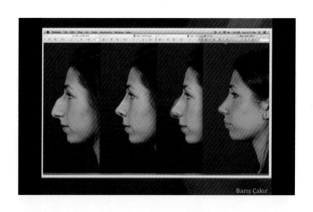

这里你可以看到手术设计和患者的手术效果。

1.9.1 摄影和成像的重要性

需要你自己进行手术设计。不要做没有术前设计的手术。例如，你可能会因为鼻尖过低的假象而去切除一个鼻子的驼峰，或对额头、下颌和脸颊进行调整。鼻根的最低点应该在睫毛前面一点。在侧面视图中，如果能够看到另一只眼睛的睫毛，那么进行鼻根部的填充就是合理的。

> **注意**
>
> 在手术中，我们的感知需要做一个 90° 的转动。

我们对美的感知是通过观察他人来实现的。然而，我们在术中就要对鼻尖的位置和鼻背的高度做出决定。我认为这是引起严重困惑的原因所在。我们的大脑对美学的感知转动 90° 是需要时间的。对我来说，大约花了 1 年的时间。为了加速这个过程，可以将你发现的美观的鼻子图片旋转 90°，然后再看一遍。这样你的大脑就可以意识到一个美观的鼻子在水平方向上应该是什么样的。

> **注意**
>
> 对美学方面的问题制定一些固定不变的规则是不合适的。你可以选择构建一个较高或者较低的鼻梁，但你不应该忘记，当降低鼻背时，鼻体在正面视图中就会变得模糊。因此，一个过低的鼻梁需要更多的骨折内移。
>
> 使用 Photoshop 处理照片，以确定是否存在鼻根靠前或者眉间靠后的情况。我想我应该承认我在这方面犯过一些错误。在侧面视图中，如果已经将鼻根部降低到睫毛尖端的水平，但还是无法获得足够的鼻根深度，这时进行额部脂肪填充是合理的。如果不能构建出足够的鼻根深度，鼻子看起来好像是从额头起始的，这样的结果往往会让患者不满意。
>
> 如果患者不满意你图示的手术效果，不要给他施行手术。你的工作应该建立在满足患者期望的基础上。

> **要点**
>
> 美学信息的反馈是非常重要的。应该避免任何可能影响你的美学感知的事情。例如，术中患者的头部应该与地面保持平行。如果每次手术中，你与患者头部所成的角度都不一样，那么你犯错的概率就会大大增加。

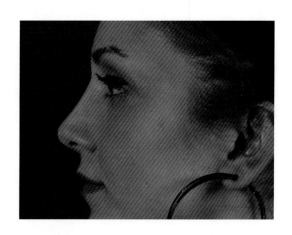

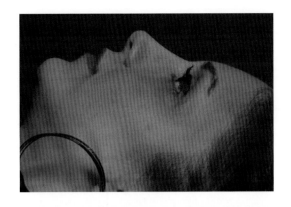

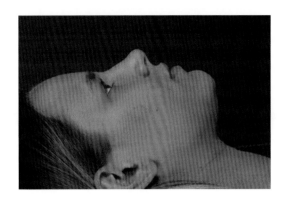

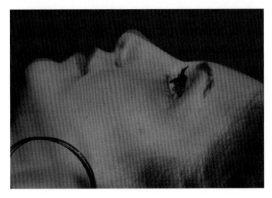

注意

如果没有照片，就不要进入手术室。不要随意进行操作。我从来不做没有电脑辅助配合的手术。手术时，应该用电脑显示患者的正面视图、侧面视图和画有阴影的照片。

由于我是左撇子，所以我会站在患者的左边进行评估。因此，我安装了电脑来显示患者的左侧视图。右利手的外科医生应该相应地改变站位。可以将画有阴影的图片旋转 90°之后再看。

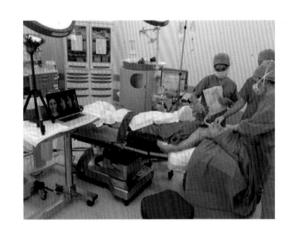

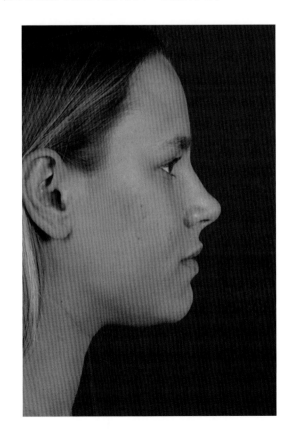

最简单的方法是打开所有的照片，并将这些照片合并成一张照片。通过按住 Shift-Command-F4 键，就可以获得一张你想要的照片。通过按住 Shift-Command-F3 键，可以进行屏幕截图。我也是通过这个方法将患者的照片组合在一起。将合并后的照片保存到患者的照片文件夹中。选中所有的照片并创建一个预览。在手术过程中，当你想看患者的其他照片时，你的助手就可以通过左边和右边的按键将患者的照片展示给你。

示例

将患者的照片合并，并创建出一张最终的照片。

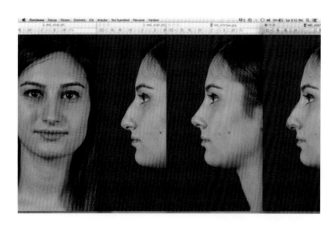

在下面的照片中，你可以看到患者术前的侧面视图、电脑设计图以及 1 个月后的术后效果图。虽然电脑设计图并不能说明会有一个完美的手术效果，但是一个没有电脑设计图就开始施行的外科手术就像一个没有地面平面图就开始建造的建筑物一样。在电脑设计的帮助下规划手术操作的主要步骤是合情合理的。如果有必要，还可以做一些小的修改。

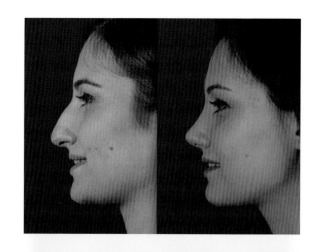

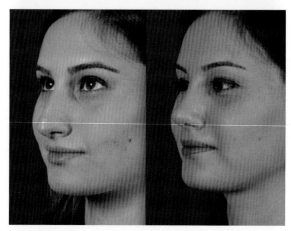

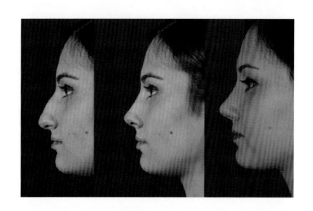

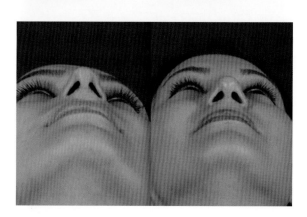

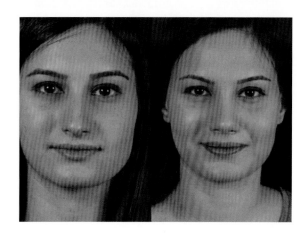

2 手术记录和存档

我喜欢用电脑能读取的单词来写手术记录。在图纸上将手术记录下来也是可以的。但是，如果是使用图纸进行手术记录，想要通过一个单词来搜索 1000 个患者的文件夹是不可能的。

你应该确保能够很快地查询到自己患者的信息和手术记录，即使是在 1 年之后。从存档中获取患者的文件非常浪费时间。如果你没有对所施行的手术进行认真记录，那么你未来的发展将是缓慢的。

在鼻部手术中，有一些手术效果会在术后 1 年左右的时间才会显现。你需要在手术记录的帮助下来评估第 1 年的手术效果。这样，你就能发现自己的错误，并且轻而易举地将它们纠正过来。要将手术记录程序设置成为可以简单且容易查询到的状态。不要在患者存档程序上花费过多的时间和精力。可以在你计算机里最简单的程序上进行存档，而不需要任何的技术支持。

我在我的电脑上使用了 Address Book 程序。我会存有一个预先写好的手术记录，复制并粘贴这条手术记录，然后再根据患者的手术情况进行修改。我将其以电子邮件的形式发送给医院的秘书。秘书会把评论报告打印出来交给患者。所以，在我的患者麻醉苏醒之前，我已经写好了手术记录并用电子邮件将它发了出去。

该系统的另一个优点会在准备会议论文时体现出来。例如，你发明了一项新的技术，并想提交一篇论文。你想要知道用过这个技术的患者有多少人，是哪些患者使用了这一技术。

示例

关于我的患者中有多少人使用自体鼻翼缘皮瓣技术，具体是哪些患者使用了这一技术，我在 Address Book 上标记为"自体鼻翼缘皮瓣技术"。用时不到 1 s，我就能获取这些患者的姓名，并能知道我的患者中有多少人使用过这项技术。写作这部分的时候，我搜索了一下这项技术，发现我在 178 名患者身上使用过这一技术。

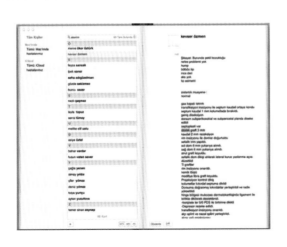

2.1 摄影存档

在患者咨询期间，我打开一个带有患者姓名的文件夹，并将我拍摄的照片存入那个文件夹里。当我的患者过来做检查时，我把该患者的姓名输入搜索框，就可以很容易地访问到他所在的文件夹。不要浪费时间去创建子文件夹，比如主文件夹和辅文件夹等。我将我所有患者的文件夹都存档在一个文件夹中。要想方便地获取患者的详细资料，可以通过在手术记录中添加一个关键词进行存档来实现。

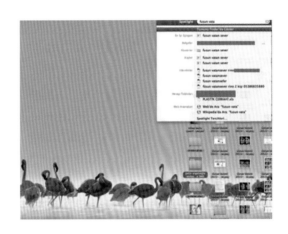

2.2 备份

需要定期备份文件。整形外科医生存档的照片是无价的。"Time Machine"是一个快速且能自动备份的应用程序。

3 皮肤护理和鼻整形手术

我们在鼻部手术中所做的一切工作都要通过皮肤展现出来。因此，我们有必要对患者的皮肤形态进行改善。黑头粉刺会恶化皮肤的形态，并会使皮肤上提变得困难。你应该配备一个美容治疗师，他可以在不损伤皮肤的前提下进行皮肤护理。在我的团队里就有这样一位美容师，他在手术前后对患者的鼻部皮肤进行护理。在下图中，可以看到一位患者的照片，左侧的照片拍摄于术前，中间的照片拍摄于术后 1 个月，右侧的照片拍摄于患者进行过皮肤护理后。可以看出，患者的油性皮肤加重了。在我看来，皮肤油脂的增加会对皮肤形态产生负面影响。

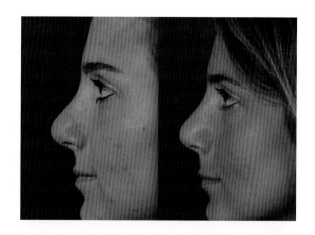

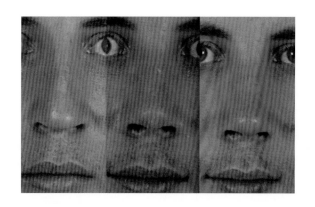

3.1 口服维生素A

油性皮肤的患者常常会合并皮肤炎症，这主要归因于其发达的皮脂腺。对于这些患者，进行皮肤上提时将会不同于那些薄皮肤的患者。让这些患者口服一段时间的维生素 A 后，再对他们施行手术的做法是明智的。我们在给一位患者施行修复手术前给予其口服异维 A 酸治疗，这位患者之前在另一家诊所接受了开放手术。下图中可以看到该治疗对患者皮肤的影响。

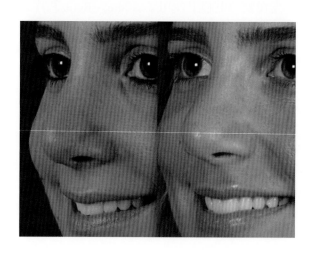

4 月经

不要在女性患者月经期间给她们做手术。因为术中的出血和水肿会更严重，而且这种情况下对手术的可控性也会下降。术后，患者更易发生鼻部水肿和淤青的情况。那些口服了避孕药的患者也会出现类似的问题。

5 前额脂肪移植

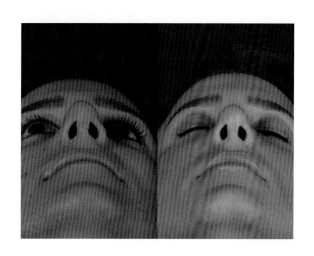

在鼻整形术中，重要的参照点是脸颊、下颏和前额。在进行鼻部美学设计时，应该仔细地考虑这些参照点。有时这些参照点也应该做一些改动。小颏畸形可通过植入下颏假体进行矫正。此外，脸颊和前额参照点也可以进行一些改动。如果颊区和颧区不够突出，那么患者的鼻子可能会看起来比其本身要大。改变前额参照点并不是鼻整形术中一个众所周知的手术步骤，但我们可以对患者前额进行调整。Selçuk Işık 就这一问题发表了一篇非常有用的论文。Işık 采用静脉导管针对患者进行脂肪注射。不过，我认为采用套管针进行脂肪移植会更加安全。

Isik S, Sahin I. Contour restoration of the forehead by lipofilling: our experience. Aesthetic Plast Surg 36(4), 2012:761-6.

为什么额部在鼻部美容手术中如此重要？

我的患者经常会说："请不要让我的鼻子从我的额头起始，我在别的地方看到过这样的鼻子，这样的鼻子看起来很不自然。"降低鼻根并不是一项简单的手术。骨切除是很困难的，因为骨的密度很高，而且进行该区的皮肤调适也不是一件容易的事。一个重要的问题是：当鼻根在其最低点处的高度低于 1.5 cm 时，正面观时鼻梁就消失了。因此，通过过度降低鼻根来防止鼻子起始于前额是不对的。更恰当的做法是在实际问题所在处去纠正它。

我从 Oscar Ramirez 那里学会了前额脂肪注射术。在伊斯坦布尔，我们在一起做了 3 天的鼻整形手术。Ramirez 给我们的患者进行了第 1 例前额脂肪注射术。

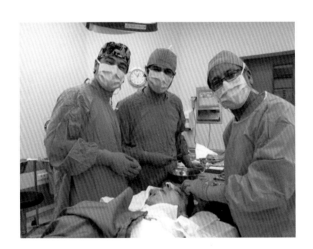

5.1 手术技术

在开始鼻部手术前，我们使用一个直径 2.1 mm 的套管针连接一个 10 ml 的注射器进行吸脂。我们将吸取的脂肪混合均匀，在鼻部手术时让注射器垂直静置。这样，脂肪就自身过滤了 3 h。使用胶布将鼻子固定后，我们开始进行前额脂肪注射。我使用一个 1.2 mm 的钝性套管针进行注射。可使用采血针在眉毛边缘和发际处开 3 个孔来进行眉间和前额的脂肪填充。我们没有将吸取的脂肪离心，而是将水化脂肪直接注射到靶区，这样能使脂肪分布得更加均匀。

在下面的两张图中，只有前额不同。两张图中的鼻子是完全相同的。我向我 10% ~ 20% 的患者推荐脂肪注射术。

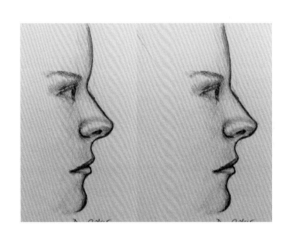

脐部、腰部和膝盖内侧都是适宜进行脂肪采集的部位。我通常选择从腰部抽取脂肪。

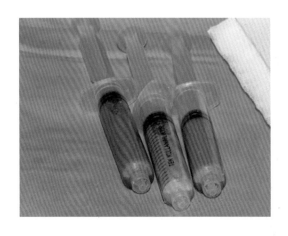

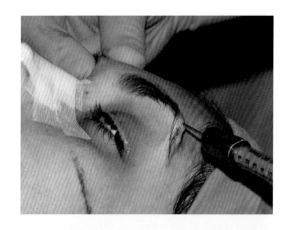

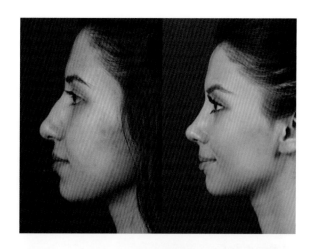

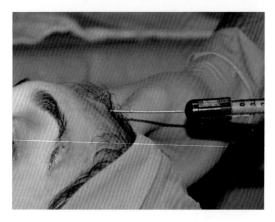

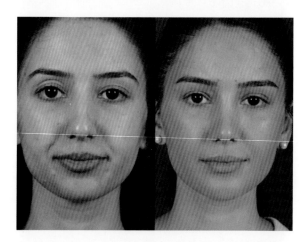

病例

我们给一位接受鼻整形手术的患者的前额和下颏进行了脂肪注射。注意观察前额和下颏向前移动对鼻子外观的影响。在前两张照片中，可以看到鼻整形术的手术效果。在随后的照片中，可以看到行脂肪注射之后前额和下颏的状态。此处可以看到鼻整形术后第 1 年的手术效果和脂肪注射术后第 1 个月的手术效果。

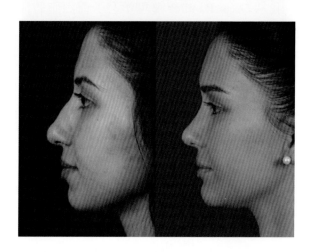

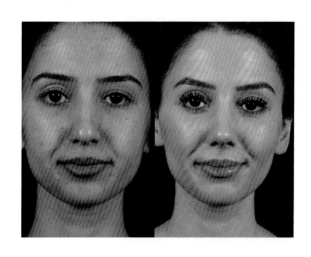

病例

下图中的患者于 13 个月前在前额上进行了脂肪注射。注意患者眉尖和鼻根之间的关系。前额和鼻子之间的过渡得到纠正，而无需进行鼻根加深。由于该患者的皮肤很薄，其鼻尖上转折点变得过于明显，因此计划进行修复手术。请注意观察凸起切除后患者的照片。

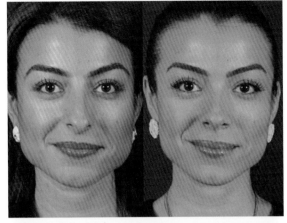

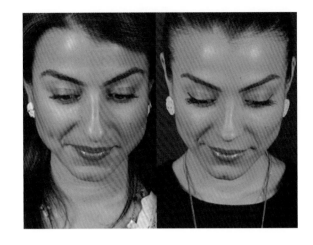

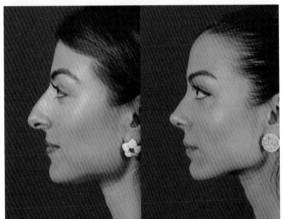

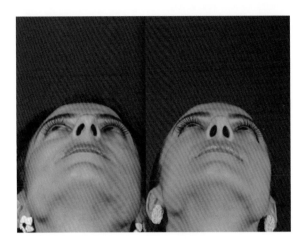

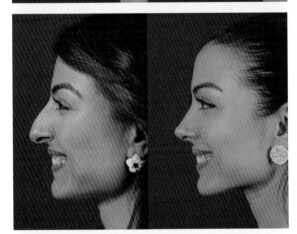

病例

　　在前额进行脂肪注射后，该患者的鼻子看起来变小了。以下是患者术前和术后 7 个月的对比照片。

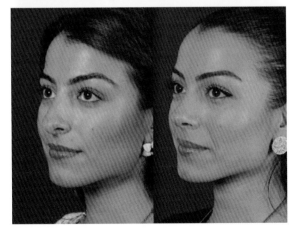

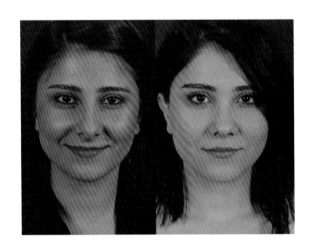

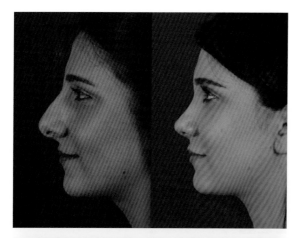

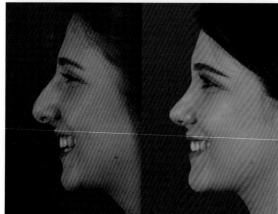

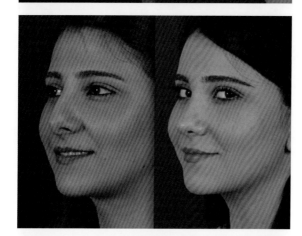

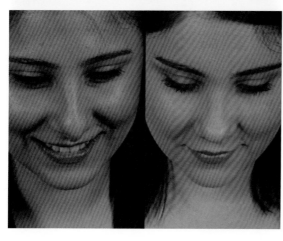

病例

前额脂肪注射。以下是患者术前和术后 1 年的对比照片。

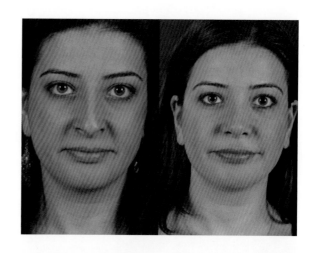

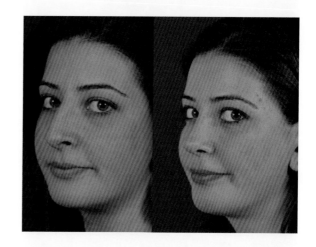

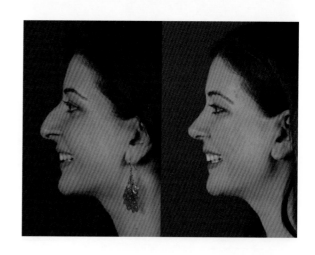

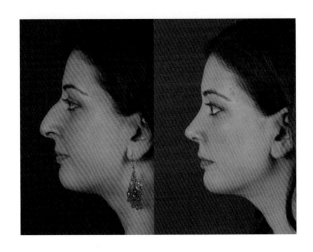

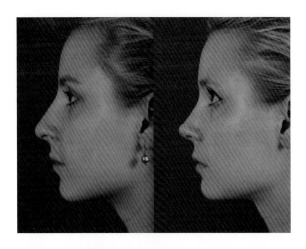

病例

这是一例行前额脂肪注射手术前后的患者照片。注意观察患者术后 1 年的照片中鼻背美学线和鼻尖阴影细节。在外科手术章节中，我们将详细讨论鼻尖和鼻背的手术技巧。

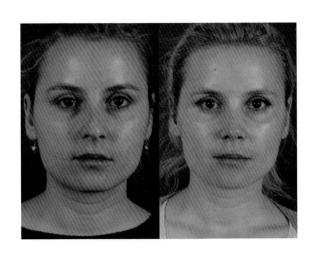

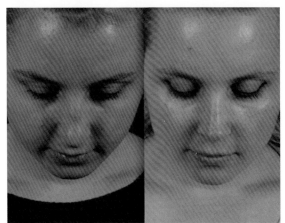

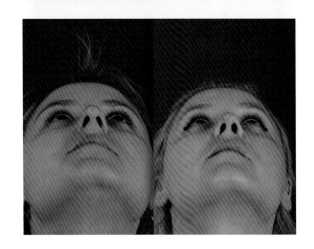

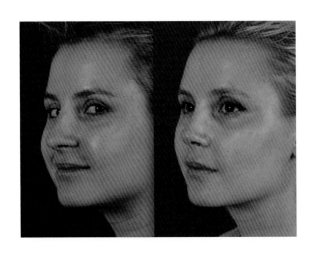

病例

这位患者的鼻根很钝。这就是为什么我将鼻背降低很多的原因。我刚开始认为对该患者行前额脂肪注射是无效的。这是一个很好的例子，显示了前额注射脂肪的效果。注意观察前额、鼻根、眼睛以及睫毛之间的关系是如何变化的。这位患者同时伴有鼻翼下垂，做了鼻翼缘切除手术。具体的手术操作将会在外科章节中讨论。我们对她的鼻子进行了脂肪注射，这些是患者术前和术后 1 年的对比照片。我们没有对患者的鼻根进行过度地削减。注意观察鼻根均匀的填充效果。该患者的手术效果更加坚定了我对脂肪注射效果的信心。

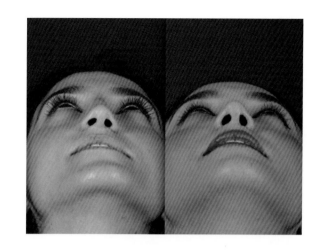

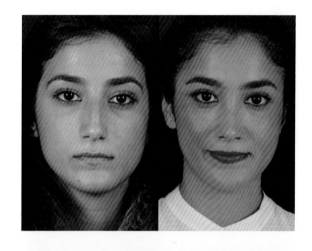

病例

　　由于该患者的前额相对于脸颊和下颌的位置靠后，所以，我们使用脂肪填充前额，使用软骨填充鼻根。通过这个手术设计，就可以少切除一些驼峰。注意眉尖与鼻根之间的关系。在下面画有阴影的照片中可以看到手术设计图。这些是患者术前和术后 1 年的对比照片。

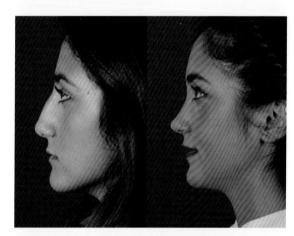

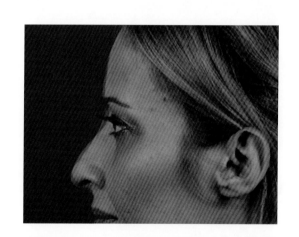

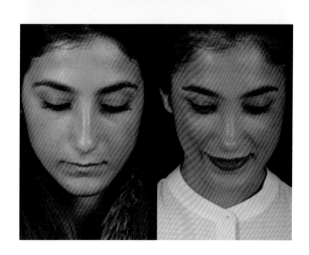

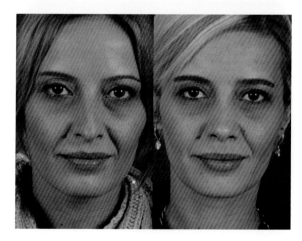

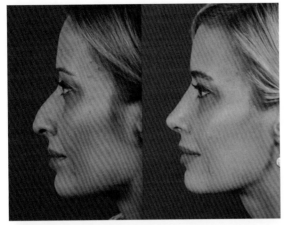

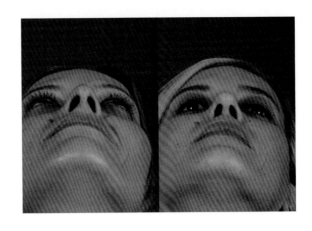

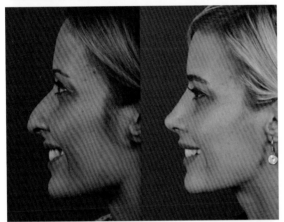

6 下颏和脸颊

当患者的下颏较小时，鼻子会看起来更大，脸颊变得比较突出，下唇似乎也鼓了起来。我尝试通过展示多个病例来说服那些下颏存在问题的患者。脂肪注射可以使下颏高度增加 2～3 mm。下颏假体植入适合于下颏较小且下颏与颈部分界线不清晰的患者。我倾向于选择使用 Medpor 假体。由 Yaremchuk 设计的分成两节段的假体更适合下颏的尖端。然而，通过口腔置入该假体很困难，同时也增加了感染的风险。当我们通过口腔置入假体时，关闭黏膜会有难度。通过在下颏下方做一个 2～2.5 cm 切口置入该假体也是可行的。切口沿下颌缘线。当你在下颌缘附近做一个开放性囊袋后再置入假体，就无需再使用螺钉固定。我通常需要缩短假体的尖端。通过在假体的下方放置块状假体可以增加下颏突出度。当假体的两段对齐后，我会用大针脚单线圈缝合法将该植入物的两节段缝合到一起。如果需要引流，可使用一个灰色的静脉导管。

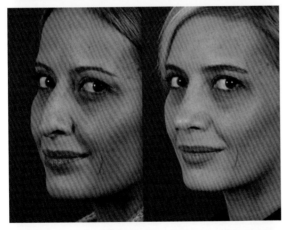

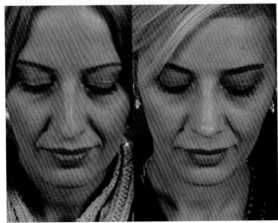

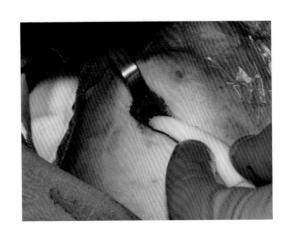

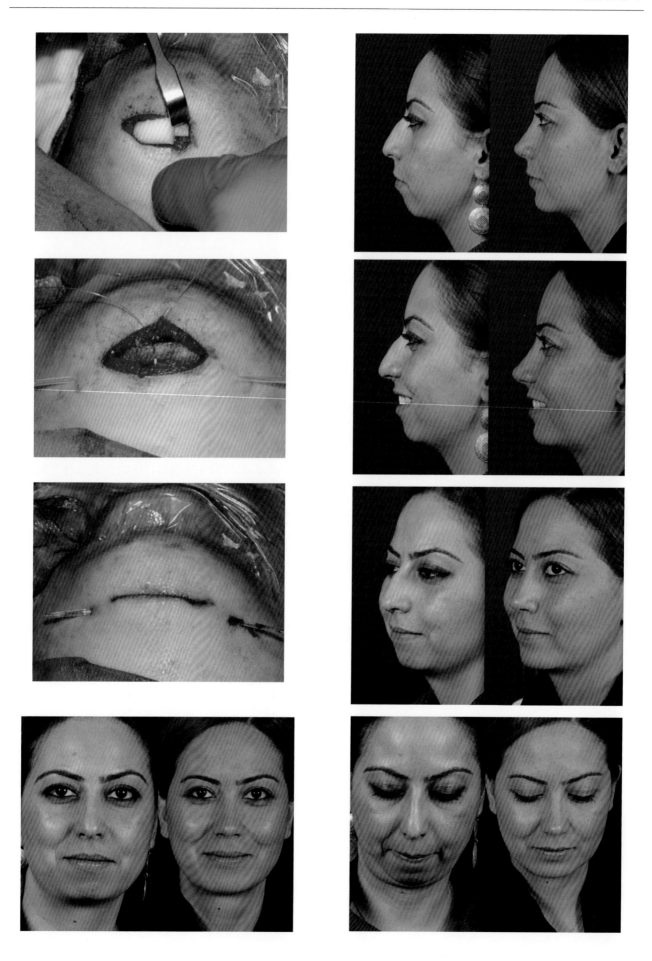

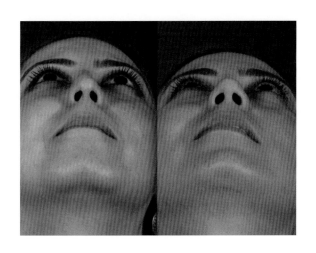
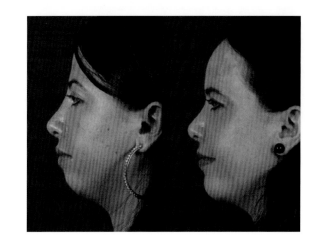

病例

　　这位患者已经在其他医院进行了修复手术。我的意见是，该患者的问题不在鼻子上，而在前额和下颏上。注意前额脂肪注射联合下颏假体置入的效果。该患者在 6 个月后再次进行了前额脂肪注射。

病例

　　为了使患者过大的鼻子看起来小一些，我们在其前额和脸颊上都进行了脂肪注射。该患者鼻子方面的问题将在手术章节中讨论。这些是患者术前和术后 1 年的对比照片。

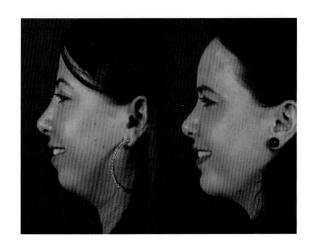
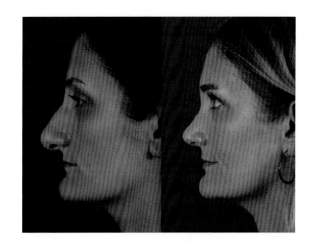

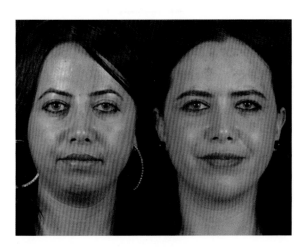
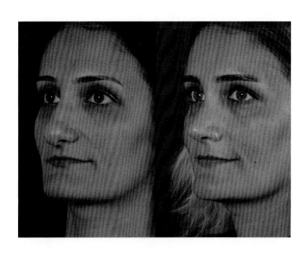

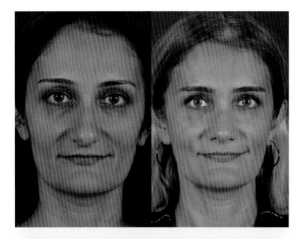

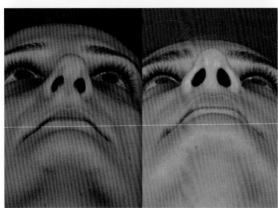

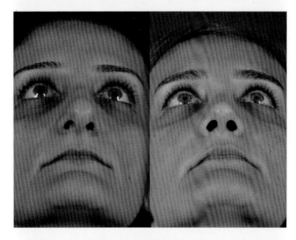

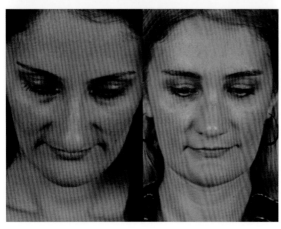

6.1 脸颊的重要性

2009 年，我从 Michael Esson 那里学到了脸颊会对鼻子造成错觉效应。Esson 曾在伊斯坦布尔纪念医院给 20 名整形外科医生上绘画课。

前凸的脸颊会使鼻子显得小一些。换句话说，凹陷的脸颊会使鼻子显得大一些。通过中面部提升，并在脸颊和眶下缘进行脂肪注射，可以使患者的鼻子看起来比之前小。

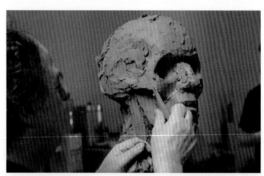

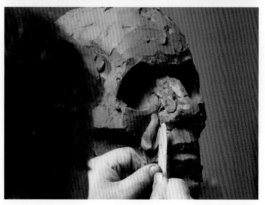

病例

注意观察前额和眶下缘脂肪注射对鼻子的影响。这些是患者术前和术后 10 天的对比照片。

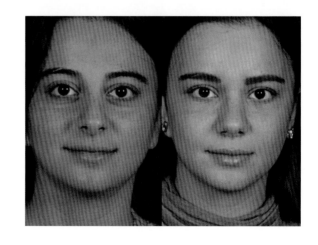

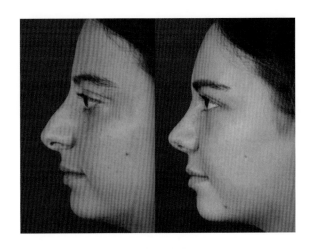

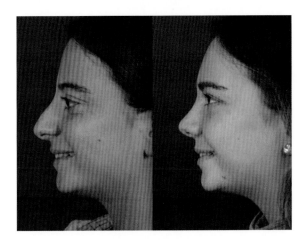

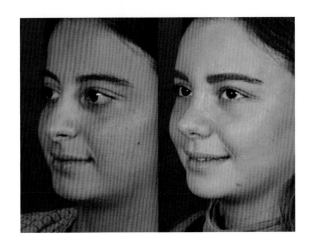

病例

注意观察睫毛和鼻子之间的关系。我们只将患者的鼻梁降低了 2 mm。该鼻梁降低的效果主要归功于眶下缘和前额脂肪注射带来的效果。

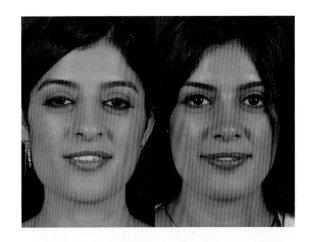

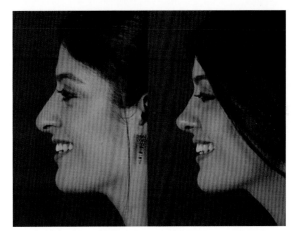

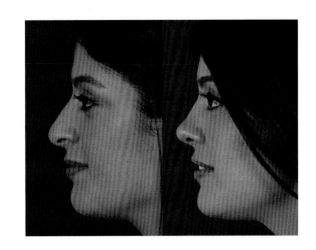

7 鼻整形手术的器械准备

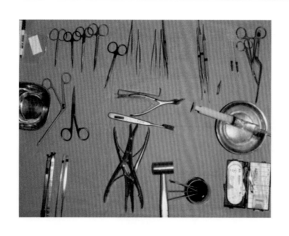

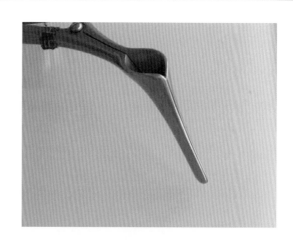

因为我曾经在准备鼻整形手术器械时遇到过困难，需要求助很多同事帮忙，因此我在这一部分专门就该话题展开讨论。首先要配备合适的手术器械。手的操作习惯也很重要。这就是为什么应该拥有一套自己专属的手术器械。借助大约 25 种手术器械，就可以完成几乎所有类型的鼻外科手术。而对于闭合式鼻整形术，应该拥有一套专门的手术器械。如果准备的手术器械不适合做闭合式手术，那么就有可能出现已经开始进行闭合式鼻整形手术但又不得不转为开放式鼻整形手术的情况。

"拙匠常怪工具差"。然而，如果没有合适的工具在手，术者确实会无法发挥出自己的正常水平。如果没有合适的手术器械，是不可能完成一台成功的闭合式外科手术的。由于一些器械很厚，将其插入后会阻挡视野。传统剥离子不适合行软骨膜下剥离，我专门购买了 Dremel 打磨机改变了传统剥离子的形状。我也为许多同事制作了这样的剥离子。使用倾斜度小的剥离子时，可以很轻松地进行组织剥离。在我和 Rollin Daniel 医生一起做了一台手术后，他对我制作的剥离子很感兴趣。于是，他把这个器械推荐给了 Medicom 公司，随后他们就开始对这个器械进行了量产。

如果鼻窥器不是细长的，则无法在闭合式手术中看到任何东西。一些窥器会将鼻孔完全堵塞。中等大小的窥器可能更合适些。我买了一些长短不等的鼻窥器，但只有中等型号的鼻窥器比较合适。

7.1 鼻背拉钩

鼻背拉钩的主体应该很薄。必须检查它的边缘，确保边缘不要过于锋利。可以用手指检查拉钩的边缘，确保它是钝的，因为锋利的拉钩会损伤患者的鼻孔缘。

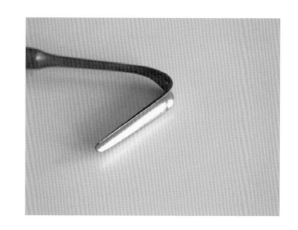

7.2 小拉钩

这种拉钩必须是薄且凹。没有这种拉钩，闭合式手术是难以进行的。尤其是在进行软骨膜下剥离术时，需要先打开一个小的囊袋再开始剥离。这时需要一个薄到足以插入该囊袋的拉钩，从而预留出剥离操作的空间。

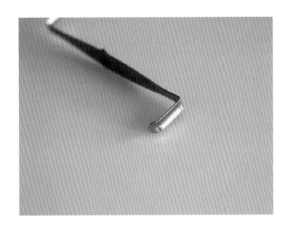

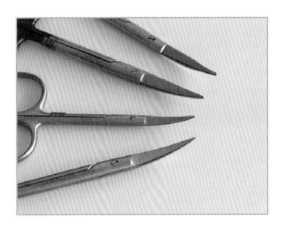

7.3 手术镊

- 无齿手术镊：用于将移植物放入囊袋里，还用于缝合软骨时固定软骨。
- 多齿手术镊：用于固定塑形移植物。
- 超细尖齿手术镊：用于夹镊软骨膜。
- 细尖齿手术镊：用于夹镊黏膜。

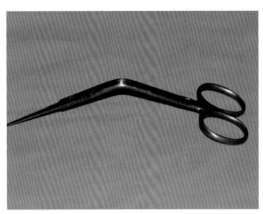

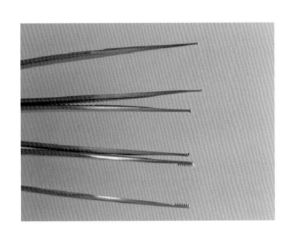

7.6 骨剪

我使用骨剪去除驼峰，这样能使手术操作非常可控。

7.4 持针钳

准备一个能够夹持6/0缝线的持针钳就足够了。

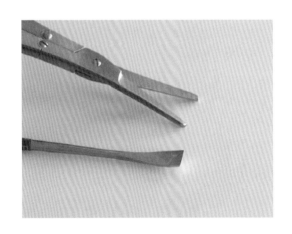

7.5 手术剪

- 尖头弯长剪：用于进入软骨膜下平面。
- 尖头短剪：用于为移植物分离囊袋。
- 锯齿弯头长剪：用于剪开软骨和黏膜部分。
- 鼻中隔剪：用于剪开鼻背软骨。

7.7 锉刀和锯

用一个薄的、可变的、钨钢尖头的锉刀深入到截骨区是可行的。

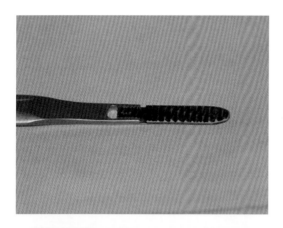

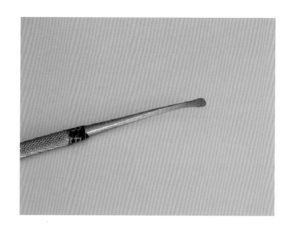

从左至右依次是：小 Cottle 剥离子、Daniel 软骨膜剥离子、Çakır 骨膜剥离子、Çakır 软骨膜剥离子。

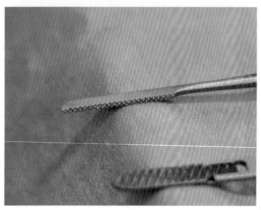

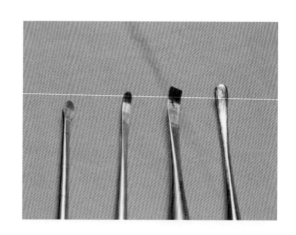

7.8 骨凿

- 2 mm 的骨凿：鼻甲黏膜下切除术，用于内入路截骨术。
- 1 mm 的骨凿：用于鼻外入路鼻根截骨术，也可以用于在手术结束时开放一个囊袋以放置鼻翼缘移植物。
- 4 mm 的骨凿：用于切除鼻背驼峰的中部。
- 90°的 5 mm 骨凿：用于外侧截骨术和横向截骨术。

7.10 钩

如果行外侧脚剥离时需要一个精细的牵引钩，应该尽量用钩牵拉黏膜，如果用钩拉住软骨，会将软骨撕裂。

7.9 剥离子

- 小 Cottle 剥离子：用于鼻中隔剥离。
- Daniel 软骨膜剥离子：用于上外侧软骨内层软骨膜的剥离和内侧脚软骨膜的剥离。
- Çakır 骨膜剥离子：用于骨膜剥离。
- Çakır 软骨膜剥离子：用于鼻背、上外侧软骨和外侧脚的软骨膜剥离。

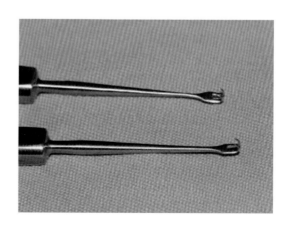

7.11 截骨凿刀

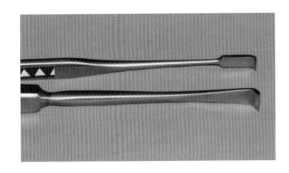

7.12 横向骨凿

鼻整形的手术器械里应该包含 2 mm 和 4 mm 的骨凿。一个坚固且笔直的横向骨凿对于歪鼻矫正时术中的开放截骨很有益处。

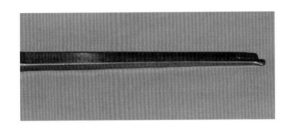

1 mm 的骨凿可以通过针孔大小的开口完成鼻外路截骨术。

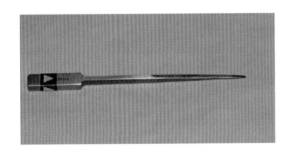

7.13 Arkansas 石头

骨凿一般使用 5 ~ 10 次就会变钝。使用磨刀石维护骨凿可以使骨凿保持在一个比较好用的状态。钝的骨凿会将骨折断而不是截断。因此，对于截骨术来说，一个新近磨锐的骨凿是必不可少的。

Arkansas 石头在磨锐钢制品时不会产生灰尘。在磨刀时，可以用盐水润湿它。如果手术器械上有金属粉尘残留，应该将器械的尖端擦拭干净；不然，它会导致永久性的皮肤色素沉着，这尤其会在外入路截骨术中出现。

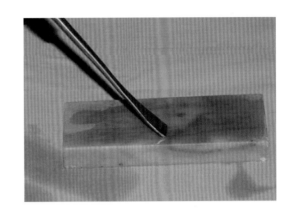

"Degussit"是一个很好的磨刀石。

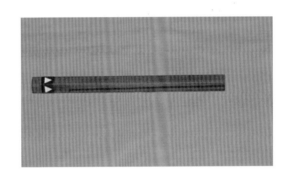

7.14 缝线

以下 4 种缝线对于闭合式鼻整形手术来说已经足够了。

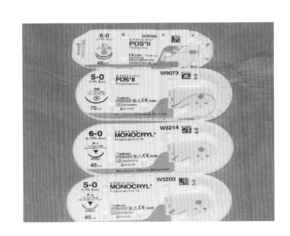

如何绘制鼻部

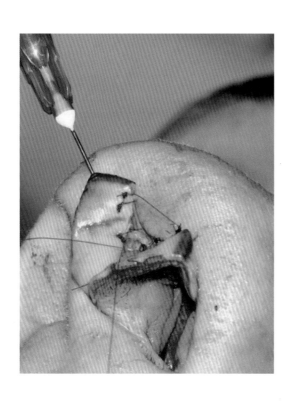

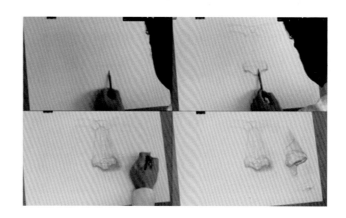

第 2 章

1 练习

购买一个电脑绘图板（电子绘图本）。市场上出售有不同尺寸的绘图板，但一个 10 mm × 15 mm 的电脑绘图板将更加适合我们进行练习。美观与不美观的鼻子都要练习着去画。绘制出鼻部轮廓，再在上面添加阴影。然后画出软骨的边缘。

在土耳其开设鼻整形课程班期间，我们为学员组织了雕塑课。这些课程会教授基本的设计知识，以及鼻部绘制与建模的应用。基于自己的绘图，学员会使用黏土在没有鼻子的半身雕像上雕刻鼻子。我们运用鼻部多边形概念来进行绘图和建模。

除非你能执笔精确地画出相关的器官，否则你就无法完成一台出色的外科手术。自 2006 年以来，我一直在上绘画课，我确信它使我的手术技能得到了提升。绘画可以提高对器官的认知。你不可能解决一个你无法具象化的问题。绘图可以促使你去分析一个美观鼻子的构造，从而能将其仿造得更好。

我强烈建议读者应用本章中所述的方法，使用铅笔来练习绘制鼻部。

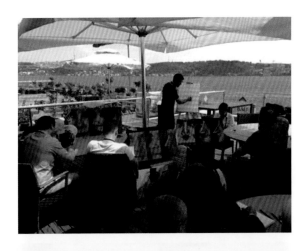

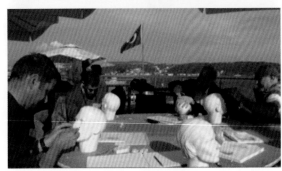

练习画鼻槛可以更好地了解鼻槛解剖结构，仔细观察鼻槛和踏板之间的密切关系。研究一下鼻槛末端的构造。其意义在于，进行鼻翼手术时，如果瘢痕与鼻槛末端吻合在一起，那么肉眼是不易察觉这个瘢痕的。

- 研究一下鼻背构成的梭形结构。这样，你就能更好地理解鼻背美学线。
- 下一步就是画上阴影。研究鼻背美学线与阴影之间的关系。
- 在鼻背美学线上添加一些高光会使你的画作显得更为逼真。

下图由 Yusuf Başoğlu 绘制。

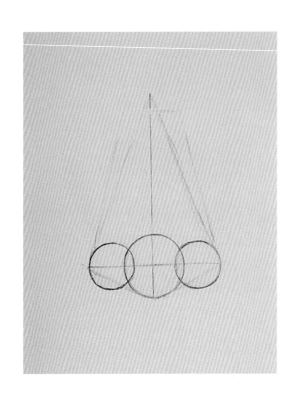

1.1 从正前方素描

- 鼻尖由 3 个圆圈组成。中间的圆圈所包含的软骨比两边的两个圆圈多，中间和两边圆圈的比例是 3：2。
- 研究鼻部与脸部的交界（鼻部覆盖区），并绘制出鼻部的侧面美学线。
- 研究侧面美学线与鼻背美学线的关系，以及鼻子的起点与终点。
- 在绘画的同时，观察一下身边同事的鼻子。你会发现一些之前从未发现的细节。这样会提高你对鼻部的认知。

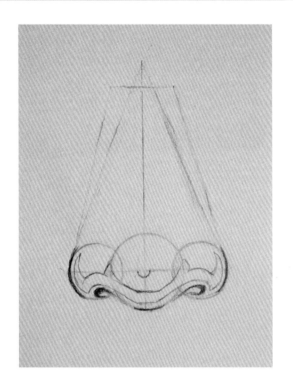

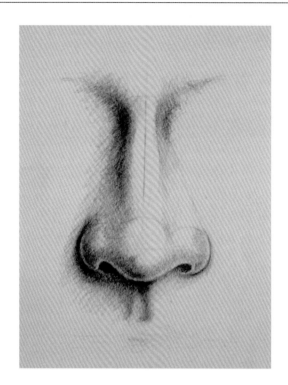

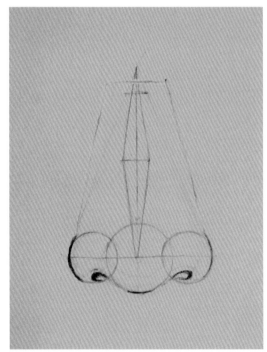

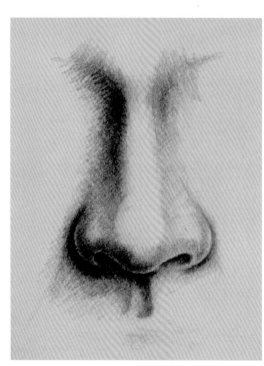

1.2 侧面素描

- 确定鼻子的长度和高度，以及鼻唇角。
- 我们将再次使用同样的圆圈。同样使用 3∶2 的比例。圆圈底部边缘的正切线提示了鼻唇角的位置。
- 鼻孔的侧面视图非常重要，因为它能检测鼻孔最高点和 C 点之间的关系。
- 检查鼻小柱和小叶之间的比例。你可以在画作里复制出美观的鼻子。先观察照片里美观的鼻子再去画，会使画鼻子变得更容易一点。

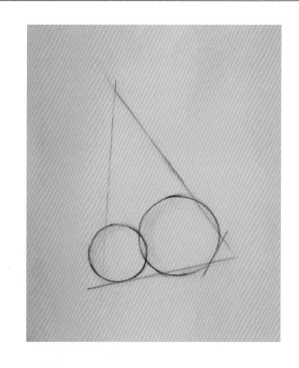

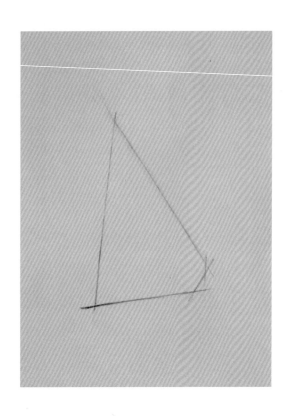

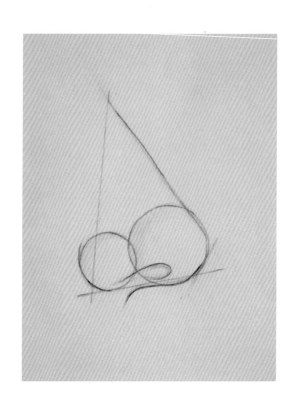

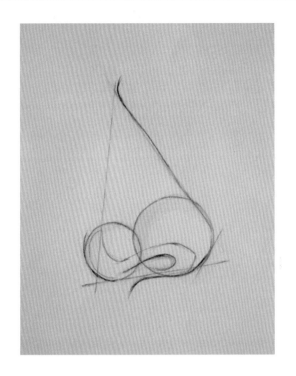

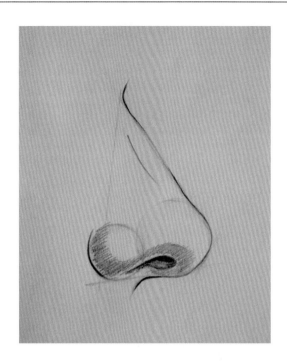

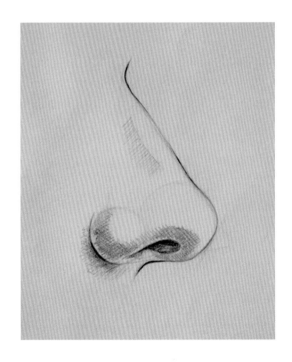

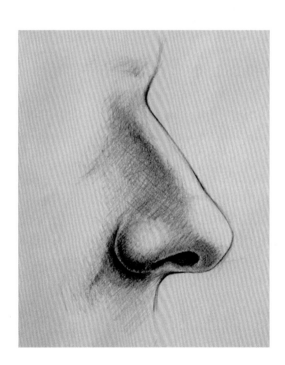

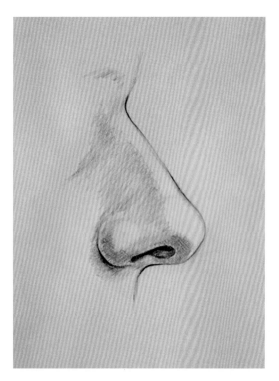

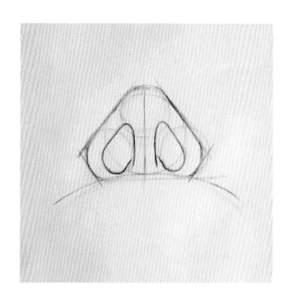

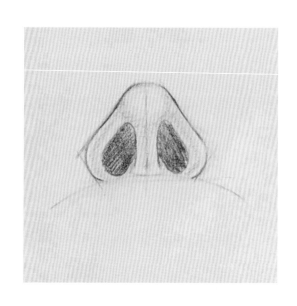

 要点

　　闭合式手术的基本原则是透过皮肤上的高光点来观察软骨的形态。

1.3　从上面和下面进行绘图

　　从顶部和底部对鼻子进行绘制也很重要。如果你从各个角度对同一个立方体结构进行绘图，你的大脑就会对软骨的形态进行评估，并形成一个三维模型。

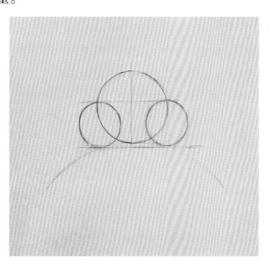

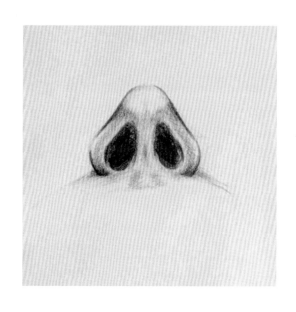

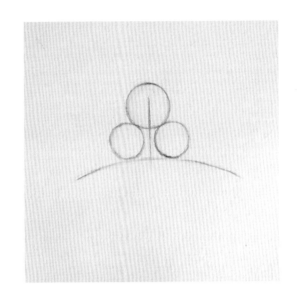

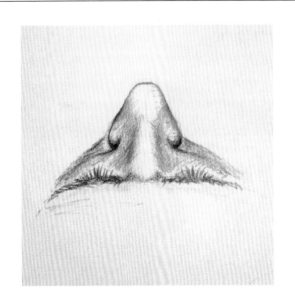

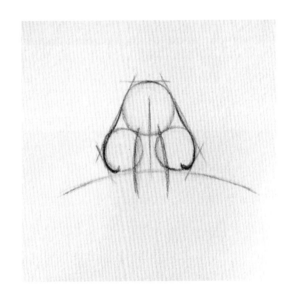

以下是由多边形建模法制作的雕塑。

注意观察多边形建模法做成的鼻部雕塑是多么逼真。

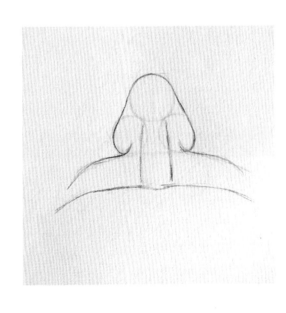

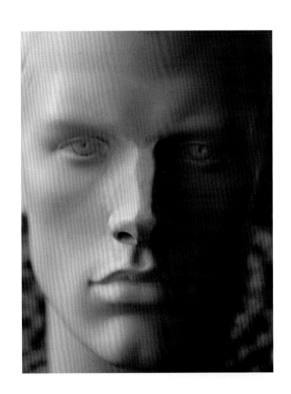

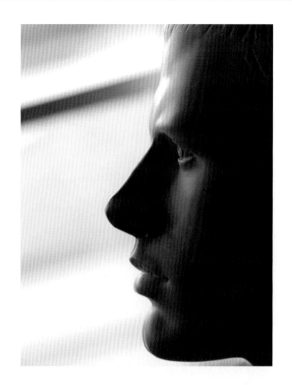

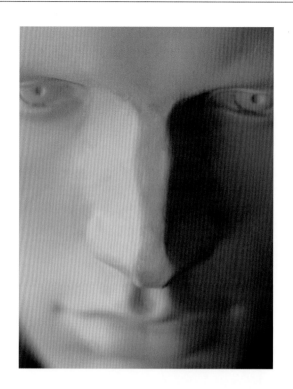

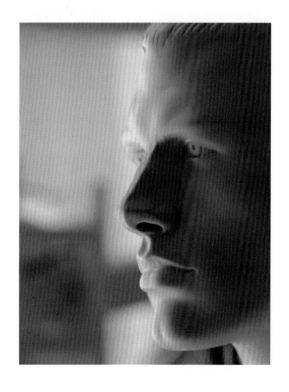

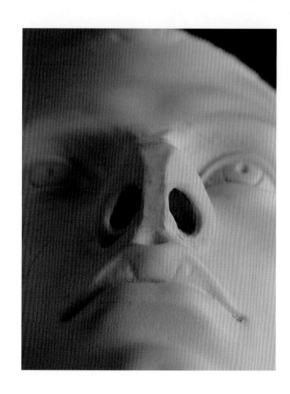

通过多边形建模法做成的软骨解剖结构。

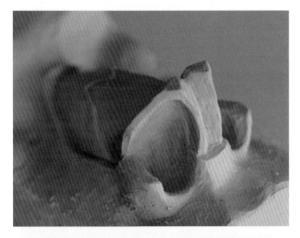

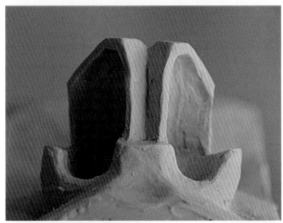

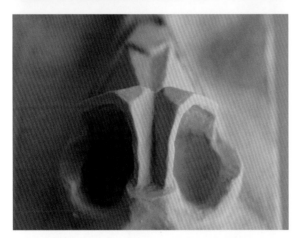

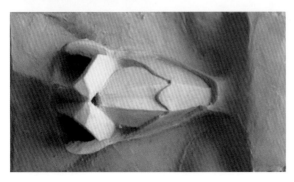

2 患者照片分析

没有必要为了显现鼻软骨结构而去剥离鼻部皮肤。鼻子的照片可以提供软骨结构的很多信息。在练习鼻部绘图时，我推荐另外一种练习方法。在下方，你可以看到一张图画，它是在电子绘图板上用 5 min 绘制出来的。试着观察软骨的边缘，并勾勒出其主要的线条。对于凹进去和凸出来的部分使用较细的线条进行勾勒。这样，你就可以在无需剥离鼻部皮肤的前提下观察到软骨的解剖结构。在下方可以看到我的电脑和电子绘图本。在这些设备的帮助下，我为这本书绘制了图片。

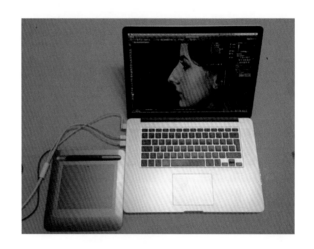

探讨下面的案例。我从不同的角度绘制了患者的软骨解剖结构。

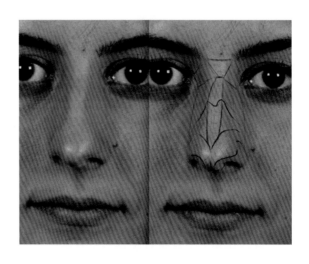

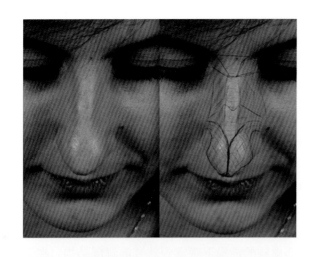

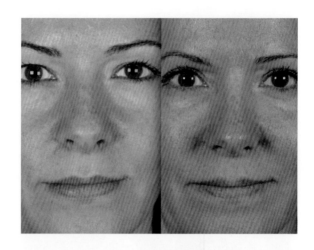

患者，她在术后不会遇到类似"你的鼻子做过手术吗？"这样的提问，甚至鼻翼切除手术的切口也不会被别人察觉。

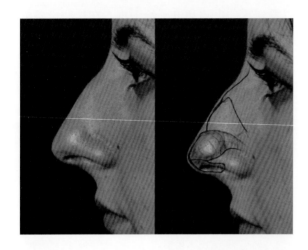

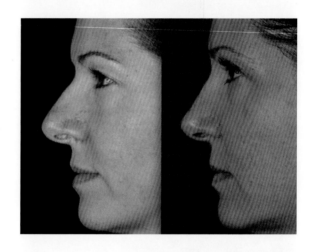

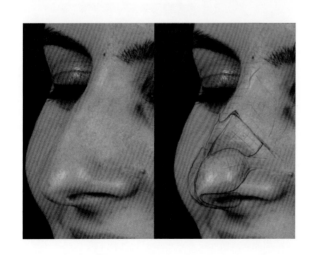

让我们用一位患者的详细照片来结束我们对鼻子设计的讨论。该患者已经是术后第 4 年了。对于一个已经按照合适的设计而接受过鼻整形手术的

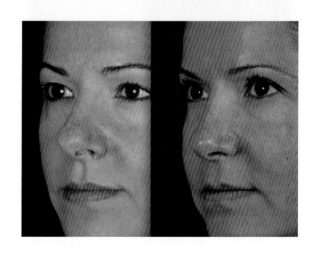

鼻部多边形

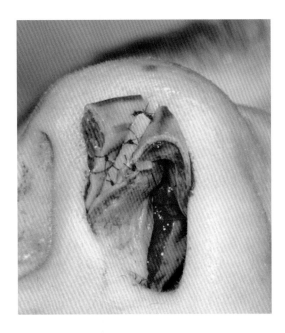

你可以使用 Çakır 多边形建模法来绘制和雕塑鼻部；此外，你还可以在鼻部手术中参照该模型给软骨塑形。我们和雕塑老师一起开发了鼻部多边形建模法。从 2010 年开始，我和雕塑指导老师就致力于在鼻整形会议期间组织鼻整形 - 雕塑学习班，并建议整形外科的助理医师学习绘制鼻部形态和软骨模型。多边形建模法是课程的主题之一。有关详细探讨此方法的文章请参见：

Çakır B，Doğan T，Öreroğlu AR，Daniel RK. Rhinoplasty: surface aesthetics and surgical techniques. Aesthet Surg J. 2013 Mar;33(3): 363–75.

Çakır 多边形和 Sheen 美学之间有什么不同？

Jack Sheen 将理想的鼻尖形状描述为"共用一个底边的两个等边三角形，其底边是由一条连接着两侧穹窿的直线形成的。鼻尖的最高点应位于连接两侧穹窿的曲线的最高点上"。我们都很熟悉鼻尖下区、鼻尖上区和软三角区。

Sheen JH，Sheen AP. Aesthetic Rhinoplasty. 2nd ed. St Louis, MO: CV Mosby; 1987.

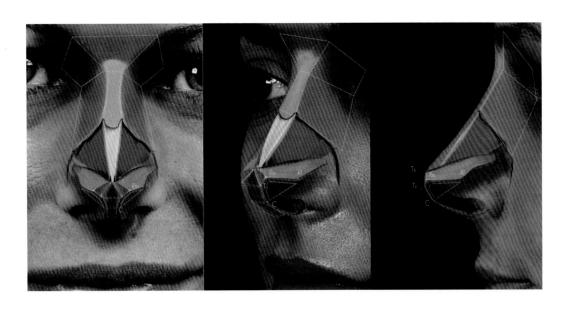

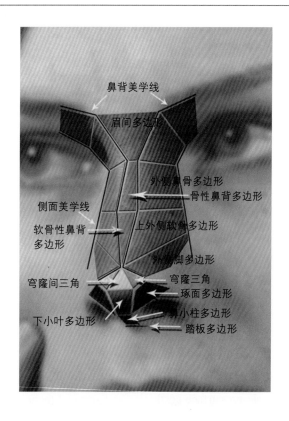

1 鼻尖下三角

我们常常使用一个盾牌移植物来构建这个鼻尖三角区，而我只对过度变形的鼻子使用盾牌移植物。我认为它在初次鼻整形手术中并没有什么用武之地。我们使用下小叶多边形来描述这个区域，会给鼻尖新增更多的细节表达。

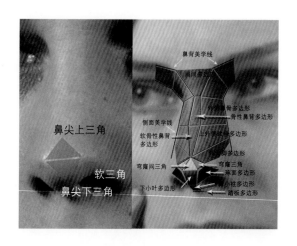

2 鼻尖表现点

当使用盾牌移植物来增加鼻尖突出度时，鼻尖会变得很尖锐。为了防止这种情况的发生，我们在它后面放置了一块软骨。Toriumi 曾反复提到该移植物。我们已经将鼻尖区描述为一个由两个穹窿三角和一个穹窿间三角所构成的区域。

我们通过在鼻部放置一个盾牌移植物来模拟鼻尖下三角。然而，我们发现该移植物会随着时间的推移而变形。因此，现在越来越多的整形外科医师倾向于使用 Y 形盾牌移植物，因为该移植物的短臂以及两臂之间的缺口能够带来一个更加自然的手术效果。在放置 Y 形盾牌移植物时，需要额外放置一个块状软骨作为抑旋移植物，以防止其翻倒，这也是 Y 形盾牌移植物与传统的盾牌移植物之间最常见的区别之一。该块状抑旋移植物既能给盾牌移植物提供支撑，又能构成第二个鼻尖转折点，该转折点就位于盾牌移植物所形成的转折点上方 2～3 mm 处。因此，它能防止薄皮肤的患者不会出现过于尖锐的鼻尖畸形。然而，Sheen 所描述的美学概念并不能满足开放式鼻整形技术的需要。本书将对鼻部多边形概念进行详细的说明，所以，我们可将其视为是 Sheen 的美学概念在开放式鼻整形手术中的更新。

注意

Sheen 是我心目中最具有传奇色彩的外科医生之一，我很欣赏他在 30 年前就将美学概念作为手术依据的做法。我认为对于做闭合式鼻整形术的外科医生来说，鼻部局部解剖学知识显得尤为重要；同时，我们要认识到，手术中皮肤外形的变化是通过软骨的塑形来实现的。

3 什么是琢面（切割钻石产生的切割面）

鼻部是被数个多边形平面环绕的三维结构，这也是制作雕塑最简单的方法。你可以将圆形的器官想象成由若干个平面构成。它们的大小、角度以及它们之间的比例都很重要。借助立方体构形来分析器官的形态是一种基本的绘图方法。

4 不可移动的鼻部结构

这些多边形是大块的多边形。它们由软骨和硬骨构建而成。

- 眉间多边形（glabellar polygon）
- 骨性鼻背多边形（dorsal bone polygon）
- 软骨性鼻背多边形（dorsal cartilage polygon）
- 外侧鼻骨多边形（lateral bone polygons）
- 上外侧软骨多边形（upper lateral cartilage polygons）

5 可移动的鼻尖区域

5.1 实心多边形

- 穹窿三角（dome triangles）
- 外侧脚多边形（lateral crus polygons）

5.2 空心多边形

- 穹窿间多边形（interdomal polygon）
- 琢面多边形（facet polygon）
- 鼻小柱多边形（columellar polygon）
- 踏板多边形（footplate polygon，我们不剥离该区域的皮肤）
- 下小叶多边形（infralobular polygon）

掀起皮肤后，我们无法看到这些多边形。

6 鼻尖转折点

侧面观时，可以观察到鼻尖在同一垂直面上产生了两个转折点。我们将上面的转折点称为 Ts 点（鼻尖上点），而将下面的转折点称为 Ti 点（鼻尖下点）。穹窿三角的最高点形成了 Ts 点。穹窿三角底部的内侧端点形成 Ti 点。

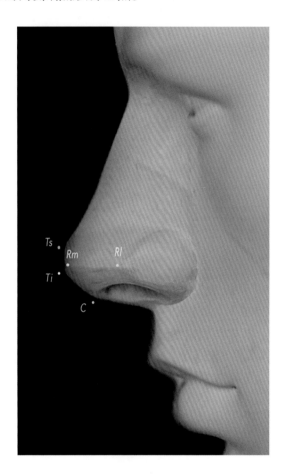

要重视多边形模型的绘制。如果可能的话，最好能自己绘制。开始的时候，可以先绘制穹窿间多边形，因为它最容易。

7 穹窿三角

这是由 Ti、Ts 和 Rm 三个端点构成的三角。鼻部有两个穹窿三角。穹窿多边形看起来应该是朝向前方的。

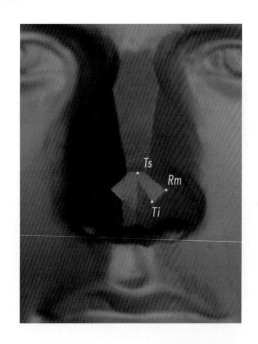

2008 年，我遇到一位患者，她的右侧穹窿呈三角形，有着美观高光区。为了使左侧能有一个类似右侧穹窿的形状，我将左侧穹窿也做成了三角形。穹窿三角的概念与这张照片一道应运而生。

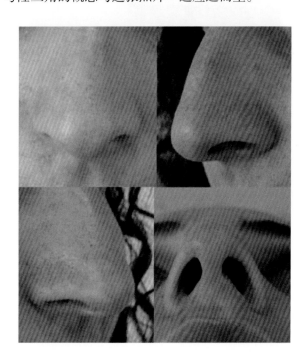

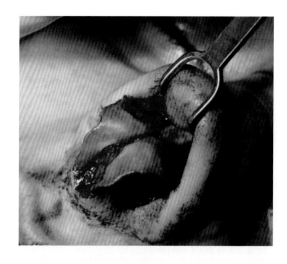

穹窿是内侧脚和外侧脚的交汇点。外侧脚和内侧脚并不是由平面矩形软骨从中间呈一个角度弯曲所构成的。如果用缝线强迫它弯向在一个平面，那么，穹窿、外侧脚和内侧脚就有可能会出现错位。当下小叶多边形扩张，琢面多边形的顶端会闭合，而外侧脚的尾侧缘会转向鼻孔。

外侧脚与内侧脚以 15°～20° 角相接。这种角度的接合使该交合点呈三角形。你可以在一些患者身上清楚地看到这个三角形。通常在这些三角形之间会有软组织过渡。

病例

在手术前，让我们透过形态清晰的鼻尖多边形来观察一位患者的软骨结构。由于该患者的皮肤很薄，我们可以很容易地看到皮肤下面的软骨解剖结构。你可以清楚地看到该患者的琢面多边形。由于该患者外侧脚的静息角正常，我们可以看外侧脚尾侧缘所形成的高光。

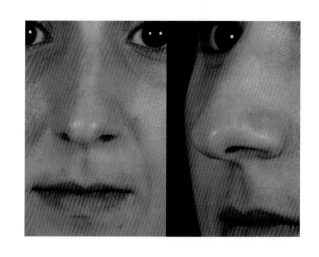

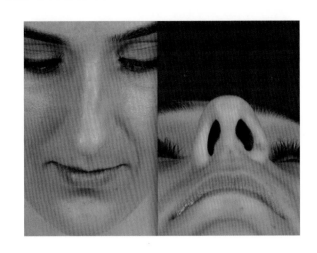

患者右侧穿窿显现出的三角形的形状较对侧更加清晰。测试如何减小穿窿部内侧脚头侧缘和外侧脚头侧缘之间的距离，我们试着用鼻尖缝合的方法将左侧的穿窿复制成右侧穿窿的形态。

但是，患者左侧的穿窿并没有显现出三角形的形状，穿窿近外侧脚的折叠线曲度比右侧要大；另外，靠近外侧脚的折叠线更向穿窿头侧弯曲。两侧穿窿的共同点是：位于穿窿尾侧缘上的内侧脚和外侧脚都相距较远，它们将构成琢面多边形的顶点。通过穿窿头侧缝合可以使左侧穿窿形成类似于右侧穿窿的形状，而并不能使左侧穿窿形成一个清晰的三角形，但可称之为三角多边形。该三角形的形状也可以通过两次贯穿穿窿缝合来获得（两次缝合方向呈 30°~40° 的夹角），但也无法获得一个清晰的美学效果。贯穿穿窿缝合的手术效果维持时间更长，但难以实现对称。

下图中，患者的穿窿三角形态较为清晰。

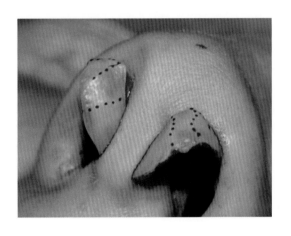

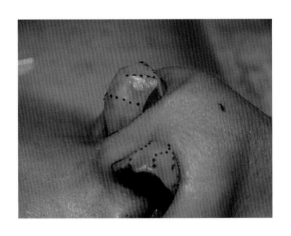

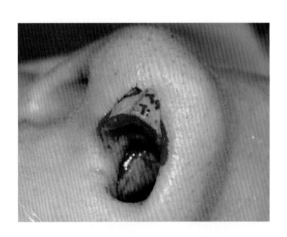

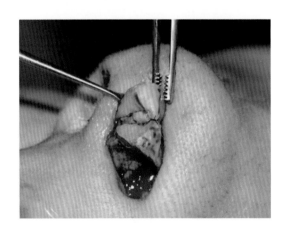

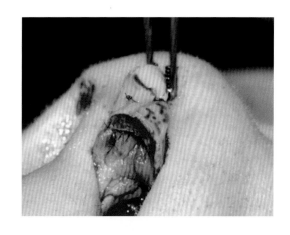

下面，你可以看到一位 2007 年手术的患者术前照片。我用穿过两个方向的褥式缝合来构建穹窿三角，这两个缝合方向形成 30°～40° 的夹角，这样患者的穹窿就获得了明显的三角形的形状，但是设计和施行这一操作并不是一件容易的事。

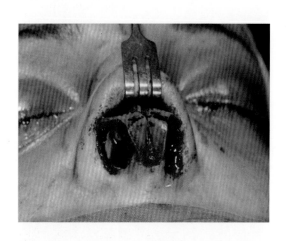

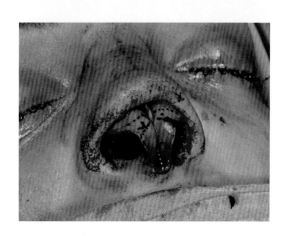

自 2008 年以来，我就没有使用过这种方法了。虽然穹窿头侧缝合不能构建出像上述手术那样的穹窿三角，但它是一种更为实用的手术方法。

要点

　　画图时，把器官形状想象成立体结构，这将会使手术分析变得更容易一些。形成的穹窿三角形的底长约为 3 mm，它也构成了琢面多边形的底边。

要点

　　水平褥式缝合也称为跨越穹窿缝合、贯穿穹窿缝合或者穹窿构建缝合，从穹窿解剖角度来说，该缝合并不是一种合适的方法。穹窿头侧缝合能够很好地复制出穹窿三角，也是众多方法中最简单的一种。穹窿头侧缝合通过缩窄三角形的顶端来构建穹窿，注意不要在穹窿的尾侧缘进行任何缝合。下面是我 2008 年进行手术的患者，使用了跨越穹窿缝合或者叫贯穿穹窿缝合。我尝试将缝线穿过穹窿头侧缘来避免琢面多边形发生塌陷。如果把缝线绑得太紧，它就会塌陷；但是，如果没有把缝线绑得足够紧，它又不能起到相应的作用。从技术层面上说，贯穿穹窿缝合不是一个容易操作的缝合方法；从手术效果上说，它也不能很好地矫正外侧脚的静息角。

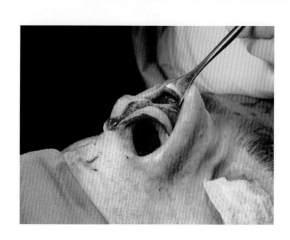

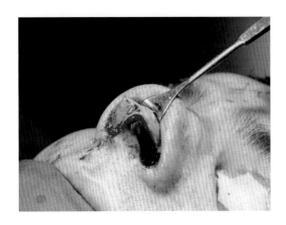

8　穹窿间三角

穹窿间三角是指 Ts 点和两个 Ti 点之间的空间。像穹窿多边形一样，它也是朝向正前方。

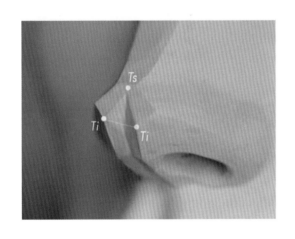

为了达到美学目标，不能只注意到实体的解剖结构，还要注意观察它们之间的空间结构。男性穹窿间三角的顶角的标准角度为 80°，女性为 100°。

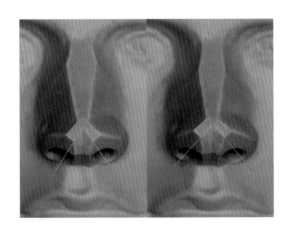

试着观察鼻尖形成的高光反射边界，你将会发现它们构成了一个三角形。

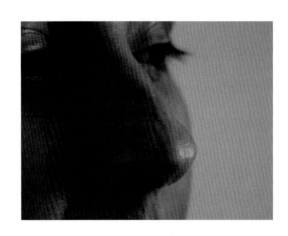

注意

我通过在 Photoshop 中对美观的鼻子进行测量得到了这些角的标准值。其标准值可以在 5°～10° 浮动。根据我的观察，男性穹窿间多边形的顶角较窄。

要点

随着鼻尖旋转度的增加，穹窿的尾侧缘会发生分离。女性和男性穹窿三角的顶角差异正是由于旋转度的不同造成的。

穹窿三角只会在 Ts 点处彼此相接，Ti 点之间是需要留有一定空间的。如果用缝线把这个空间闭合，那么就会严重地破坏鼻尖的美感，同时，琢面多边形也会发生水平延伸，则应该考虑放一个鼻翼缘移植物。另外，外侧脚的尾侧缘也会向内偏移，鼻子夹捏畸形的发生率也会增加。

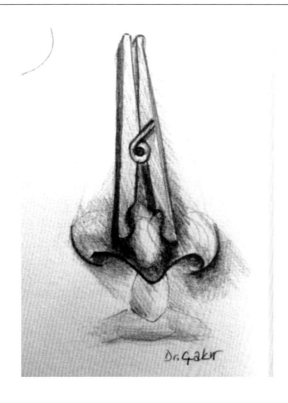

因此，永远不要去闭合穹窿间多边形。

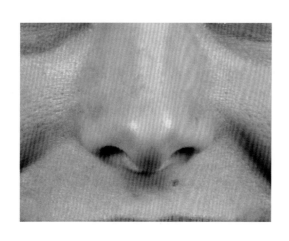

8.1 穹窿发散度

这是一个有争议的问题，到现在还没有一个明确的解释。虽然已经在理论上讨论过这个问题，但目前尚未在实践中应用。也许，正是因为对穹窿发散度的内部空间认识不够充分才导致了我们的困惑。

在一些绘图中，将穹窿发散度显示为穹窿头侧缘之间的空间。然而，在实际解剖结构中，即使在穹窿头侧缘之间有一些细小的韧带，它们彼此也是接触的或靠得很近。

要点

Ti 和 Ts 点应在同一垂直面上。对女性而言，Ti 点位于 Ts 点前面 1~2 mm 处。

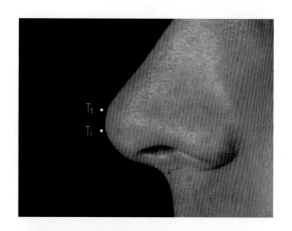

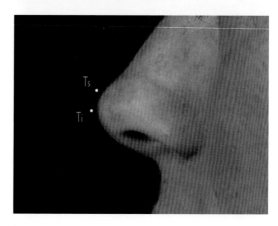

穹窿间三角可以在皮肤上形成凹陷吗？

自然美观的鼻子始终存在穹窿间三角。在厚皮肤的鼻子上，穹窿间三角很少显现，但在薄皮肤的鼻子就会很明显。从外表看，穹窿间三角呈现一个小平面或小沟槽。进行软骨解剖后，该沟槽则更为明显。SMAS 的表浅组织和穹窿间韧带填补了穹窿三角的空间。剥离过程中应注意保护 SMAS 的表浅部分。如果在掀起皮瓣时将 SMAS 的表浅部分留在软骨上，并将软骨之间组织进行切除，那么在闭合皮瓣时，该区域将是中空的。

应该将鼻小柱支撑移植物固定在内侧脚的头侧缘上。否则，我们就不能保持穹窿间三角的形态。我们应该给内侧脚之间的 SMAS 的表浅部分留出一定空间。对于厚皮肤的鼻子，可以把软骨膜和 SMAS 上的软组织进行部分修薄，使该多边形变得明显。

弱部分构成，即中间脚。组织剥离后，中间脚会变得更薄弱，需要放置一个轮廓移植物对其进行加固。这部分我将在外科操作技术的有关章节中描述。

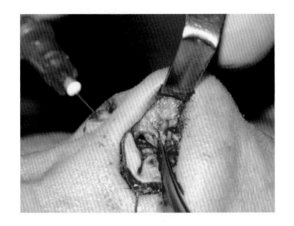

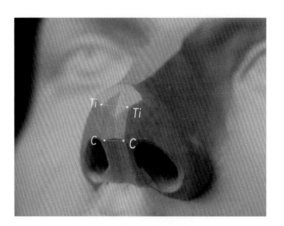

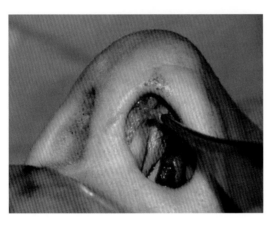

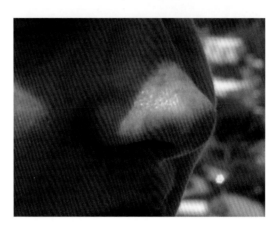

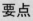

> **要点**
>
> 　不要切除太多，因为切除太多会损伤动脉、静脉和神经。

9　下小叶多边形

　下小叶多边形是 Ti 点和 C 点之间的矩形，它已被 Rollin Daniel 命名。下小叶多边形是呈 45° 角朝向下的，它是一个空心多边形。SMAS 的表浅部分填充了该空间并使其成为一个小平面。鼻小柱支撑移植物也位于该多边形平面内。如果鼻小柱支撑移植物放置在内侧脚的尾侧缘附近，那么下小叶多边形就会变为圆形。下小叶多边形由下外侧软骨的最薄

10　鼻小柱多边形

　鼻小柱多边形是一个介于 C 点和踏板多边形之间的空心多边形。鼻小柱多边形看起来是朝向下的，内侧脚尾侧缘之间的间隙应加以保护。外科医师常犯的一个错误就是在该区进行过度移植或者使尾侧缘靠得太近。过度移植会扩大鼻小柱多边形。缝合内侧脚尾侧缘会使鼻小柱多边形变窄。在一个正常而美丽的鼻子中，鼻小柱多边形应该是清晰可见的，这样的小凹槽看起来比较自然，也不会对患者造成困扰。将内侧脚向侧上方旋转，以形成踏板。如果鼻小柱多边形较短，则可以通过将踏板相互缝合来延长鼻小柱多边形。

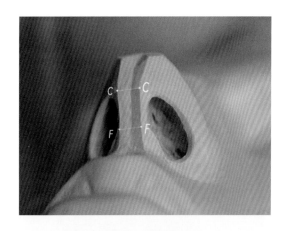

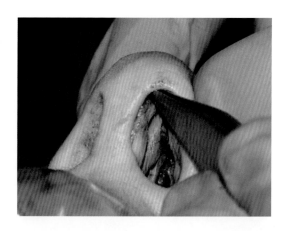

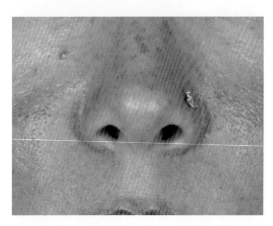

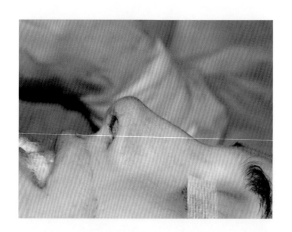

当鼻尖手术完成后，表浅的 SMAS 和软骨膜可
能会导致鼻小柱多边形膨隆。可以切除鼻小柱多边
形的膨隆部分，或者做一个小的皮瓣，然后把它们
转移到下小叶多边形的空间中，以消除膨隆。下图
中，C 点的凸起用软骨膜瓣矫正。

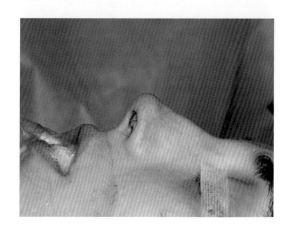

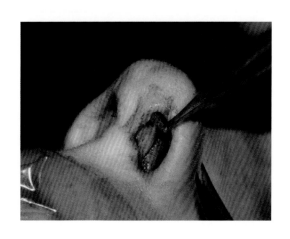

11 踏板多边形

这些是由踏板构成的平面。它们看起来是向下外侧的。

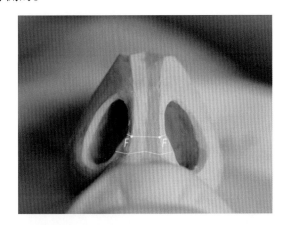

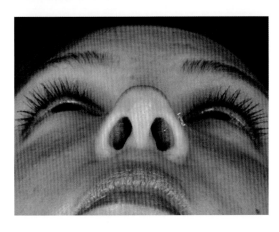

踏板多边形、鼻小柱多边形和唇部可能无法清晰地区分开。如下图所示，唇部、鼻小柱或踏板可能分别占主导地位。

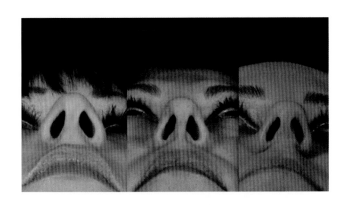

对于女性患者，踏板多边形会显得更饱满。对于男性患者，踏板多边形和唇部形成一个锐角的情况并不少见。对于张力鼻来说，鼻中隔尾侧后部多余的部分会延伸至踏板之间并扩大了踏板多边形。对于鼻小柱多边形较短的患者，通过缝合踏板可以延长其长度。踏板多边形过宽可能会阻塞呼吸，手术时常常需要缩窄这个区域。

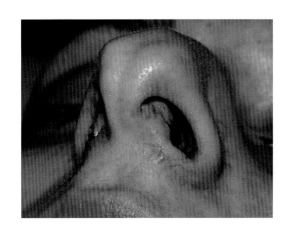

我的患者当中有很多存在踏板多边形过突的问题，可以通过分离踏板来降低这种过突的情况。然而，如果踏板间距离过近，踏板多边形就会消失，导致鼻小柱多边形被过度拉长。这将造成手术痕迹明显的外观。

12 琢面多边形

琢面多边形就是 Ti、Rm、Rl 和 C 点之间的多边形，它以 45° 角朝向下外侧。该区域是一个存在实质性争议的地方。这个区域不是一个三角形，在 Ti 和 Rm 点之间有一条长 2 ~ 3 mm 的边。该琢面多边形不是一个必须进行填充的空间，这在美观的鼻子上可以得到验证。没有琢面多边形的薄皮肤的鼻子，其外观上的手术痕迹就会比较明显。它的解剖结构就像是一个搭在中间脚和外侧脚之间的帐篷一样。

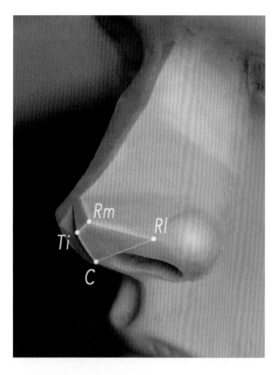

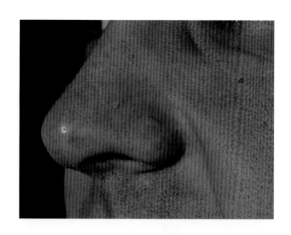

一个美观的琢面多边形应具备以下几点：

（1）需要一个结实的中间脚。如果中间脚比较薄弱，那么就使用轮廓移植物对其进行加固。

（2）需要一个大小合适的下小叶多边形。如果下小叶多边形因为缝合而出现收缩，琢面多边形就会扩大。为了弥补这个差错，需要使用一个大的鼻翼缘移植物。

（3）在琢面多边形顶部的穹窿多边形应符合多边形的要求，不应采用不符合解剖原则的缝合，如跨越穹窿缝合或贯穿穹窿缝合，因为这样的缝合会收缩穹窿的尾侧部，进而收缩琢面多边形的顶部。

（4）外侧脚尾侧缘要像帐篷杆一样坚固并抬高。外侧脚静息角是很重要的。外侧脚尾侧缘应该位于其头侧缘的前面。这样，外侧脚尾侧缘就产生了向上外侧方向的张力，并且拉伸了琢面多边形，这样就搭好了这个"帐篷"，否则就会出现夹捏鼻畸形。夹捏鼻畸形的患者其外侧脚尾侧缘会向内塌陷到鼻孔。具有明显琢面多边形的患者会有更好的呼吸功能。下图是可以看到有明显琢面多边形的鼻子。

病例

下图中的患者进行了开放入路的鼻部手术，这是其术后 1 年的照片。患者的鼻子出现了夹捏畸形，尤以右侧更为明显。从鼻孔可以观察到外侧脚的尾侧缘，该患者外侧脚的静息角已被完全破坏，且其尾侧缘与鼻中隔连在一起。患者的穹窿多边形的平面和外侧脚多边形已经相继变形，患者无法进行深吸气。此外，外侧脚的尾侧缘也加重了患者的呼吸障碍。

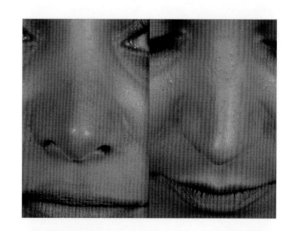

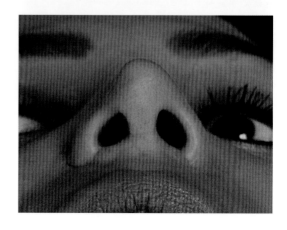

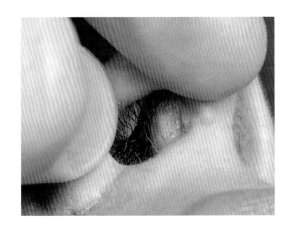

琢面多边形是如何被破坏的？

（1）跨穹窿缝合会造成琢面多边形的顶部收缩。这样，中间脚的尾侧缘和外侧脚的尾侧缘就妨碍到琢面多边形的形成。

（2）如果使用外侧脚跨越缝合，琢面多边形就会受到明显的破坏。这种缝合也会破坏静息角。

> **注意**
>
> 外侧脚跨越缝合是 Tebbet 描述的一种缝合技术，其目的是为了矫正鼻尖的宽度，缝合线要穿过两侧的外侧脚，并使它们相互接近。

（3）外侧脚头侧过度切除会削弱外侧脚的尾侧缘。

下面是我在 2007 年做的一次手术的照片。虽然已经将缝线拉紧，但由于我使用的是贯穿穹窿缝合，患者鼻子的琢面多边形的顶部还是发生了收缩。

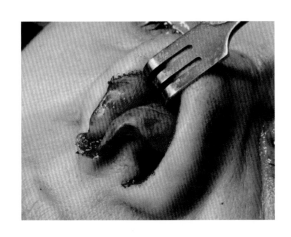

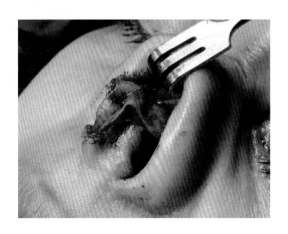

12.1 琢面多边形和穹窿多边形的关系

正面观时，穹窿三角的高度和琢面多边形的高度应该是相似的。如果琢面多边形变窄或不明显，就会弱化鼻子正面观的美学外观。

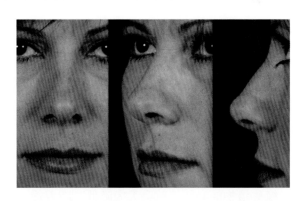

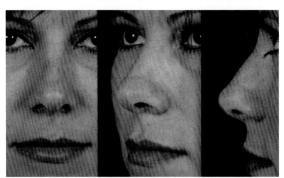

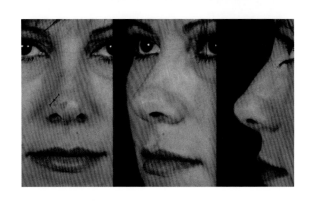

13 外侧脚多边形

我不想用数字标记多边形的各个角，因为这样可能会给读者造成困惑。因为很难用其他方式来解释鼻尖，我用下面的方式对其进行详细说明：外侧脚多边形是一个实心多边形，由外侧脚的主体结构组成。外侧脚的尾侧缘在其头侧缘的前面。这个部位在皮肤上产生了一个清晰可见的平面多边形和一个卷轴线。

因此，有必要说明外侧脚多边形对手术的重要性。

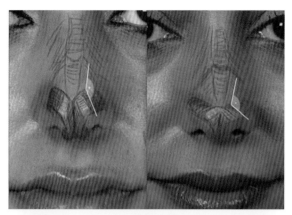

14 静息角

这是一个位于外侧脚表面和上外侧软骨表面之间的角，其正常值为100°。手术时如果破坏了鼻尖结构，那么外侧脚的静息角也会遭到破坏，这时外侧脚和上外侧软骨之间的夹角将超过100°。静息角是一个重要的话题，我将在下文进行详细说明。我看过很多外科医师的手术录像，发现很少有外科医师会关注这个角。如果这个角的角度正常，则放置鼻翼缘移植物的必要性就会大大降低。随着静息角的角度扩大，鼻子会出现夹捏样改变。如果静息角的角度为100°，琢面多边形的形态会比较好。在外科技术章节中，我将详细讨论如何通过穹窿头侧缝合技术来恢复静息角。

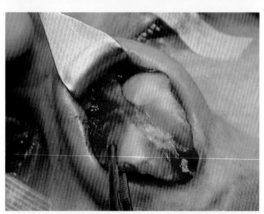

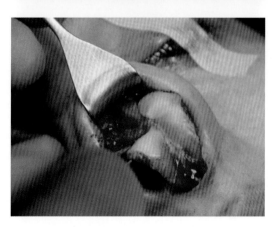

下面可以看到如何对静息角进行矫正。

> **要点**
>
> 鼻尖美学是彼此关联的。当内侧脚和外侧脚之间的角度是15°～20°时，静息角是合适的，这需要将穹窿变成三角形。下面是一个模拟正常静息角的手术，请注意穹窿的形状。

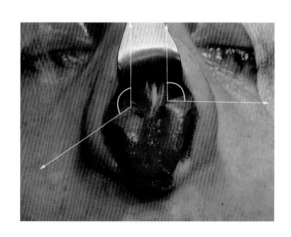

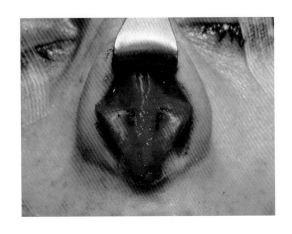

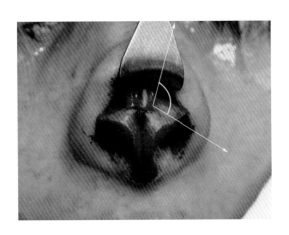

14.1 垂直压缩试验

鼻尖软骨很薄。软骨厚度不是影响鼻尖呼吸阻力的唯一参数。两个外侧脚在水平轴上产生的角度也会对呼吸产生额外的阻力。

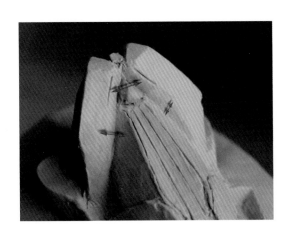

外侧脚应与横轴平行，以便产生水平方向上的阻力。外侧脚与上外侧软骨之间的角度关系对呼吸有很大的影响。因为该三维立体结构既重要，又复杂，所以我特别强调这一点。在患者身上进行垂直压缩试验，就可以观察到外侧脚是如何影响呼吸的。那些自述上提鼻尖时呼吸会变得顺畅的患者，实际上是因为他们在做该动作时，纠正了外侧脚的角度。如果外侧脚的角度得到矫正，患者的呼吸就变得通畅，则该患者的垂直压缩试验为阳性。在鼻中隔角和穹窿之间 4 ~ 5 mm 的空间里，外侧脚倾斜形成的水平挤压效应也会稳定内鼻阀，但是静息角主要还是影响外鼻阀。

下图你可以看到处于静息位的鼻子。

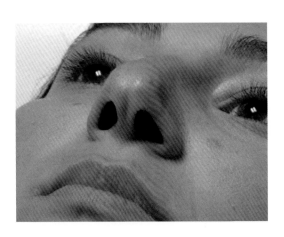

患者的鼻孔在深吸气时闭合。

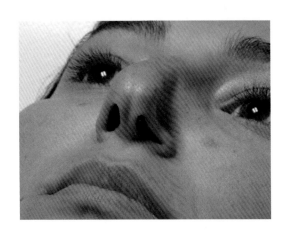

注意

鼻孔吸入的空气量增加时，鼻孔塌陷就会变得更加明显。由于鼻中隔偏曲导致了右侧鼻道狭窄，所以左侧鼻孔的塌陷较为明显。

使用3根手指捏住患者的鼻子，会使外侧脚的水平轴趋向平行；此时，即使患者做深呼吸，鼻孔也不会闭合。为了使鼻孔能抵御吸气的负压，可以应用鼻翼缘移植物和外侧脚支撑移植物。但是，移植物的应用会使鼻子变得僵硬、不自然。

图中的患者正在进行垂直压缩试验，其外侧脚向水平的方向伸展。

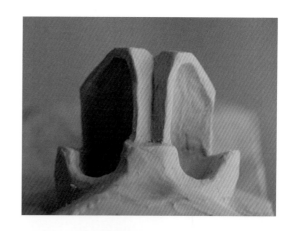

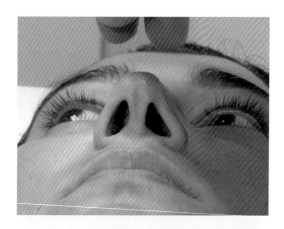

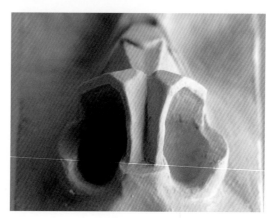

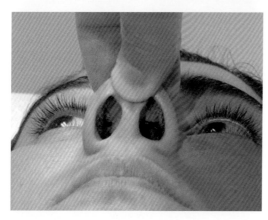

病例

这是一个静息角受损（频繁鼻整形的术后体征之一）的病例。由于静息角受损，鼻尖看起来像是头侧错位畸形。

鼻尖部吸气产生阻力的主要原因是外侧脚静息角正常的情况下产生的。注意观察多边形模型中外侧脚的形状和术后外侧脚的形状。

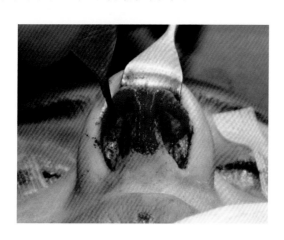

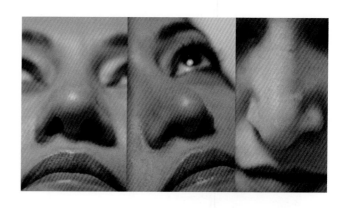

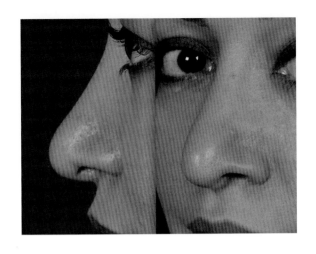

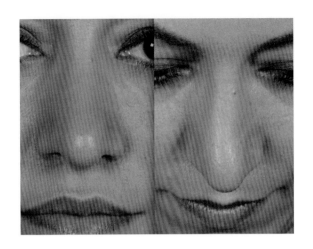

在电子绘图板的帮助下，我们绘制出了该患者
的软骨解剖图。

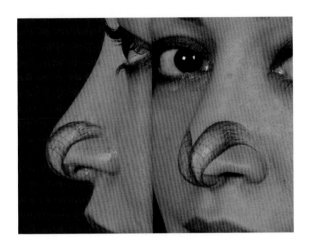

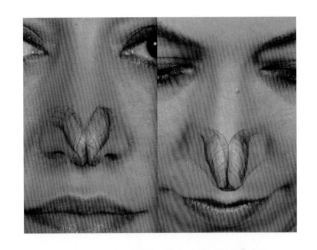

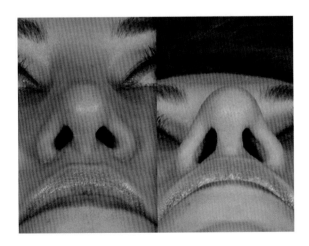

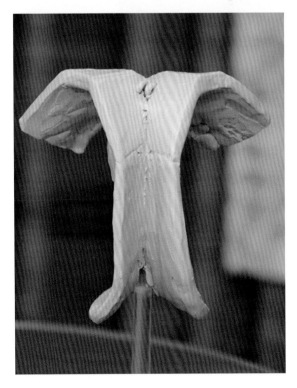

长而凸的外侧脚加上宽的外侧脚静息角，就会出现头侧错位的现象。所以在技术上，我们应该想着用最简单的方法来矫正鼻尖形状。

14.2 异常的静息角及其对鼻翼的影响

若静息角异常，那么外侧脚的尾侧缘就无法充分支撑鼻孔。另外，可以通过鼻部皮肤状态来推断外侧脚的尾侧缘形态。如果鼻尖外观圆钝，那么琢面多边形就会不清晰。一位静息角正常的患者其鼻翼缘是很结实的，并且其琢面多边形也是非常清晰的。通过下图，观察外侧脚静息角、琢面多边形和穹窿之间的差异。

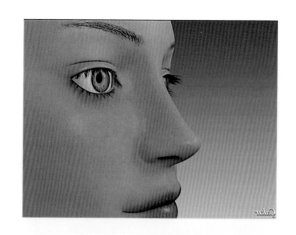

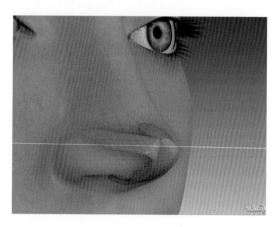

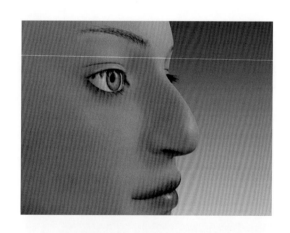

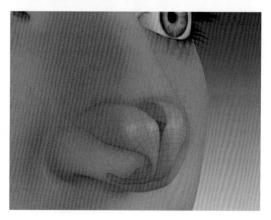

14.3 外侧脚过宽

大多数患者的外侧脚比正常人的宽。这将导致鼻尖上区侧面饱满以及琢面多边形狭窄。只做头侧切除是不恰当的。不要忘记外侧脚的尾侧的宽度。在自体鼻翼缘皮瓣移植章节将详细讨论这个话题。

14.4 外侧脚过长

这是一个被忽略的问题。如果计划增加鼻的旋转度、降低鼻的突出度并要缩短鼻的长度，那么应该同时缩短外侧脚的长度。在矫正鼻尖的手术中，长的外侧脚是最主要的障碍。

如果在术中没有缩短外侧脚的长度，那么有可能出现以下几种情况：

（1）长的外侧脚会使手术失败，并且鼻尖会回到下旋的状态，这是导致鼻尖"鹦鹉嘴"畸形和鼻尖下垂的主要原因。

（2）长的外侧脚会在某个位置折叠起来。折叠最常发生在梨状孔附近且向鼻腔下方疝出，这会影响到患者的呼吸。

（3）如果外侧脚中间向外疝出，会造成球形的外观。如果外侧脚中间向内疝出，就会发生塌陷或不对称的现象。我甚至在同一个患者中看到右侧向内和左侧向外的外侧脚疝出。

（4）如果试图通过头侧切除矫正外侧脚过长所致的鼻尖上区饱满，可能会引起夹捏鼻畸形。

要点

外侧脚的长度应与设计的鼻型相匹配。

下图中的患者其外侧脚保留过长。长的外侧脚折叠伴有穹窿畸形。术者试图通过对外侧脚划开技术来削弱它，但是最后以失败告终。

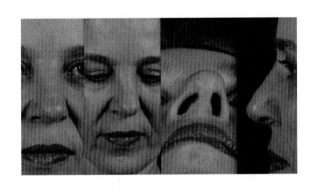

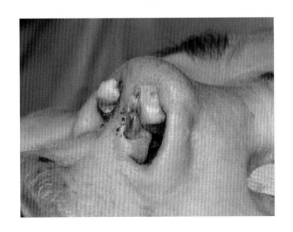

病例

该患者做了闭合入路鼻整形术。可能对鼻尖进行了旋转，也降低了突出度；然而，由于没有矫正外侧脚的长度，外侧脚在鼻气道内疝出。患者的外侧脚可能本来就是凸的，过长的外侧脚头侧和尾侧产生更大的压力，加重了原本的凸起。凸出的外侧脚倾向于向鼻气道疝出。它的长度和宽度都应该进行处理。下图可以观察到患者外侧脚的疝出。

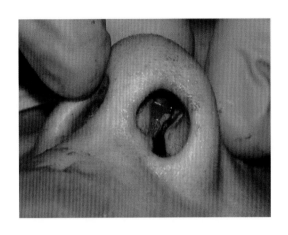

外侧脚尾侧的多余部分作为自体鼻翼缘皮瓣留在皮肤上。

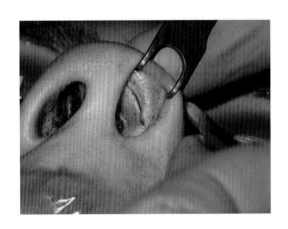

软骨膜下剥离外侧脚。即使单纯剥离也会使外侧脚松弛一些，但松弛程度远远不够。

要点

软骨膜下剥离使外侧脚更柔软，因此也更容易被塑形。如果仅对外侧脚进行软骨膜下剥离，软骨很难被塑造成预期的形状。即使已经缩短了该软骨的长度，其软骨凸出可能仍然存在。

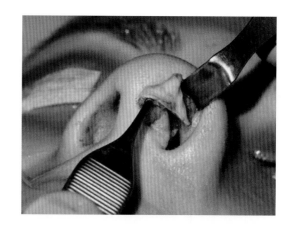

拉伸外侧脚可以矫正软骨向气道疝出。

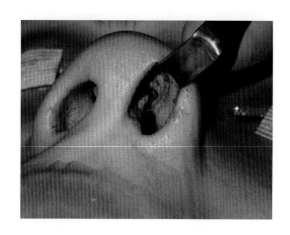

下图显示在气道疝出区域靠内侧 4 mm 的膨出。用软骨镊将外侧脚向前拉直时，膨出就会消失。这就意味着该膨出其实是患者过长外侧脚的折叠。过长外侧脚产生的多余部分，一部分使鼻尖上区隆起，另一部分则向气道内疝出。

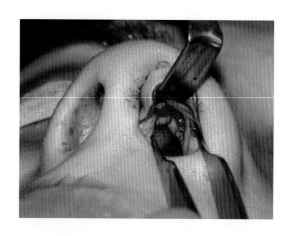

当用软骨镊将外侧脚向后推时，外侧脚会再次从气道最薄弱的部位向内疝出。

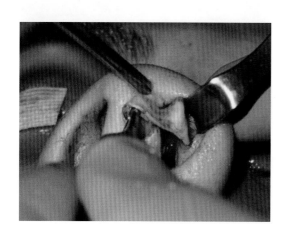

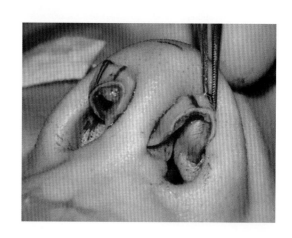

使用软骨镊拉伸后，该疝出得到矫正。其原理值得我们做进一步探讨。在开放入路鼻整形术中，鼻气道并没有得到持续的控制，因此，在缩短外侧脚之前进行鼻部强制旋转操作时，手术医生应该能够观察到鼻气道的内部情况。

将手术结果与手术开始时的疝出进行比较。

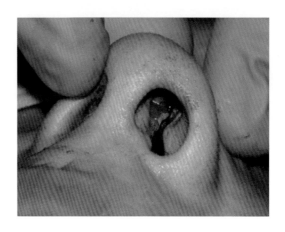

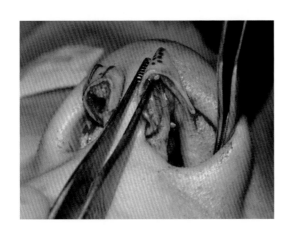

这些是患者术前和术后 10 天的对比照片。可以看到，在外侧脚疝出部位的皮肤上出现的凹陷在术后得到了显著改善。

鼻尖手术完成后，由于外侧脚的长度和宽度与新鼻相适宜，所以疝出消失。放置一个外侧脚支撑移植物是解决该问题最常用的方法。如果外侧脚是完整的，对其长度和宽度进行矫正后，就不需要再去放置一个外侧脚支撑移植物了。外侧脚支撑移植物的主要原理就是将外侧脚从黏膜和皮肤上分离，对外侧脚软骨的长度及形态进行处理。移植物的作用类似于石膏。

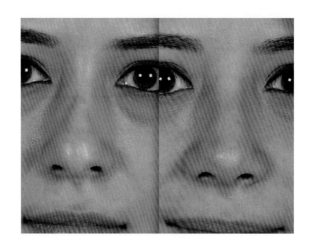

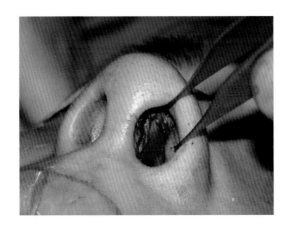

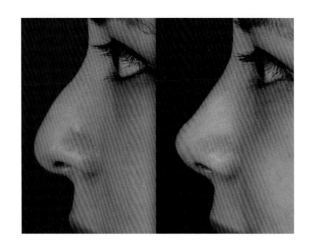

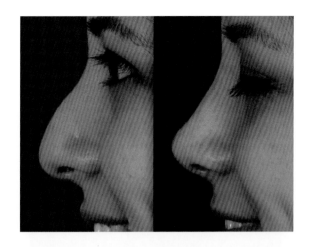

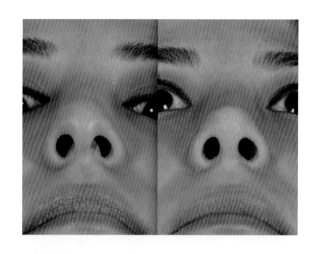

病例

该患者在 10 年前进行了鼻部手术，其外侧脚向鼻气道内疝出。

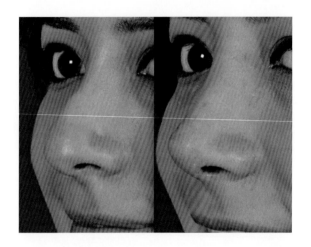

外侧脚向内疝出造成的皮肤凹陷也得到了矫正。

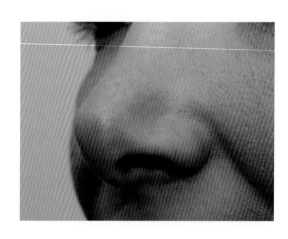

注意其鼻部皮肤上的凹陷。

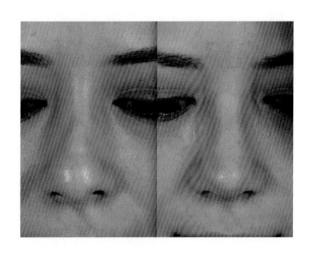

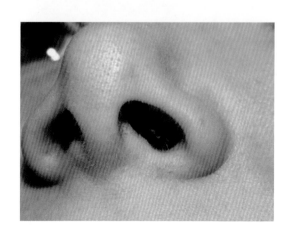

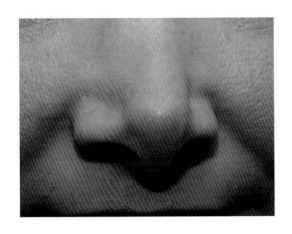

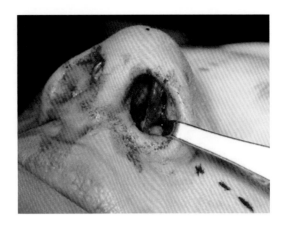

拍摄这张照片时，我们将光源调整到下方，可以显示出外侧脚向鼻气道内的疝出。

这些是术前和术后 2 年的对比照片。左侧的照片是使用单闪光灯拍摄的。结果，该照片所显示出的问题似乎比实际情况更糟。

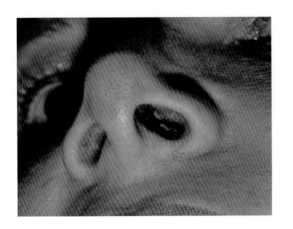

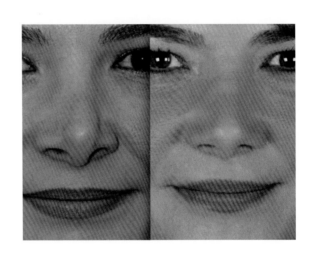

从皮肤和黏膜上剥离出外侧脚，并将其作为移植物再次插入其中。

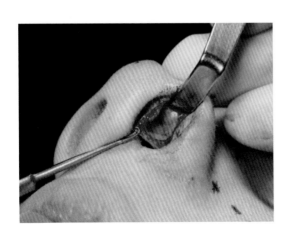

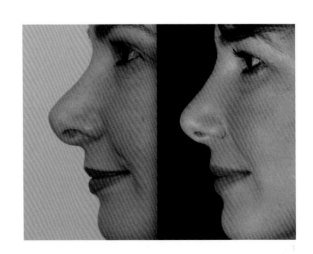

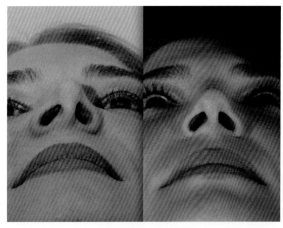

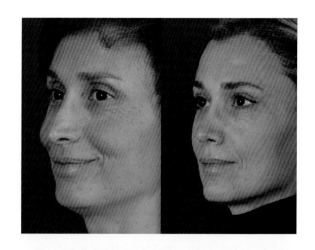

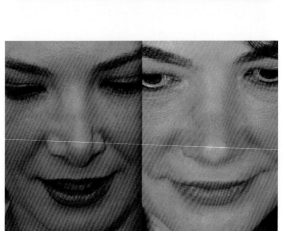

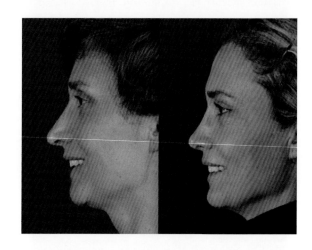

病例

　　该患者经历了4次鼻整形手术，但是在所有的手术中，都没有缩短外侧脚，过长的外侧脚造成了鼻尖旋转度的缺失。我们缩短了患者的外侧脚，从而矫正了这一问题。患者同期还进行了上眼睑的脂肪注射。

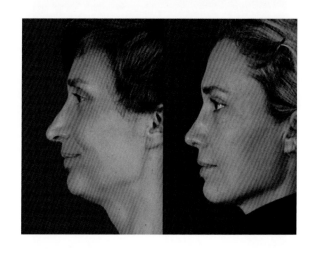

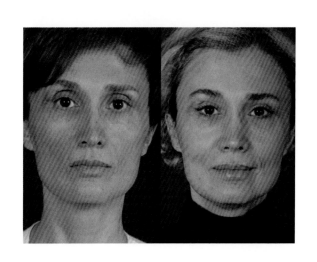

14.5 外侧脚凸出

　　外侧脚凸出问题很常见。垂直平面和水平面均可出现外侧脚的凸出。因为外侧脚的边缘长度短于中间轴线，所以外侧脚的头侧和尾侧部分均向内弯曲，形成了外侧脚凸出的空间结构阻力。尽管从软骨底部到顶部的软骨膜非常薄，但它仍然会增加该阻力，这个结论是基于我的观察得出的，因为对进行过软骨膜下剥离的外侧脚软骨进行塑形时会变得更容易。

要注意，当凸出或凹陷变平时，其长度和宽度也会相应增加；相反，当一个平面变凹或变凸时，其长度和宽度就会相应减少。外侧脚凸出的主要原因与鼻中隔软骨相似：空间太小不能充分容纳，从而导致其发生折叠。因此，鼻中隔偏曲矫正技术的原理也适应于外侧脚凸出的矫正。我们应该先进行软骨膜下广泛的剥离，然后切除外侧脚的多余软骨，再对其进行缝合塑形。在经过软骨膜下剥离、尾侧及头侧切除、外侧脚窃取和穹窿头侧缝合之后，大部分的外侧脚凸出问题都可以得到解决。

手术完成后，如果在外侧脚中部仍然看到膨出，可以拆开软骨内切口上的 1 ~ 2 个黏膜缝线。如果可能的话，在软骨膜下平面对外侧脚的黏膜侧进行剥离，该剥离同样可以减少外侧脚凸出的阻力。如果在外侧脚下方放置长 1.5 cm、宽 1 ~ 2 mm 的软骨移植物，就会更容易塑形。

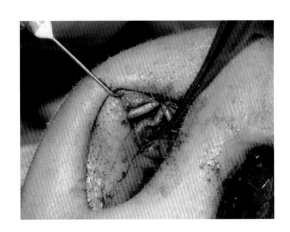

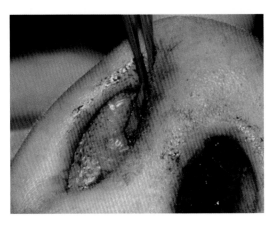

14.6 头侧错位

头侧错位曾被 Sheen 描述为"和外侧脚的纵轴相连的是内眦而不是外眦"。由于如此认识头侧错位的原理，所以建议采用外侧脚再定位手术。完全游离外侧脚，在外侧端的下方剥离一个囊腔，并重新插入外侧脚。然而，如果你阅读过本书后，就没有必要使用这个方法。因为我认为其对头侧错位的描述本身就是错误的。

> **要点**
>
> 如果外侧脚较长，静息角异常，水平和垂直平面的凸出以及头侧和尾侧端的冗余问题同时出现，那么这个鼻子看起来就像是出现了头侧错位（"圆括号"鼻尖）。
>
> 该错位在外侧脚的头侧缘看起来比皮肤更加显著，因此外侧脚纵轴指向的是内眦。由于凸出的软骨的尾侧缘折向鼻腔内，所以无法透过皮肤看到它，这就造成了鼻翼软骨不足的错觉。

该观点在 Daniel 新的解剖学研究中得到了印证，研究揭示了由外侧脚和外侧脚向鼻槛方向转动而形成的环状结构。Daniel 认为，所有人外侧脚的终止点都是一样的，变化都发生在外侧脚的体部。

> **要点**
>
> 如果将外侧脚下方完全游离而使其再定位，可以解决绝大多数的问题。我认为，再定位技术的主要作用是通过剥离来松动外侧脚，而不是使该软骨下移（一旦将外侧脚从皮肤和黏膜上剥离下来，那么外侧脚软骨的凸起就会软化，这样，随着该软骨的铺开，该外侧脚过长的问题就能得到解决）。

2011 年，我在伊斯坦布尔和 Rollin Daniel 相遇，而且他参与了我们的一个手术，那天我给自己的助手做手术。

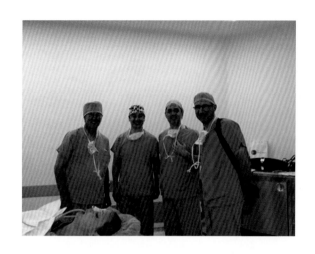

照片显示了我的助手术后 2 年的情况。她鼻子左侧的外侧脚是凸出的，右侧的外侧脚是凹陷的。这些外侧脚之间的主要差异给人一种左侧外侧脚头侧错位的印象。术中，我们讨论了软骨膜下剥离的效果。在左侧外侧脚的黏膜侧进行了软骨膜下剥离，没有进行任何再定位操作。

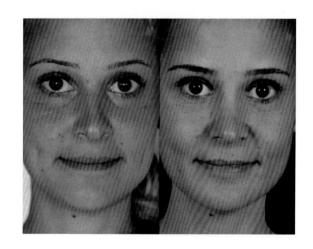

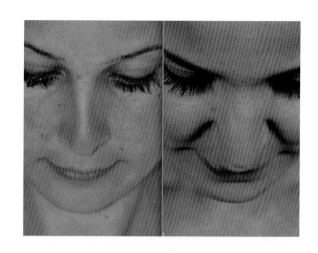

术后，患者外侧脚的外观变得更加对称。如果术中我们能放置一个 2 mm 的自体鼻翼缘皮瓣，那么将会获得一个更好的手术效果。我是从 2012 年初才开始使用自体鼻翼缘皮瓣移植技术。

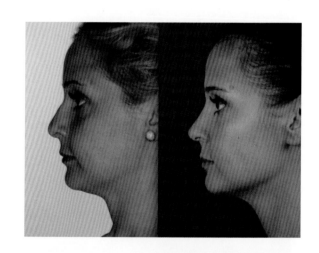

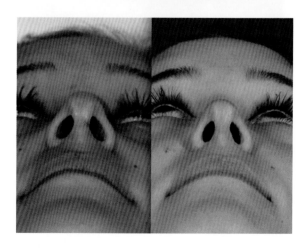

我为什么反对再定位技术?

(1)它具有很强的破坏性,会引起长时间的水肿。

(2)它易造成两边不对称的结果。

15 卷轴面

卷轴面是靠近外侧脚头侧旁的区域。外侧脚多边形的过渡通常是不清晰的,但在一些患者身上可以看到一个清晰的边缘。例如,下图中的患者就可以清楚地看到卷轴面。如果通过穹窿头侧缝合不能得到一个合适的外侧脚静息角,那么可以制作一个3~4 mm 的切口以形成该卷轴面。

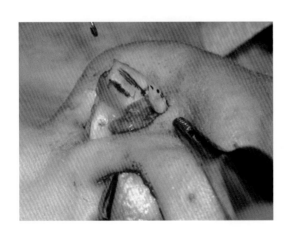

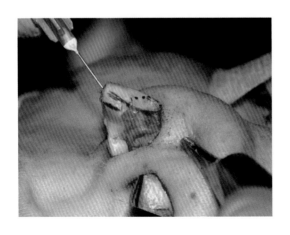

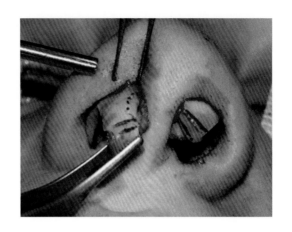

在同一位患者,还计划做 3 mm 宽的外侧脚窃取。通过穹窿头侧缝合形成了新的穹窿,通过在外侧脚上制作 4 mm 宽的切口形成了卷轴面。

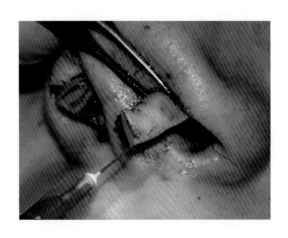

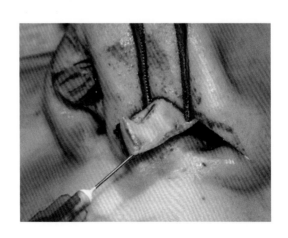

病例

下图是一位鼻子漂亮的患者,可以看到她的软骨形状,穹窿在皮肤上的高光看起来十分自然美观。但是,该患者的穹窿软骨并没有形成一个清晰的三角形；穹窿的转折在其头侧分布得较多，在其尾侧分布得较少。注意在穹窿的头侧缘上有一个锐利的边缘。此外，有一个独立的 2 mm 的区域，可以形成卷轴面。在进行穹窿头侧缝合之后，我们将通过软骨划开技术来复制该软骨的形状。

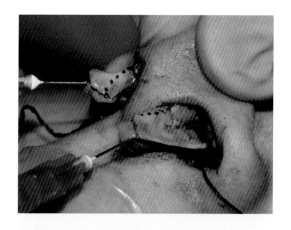

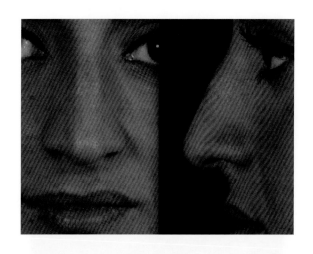

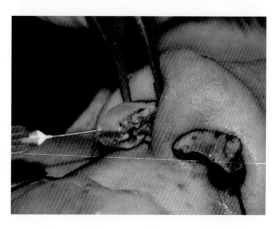

进行 3 mm 宽的外侧脚窃取。根据原始解剖结构，采用穹窿头侧缝合来重塑患者的鼻尖。做一个 4 mm 宽的切口来重建卷轴面。

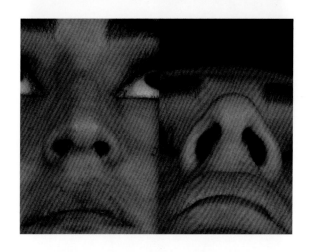

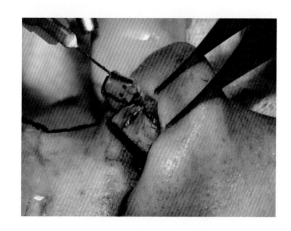

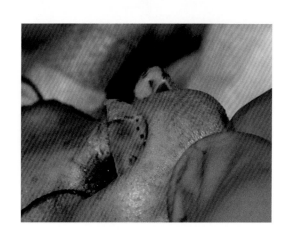

在下面的模型中，你可以看到为重建卷轴面而做的一个表浅切口。

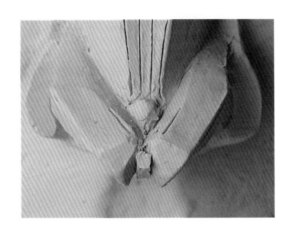

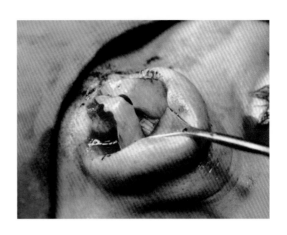

在进行开放入路鼻整形时，可以观察到卷轴面的构建过程。在构建卷轴面时做一个 3～4 mm 宽的切口，有助于确保构建出一个恰当的外侧脚静息角。将此例患者的外侧脚静息角与多边形模型中的外侧脚静息角做对比。可以看出，这张照片中的患者还没有构建下小叶多边形。这张照片拍摄于 2007 年，那时还是采用跨越穹窿缝合进行穹窿构建。

16　卷轴线

卷轴线是上外侧软骨和外侧脚交界的区域，此处形成了一条透过皮肤可见的凹槽。如果缺少卷轴线，那么鼻子就会显得比较圆钝。鼻整形术后，如果鼻尖上区外侧的皮肤不能完全贴附软骨支架，那么所形成的死腔内就会纤维化，这样，卷轴线也会变得模糊不清。想要形成一个美观的卷轴线，需要患者有一个合适的静息角，因为卷轴线是由上外侧软骨和外侧脚结合处的凹陷形成的。

为了构建该卷轴线，我们需要重构患者的卷轴区，这在功能上也很重要。

> **注意**
>
> 　这种手法可以防止外侧脚重叠并可以略微缩窄鼻尖。

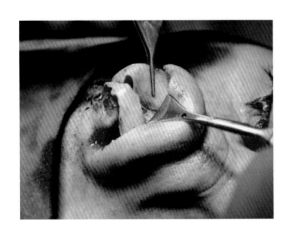

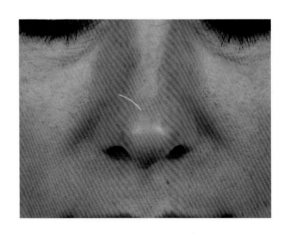

> **要点**
>
> 　如果将上外侧软骨和外侧脚与卷轴韧带缝合，那么内鼻阀会得到修复，卷轴线也会变得清晰。

17 软骨性鼻背多边形

软骨性鼻背多边形是指从鼻尖到键石区的区域。对于皮肤较薄的患者，正面观时，可以清楚地看到一个截面，这就是软骨性鼻背多边形。在解剖中发现，该软骨的中央部有一个凹槽，这个凹槽在键石区变得更深。该凹槽深 1～2 mm，其内充满鼻背软骨膜。Pitanguy 韧带位于该软骨膜的上方。

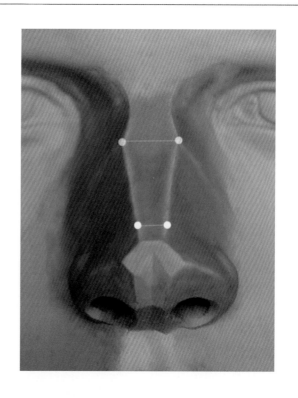

> **注意**
>
> Pitanguy 在 1960 年描述了 Pitanguy 韧带。它最初被命名为真皮-软骨韧带。Pitanguy 指出，该韧带起始于鼻尖上区的真皮层，穿过穹窿和鼻中隔角之间的区域，最终附着于内侧脚上。从手术的重要性来看，他指出："切断该韧带有助于调整鼻尖旋转度，如果该韧带过长，可以切除一部分。"

如果沿凹槽行软骨膜下剥离，其上方的组织将增加鼻背的突出度。下图所示的男性患者鼻部比较立体，其软骨性鼻背多边形较长。当鼻背软骨接近鼻尖时，Pitanguy 韧带的厚度会增加。鼻背软骨插入两侧的外侧脚之间并形成鼻中隔角，它就终止于此处。因此，我没有画出鼻尖区附近的软骨性鼻背多边形的形态。

我们将使用撑开移植物或皮瓣来构建该多边形的形状，如下图所示。

> **要点**
>
> 鼻骨和软骨多边形在键石区重叠。骨性鼻背位于软骨性鼻背之上，它们中轴处有一个 2～3 mm 的重叠；换句话说，软骨性鼻背在骨拱的两侧继续向上延伸了 2～3 mm。Ismail Kuran 已经证实，左侧的鼻切迹通常较大。正因为如此，鼻背美学线是由软骨性鼻背构建而成的，这些软骨延伸至键石区上方 3 mm，复制该解剖结构将会使鼻背有更好的立体感。这有助于我们减少对骨性鼻背塑形的工作量。我们将在多边形模型上的键石区研究软骨和骨之间的关系。

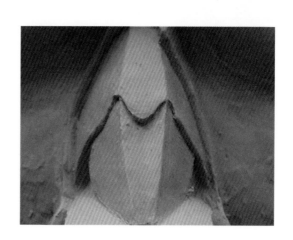

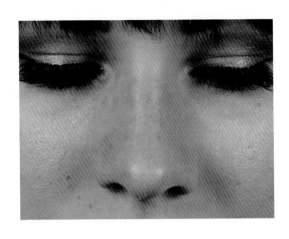

的效果。如果不对该区域进行处理，将来就会在患者的皮肤上显现出 1 ～ 2 mm 宽的敞开的骨架形态。由于这里的皮肤很薄，所以几年后你会发现患者的骨性鼻背多边形出现了塌陷。因此，我建议将遮盖伪装技术作为解决该问题的标准方法。我使用最多的遮盖物是骨泥，骨泥可以从骨性鼻背中采集，并可以很快制备出来。在看到 Fethi Orak 使用锉刀采集骨屑来制作骨泥后，我也开始使用该方法，并且对效果十分满意。

18 骨性鼻背多边形

骨性鼻背多边形是指键石区与鼻根之间的区域。

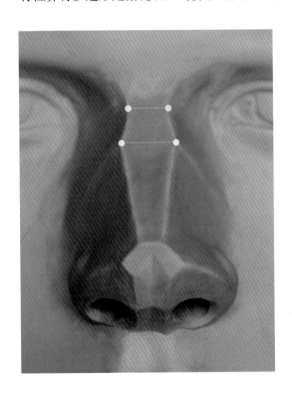

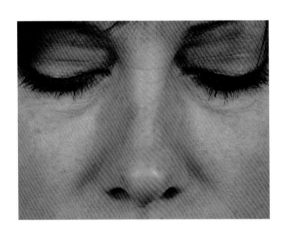

19 上外侧软骨多边形

上外侧软骨多边形是由上外侧软骨形成的区域。

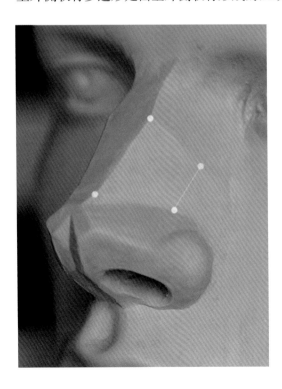

骨性鼻背多边形比软骨性鼻背多边形具有更多的弧形线条，但是它对光线的反射不像软骨性鼻背多边形那样精确。该多边形在键石区较宽，在鼻根处较窄。男性的骨性鼻背多边形较长，而女性的则较短。另外，男性的键石区高度也比女性高。如果使用截骨术将顶板开放完全闭合，那么骨性鼻背多边形就会变得非常窄。若通过放置撑开移植物或皮瓣来增加鼻背高光，对顶板开放就能获得一个可控它们朝向下外侧，且笔直向前。由于上外侧软骨非常薄，它们很少出现明确的形态问题。如果软骨性鼻背多边形的形状正常，那么上外侧软骨多边形就不会有问题。如果上外侧软骨过高，可以在切除驼峰的同时，切除过高的部分。这里没有充分讨论的一个问题是上外侧软骨多边形过长的情况。若患者存在鼻尖下垂的情况，我们通过鼻中隔尾侧切除和外侧脚头侧切除来调整鼻尖旋转度；然而，头侧切除时要留出穹窿头侧缝合的空间，通常切除宽度是 1 ~ 4 mm。如果该切除不足以矫正鼻尖旋转度，就应该从上外侧软骨的尾部再行切除。通过这种方法可以缩短过长的上外侧软骨多边形。

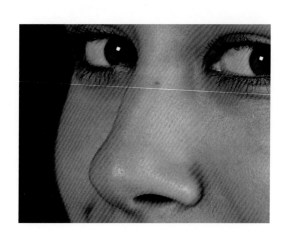

20 外侧鼻骨多边形

外侧鼻骨多边形是由鼻骨构成的。它们朝向外上侧，且笔直向前。

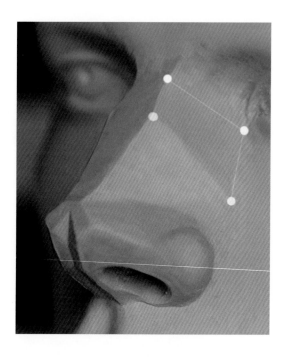

鼻骨一般向外凸出，两侧常常不对称。我们可以像移动皮瓣一样来移动鼻骨。如果鼻骨局部形态上有问题，也会造成鼻部不对称。可以在广泛剥离后，用骨锉对不对称的鼻骨进行磨削来矫正这些不对称。

使用双平面截骨术来解决该问题也是一个很好的提议，但我很少使用这种方法。鼻骨基底来源于上颌骨，其从内眦到梨状孔都是向外凸出。截骨无法改变这种凸度，且缩窄内鼻阀的外侧壁可能会影响到患者的通气功能。某些区域的鼻骨厚度可达 4 ~ 5 mm，为了美观的目的而将 5 mm 厚的骨头压入鼻腔对一些患者来说是不能接受的。该话题将在外科手术章节详细讨论。

21 鼻背美学线

这一部分所表达的观点与其他相关书籍中的观点有很大不同，主要是关于鼻部美学的技术探讨和改进。关于鼻部的美学设计，我们一般认为那些知名外科医师的美学观点都是正确的，不需要进一步讨论。但我个人完全反对男性和女性的鼻背美学线的概念，因为它没有解剖学根据。重建鼻背不仅是为了预防倒"V"形畸形，而是为了恢复正常的解剖立体形态。

由于皮肤的颜色与阳光的颜色相近，我们不太可能对解剖结构做一个完整的评估。在解剖评估的过程中，光线的强度、照射的方向以及我们观察的角度都可能变化很大，鼻背美学线观察的理想角度是从顶部进行观察。正面观时，使用双闪灯拍摄的鼻背看上去会比患者实际的鼻背更美观一些。换言之，使用单闪灯拍摄的鼻背看上去会比患者实际的鼻背要难看。由于灯光消除了鼻部阴影，所以很难通过照片来评估鼻背。由于评估及环境的差异，鼻背美学线看上去可能是直的，也可能是凹的。从这个角度讲，不管是将鼻背美学线塑造成直的还是凹的都是错误的。我们仔细观察后发现，鼻背美学线其实是梭形的，这是由于皮下的鼻背解剖结构是梭形的。

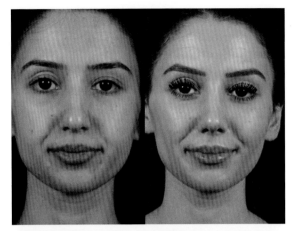

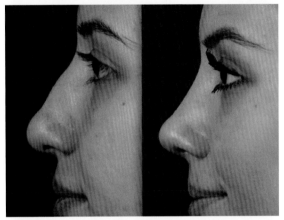

要点

如果斜面观时能在键石区看到一个凹陷，但正面观中的鼻背看起来很完美，那么就有可能是摄影工作室的灯光改善了鼻子的外观。斜面观中，在键石区有一个小驼峰看起来会更自然。驼峰一般位于键石区，其在男性中会更高、更明显。对鼻部美学线的观察应该从对天然鼻的观察开始，尽量从你喜欢的鼻子中发现这个细节。

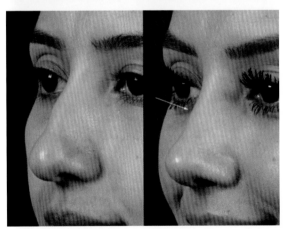

病例

让我们来看看一例用 Libra 移植技术进行鼻背重建的患者术前和术后 2 年的照片。使用来自于前方的自然强光。从正面看没有驼峰，但从 45° 的角度去看时有一个高 1~2 mm 的驼峰。在俯视图中，可以清楚地看到梭形结构。Libra 移植复制了天然鼻的梭形解剖结构。该议题将在外科手术技术章节中详细介绍。

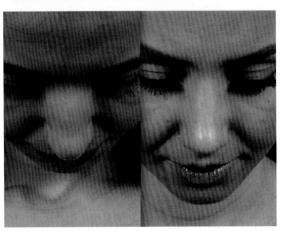

病例

这位患者通过肋软骨移植进行了鼻背重建，注意其术前和术后 1.5 年的外观对比，在斜面观时可以捕捉到其梭形的鼻背美学线。

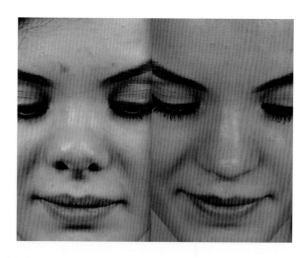

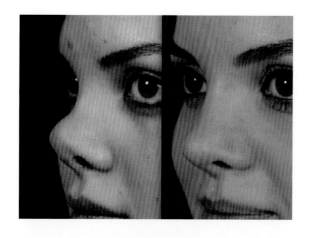

将肋软骨移植物制作成梭形。

病例

照片中的患者使用了梭形肋软骨移植，这是其术前和术后 2 年的对比照片。根据 Gunter 描述的鼻背梭形移植物的尺寸和患者鼻背缺陷，制备肋软骨移植物。我所使用的肋软骨移植物增加了凹形基底，这样可以很轻松地修复缺损，且边缘更不显形。

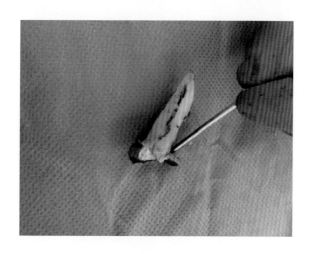

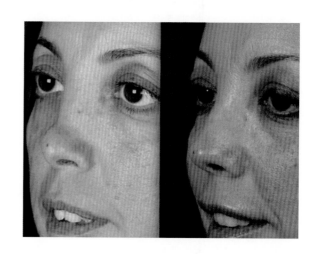

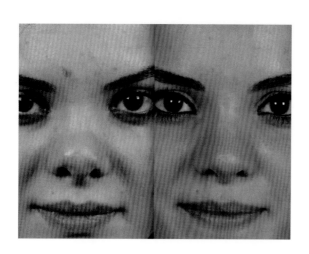

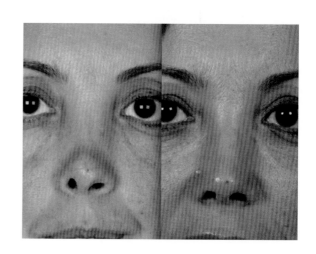

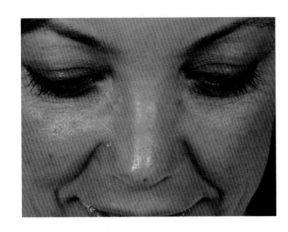

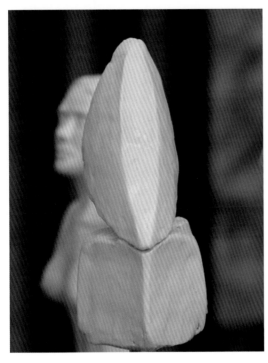

21.1 总结：鼻背美学线

（1）鼻背美学线不是直的。

（2）鼻背美学线是由斜线构成的。这些斜线在鼻尖上区较窄，在键石区较宽，在鼻根处又变窄。

（3）男性和女性鼻背美学线之间的区别在于键石区的宽度以及位置。

（4）女性的键石区较窄且位于鼻背中部。

（5）男性的键石区更宽且更接近鼻根部。男性键石区所在的位置要比女性的高 3 ~ 4 mm。

（6）男性的鼻根在睑板腺水平，而女性在睫毛水平。

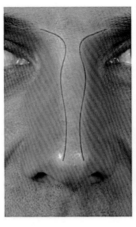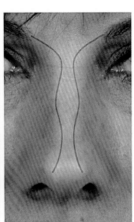

在下图中，第一张图绘制的是传统的鼻背美学线，第二张图绘制的是我所描述的鼻背美学线。雕塑模型图：左图是男性鼻背美学线，右图是女性鼻背美学线。

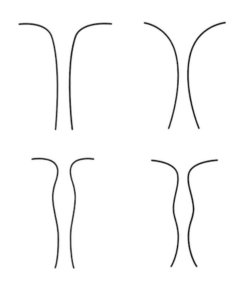

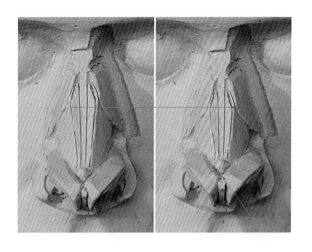

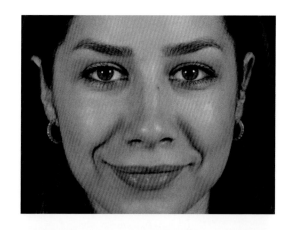

之所以选择该患者，是因为其鼻部皮肤很薄。我们可以从各个角度来观察患者的鼻背美学线。

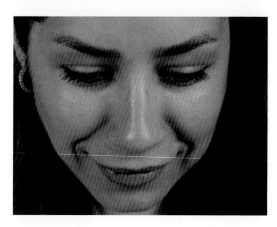

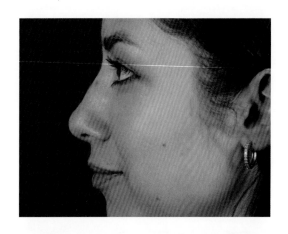

22 侧面美学线

侧面美学线的概念也是由 Daniel 定义的。他定义了鼻基底部，并称其为基底美学线，但发表时又将其称为侧面美学线。

侧面美学线是指上颌骨转向鼻部的沟槽，依据该线条可以判断鼻基底的位置，并通过截骨术改变它。当驼峰被切除后，基底变得更宽，可以通过截骨术将其缩窄。只有充分了解该区域的美学规律，才能对该区域的鼻骨实施正确的手术操作。

侧面美学线在内眦水平最窄。在向下降到鼻翼基底部的过程中，它变得越来越宽。侧面美学线绝对不会垂直下降。保护好 Webster 所提出的"骨三角"，具有功能和美学方面的双重因素。

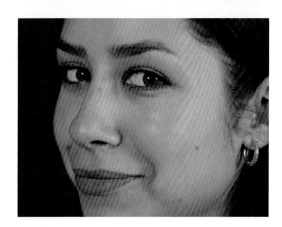

做过低到低的截骨后，鼻骨尾侧缘的活动度增大。我认为大部分的截骨术后，鼻骨都会有一定的上升。如果用石膏固定截骨术后鼻基底不全骨折，鼻骨上段还保留在原位，那么术后鼻子会看起来像

一根管子一样。你可以观察这位患者，她的侧面美
学线变窄且位置下降了。

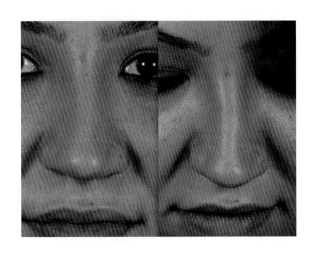

下图是同一位患者，左侧的照片拍摄时使用闪
光灯，右侧的照片拍摄时没有使用闪光灯。异常的
侧面美学线提示该患者的鼻部做过手术。

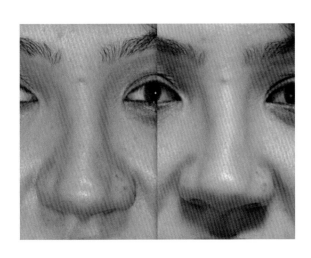

如果不改变这种手术方式，你就会不断听到一
些类似于"我的呼吸没有以前顺畅"之类的抱怨；
所以，在缩窄鼻骨基底时应保持其从上到下逐渐拓
宽的形态。

多边形模型有助于研究解剖形态，但仅阅读本
书并不能充分理解和分析鼻部解剖形态。可根据多
边形和美学线概念来绘制鼻部，这样有助于在术前
和术后更好地评估患者。你也会开始注意以前从未
关注过的领域。

23　多边形模型

鼻尖软骨具有复杂的三维解剖结构。一个好的
鼻尖解剖模型可以使刚入门的鼻整形医师更容易上
手。实际上，是 Gruber 为鼻整形手术所设计的鼻部
模型激励我去制作一个鼻部多边形模型。

在 Gruber 的鼻部模型中，外侧脚静息角没有被
清楚地展现出来。下面你可以看到一个根据多边形
概念制作的鼻部模型。该模型描述了一例手术，该
手术是根据鼻部多边形理论而进行的。通过截骨术
缩窄鼻骨，同时保护了侧面美学线；采用 Libra 移
植技术进行鼻背重建；采用穹窿头侧缝合来重塑鼻
尖，这样就形成了卷轴面；使用自体鼻翼缘皮瓣来
调整琢面多边形；将 Pitanguy 韧带当作一个缓冲垫
置于鼻中隔角和穹窿之间。

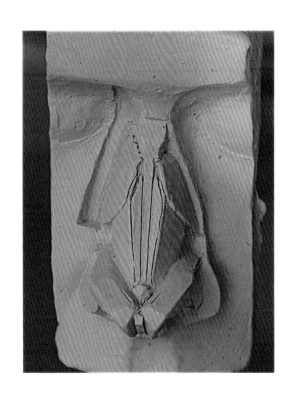

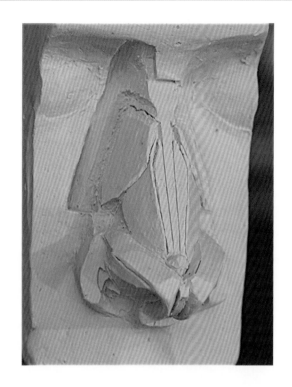

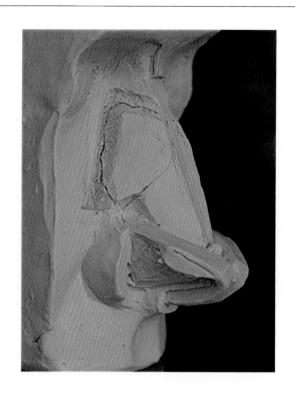

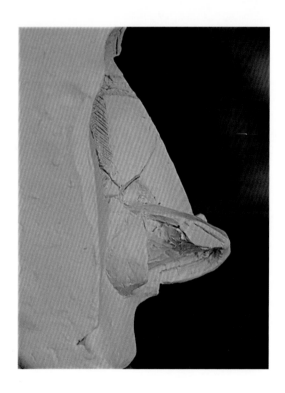

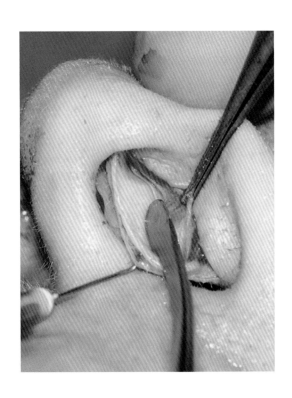

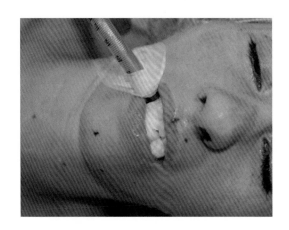

本章将描述鼻部相关手术，每部分文字描述都会附有与该专题相对应的照片。对照图片阅读文字描述将会更好地理解文字内容。

- 用透明敷料封闭患者口腔，可以避免缝线及术者的手指进入患者口中。这是 Ali Teoman Tellioğlu 医师提出的一个改进建议。
- 在口腔内塞一块小纱布可以防止血液从口中流出来。
- 收缩压不应超过 80 mmHg。保持患者术中血压的稳定是非常重要的，如果血压先降后升，局麻药收缩血管的效果会降低。
- 在患者麻醉后，将伪麻黄碱喷到鼻腔黏膜上，每侧鼻孔喷两次即可。我还没有尝试过使用可卡因收缩鼻腔黏膜的血管。

1 患者体位和气管插管

气管插管后，导管应倾斜 45° 放置在术者对侧口角。确保导管不遮挡下颏，不牵拉嘴唇皮肤，否则会影响手术操作和对鼻部形态的判断。如果把导管放在中线作为参考，它可能会滑动，从而误导术者。术中不要遮挡下颏，以便更好地观察面部形态。

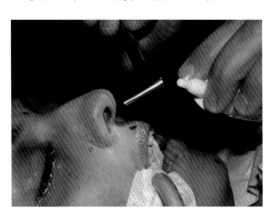

– 将患者身体从腰部开始抬高 20° ~ 30°，并让头部后仰，保持面部与地面平行。请注意，务必使患者的面部与地面平行，因为头部位置会影响术者对鼻尖旋转度的判断。

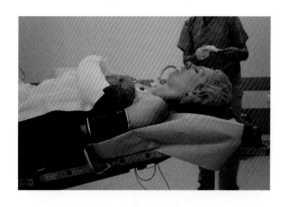

– 准备一把可以用脚调节的椅子给术者使用，因为术中术者需要频繁地对患者轮廓进行评估。此外，坐位时鼻尖缝合更容易操作。

要点

（1）术中要经常检查导管的位置，因为导管有可能会牵拉上唇和鼻子。使用延长管将气管插管连接到麻醉回路中，可以减少导管牵拉上唇和鼻子。

（2）不要将浸泡过肾上腺素的棉球或纱条填塞到鼻腔内，因为伪麻黄碱喷雾剂可以达到同样的效果。为了防止鼻腔后部出血，最好在舌头上放一个纱布垫。在这种复杂的手术中，将纱布遗忘在患者体内是非常危险的，最好用细绳系住纱布。我认为伪麻黄碱喷雾剂与伪麻黄碱浸泡的纱布对黏膜血管的收缩作用没有差异。如果鼻腔后部有活动性出血，我才使用纱布。

2 局部麻醉

局部浸润麻醉后，开始为患者清洁鼻毛，并做

术前准备。这样就可以利用局部浸润麻醉生效所需的 15 min，而不会浪费更多的时间。不应在给患者做好所有的术前准备之后再进行局部浸润麻醉。否则，麻醉浸润时间不够，术中容易出血。

配方：配制新鲜局麻药
– 10 ml 生理盐水
– 5 ml 2% 利多卡因
– 5 ml 布比卡因
– 1/4 支肾上腺素

注射局麻药时，应密切注意患者的脉搏和血压；如果出现脉搏加快或血压升高的情况，应立刻停止浸润麻醉。

（1）鼻中隔软骨尾侧端两侧各注射 0.5 ml 局麻药。

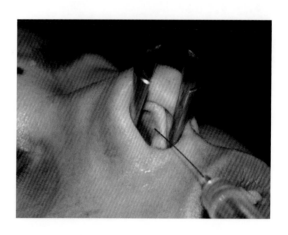

（2）上颌骨前鼻棘注射 1.5 ml 局麻药。

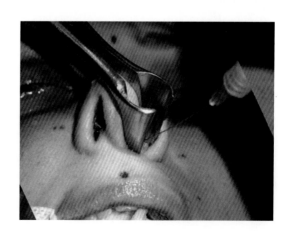

（3）内鼻阀顶端注射 0.5 ml 局麻药。

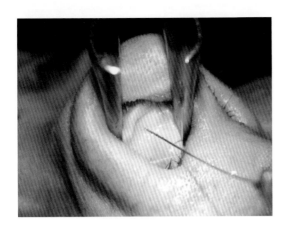

（4）上颌骨鼻嵴两侧各注射 0.5 ml 局麻药。

（5）鼻中隔后部两侧各注射 0.5 ml 局麻药。

（6）有一条动脉走行在鼻骨的黏膜顶端。该处注射 0.5 ml 局麻药，以减少术中出血。

（7）将 1.5 ml 局麻药注射到鼻嵴。从鼻中隔角向下注射到软骨膜下，有助于软骨膜下剥离。

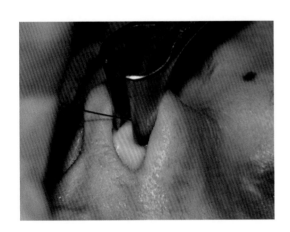

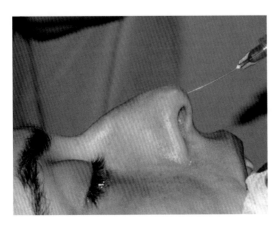

（8）在两侧上外侧软骨和骨的交界处各注射 1.5 ml 局麻药。

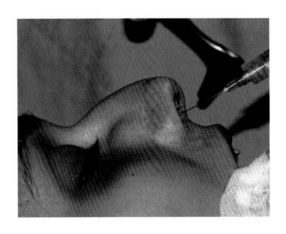

（9）鼻孔边缘切口处和外侧脚处注射 0.5 ml 局麻药。

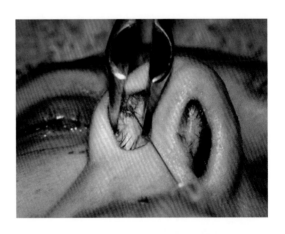

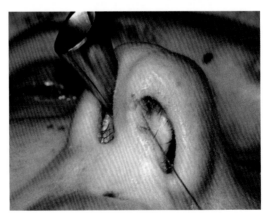

（10）在计划切除的鼻中隔驼峰处和上外侧黏膜内注射 1～2 ml 局麻药。

要点

（1）如果只使用利多卡因麻醉，2 h 后其镇痛效果会下降。当患者感觉疼痛，血压会升高。如果在手术时联合使用布比卡因进行麻醉，就不会出现因为疼痛而引起血压升高的现象。

（2）鼻部不要注射过多麻醉药，因为这样可能会影响术者观察患者的一些表面细节；另外，术者要警惕过量局麻药的副作用。一般一次手术准备 10 ~ 15 ml 的局麻药足够了。

（3）我现在已经不再施行眶下神经和滑车下神经阻滞麻醉。虽然我通过回抽注射器来防止麻药进入血管内，但还是有 3 ~ 4 名患者出现了麻药注射进血管的情况，当时患者的脸瞬间就变得十分苍白。所以，现在我只在鼻部注射局麻药。

（4）在剥离鼻背时，可能会出现鼻骨出血，一般都是静脉出血，而且比较难控制。在出血区的鼻骨黏膜内进行局部浸润麻醉可减少出血。

在护士为患者做准备的时候，术者可以适当休息一下，调整头灯并刷手。

3 头灯

闭合式鼻部手术是在头灯下完成的。这样，术者甚至可以看到内眦部位的骨膜。与有线头灯相比，带电池的无线头灯能给术者更多自由移动的空间。术者可以绕着患者移动，能够从各个角度以正确的方式更好地评估患者。

4 清洁

用刀片清洁鼻毛。使用聚维酮碘就能增加清洁的效果。不要使用油腻的乳膏和剪刀清理毛发。

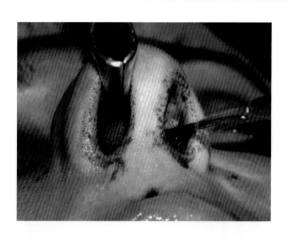

先用蘸有聚维酮碘的棉签清洁鼻腔内部，再用生理盐水清洗。

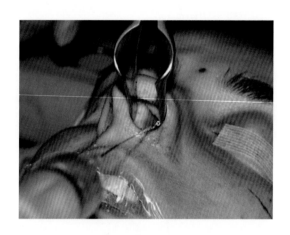

在护士为患者做准备，并连接吸引器和电凝的同时，我完成外科刷手并拍下上面这张患者的照片，可以看到局部浸润麻醉药的缩血管作用。

5 手术室的照明

手术需要在明亮的环境下施行。如果房间里的灯光亮度不够，打开顶灯并照向天花板。不要将顶灯直接照向鼻子，否则将无法看清鼻部的细节。我是从 Micheal Esson 那里学到这一知识的。Micheal Esson 是一名澳大利亚的艺术家，他参与整形手术并为整形外科医师组织过讲习班。2009 年，他曾在伊斯坦布尔开办过一个讲习班。正如 Micheal Esson 所说："手术室的光线可能会影响术者观察形态。"

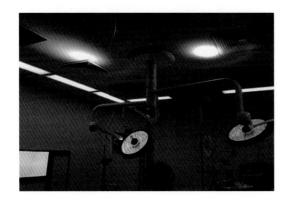

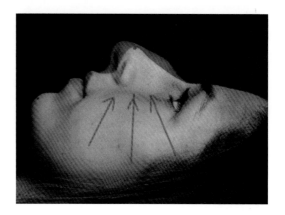

这是 2009 年 Esson 在伊斯坦布尔授课的照片。

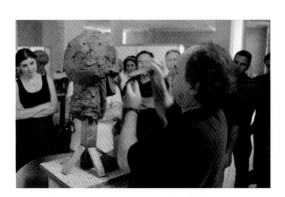

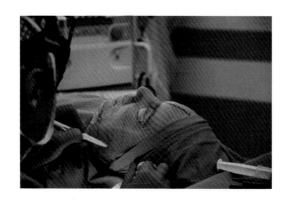

6 画标记线

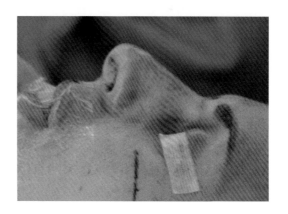

多年来，我一直通过在脸颊上画标记线来指示
新鼻尖点的位置，这样对我的手术操作很有帮助。
我想掌控手术的每个步骤，没有计划好的手术会让
我变得紧张。按照我在 Photoshop 中设计的图片进
行手术很保险。我对照画有阴影的图片，把计划创
建的鼻尖表现点标记在患者的鼻部。我在患者的面
部画 2～3 条线来指示该点，这些线会引导我调整
鼻尖的位置。根据这些线来确定穹窿的位置及外侧
脚窃取的范围，直到鼻尖旋转到预计的标记点。

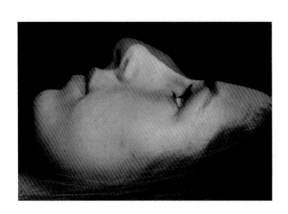

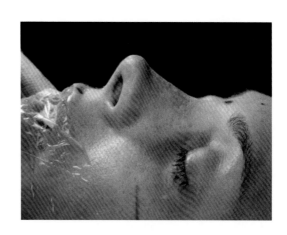

7 基本手术步骤

（1）鼻甲
（2）鼻背剥离
（3）鼻背切除术
（4）鼻中隔手术
（5）鼻尖剥离
（6）鼻尖手术
（7）鼻背重建
（8）稳固鼻尖
（9）卷轴韧带修复
（10）闭合切口

8 鼻甲

矫正鼻中隔后，由鼻中隔偏曲引起的代偿性鼻甲肥大不会消失，因此，应该缩小肥大的鼻甲。我只对鼻甲进行下鼻甲外移骨折术，因为伪麻黄碱喷雾可以使其充分收缩。如果使用喷雾后，鼻甲未明显缩小，我就将骨性鼻甲切除，因为肥大的鼻甲也会引起鼻中隔偏曲复发。不要采用烧灼鼻甲黏膜的方法，这种方法成功率很低，因为烧灼造成黏膜坏死并脱落，常常会继发粘连，所以烧灼黏膜会损害通气功能；此外，烧灼后鼻腔内会有大块痂皮，易引起患者的极度不适。另外，鼻甲大的同时鼻甲骨也大，射频烧灼往往"治标不治本"。作者自己的鼻子做过两次射频，其效果非常短暂。

8.1 鼻甲黏膜下切除术

（1）用少量局麻药浸润麻醉肥大的鼻甲，并等待几分钟。

> **要点**
>
> 不要使用局部浸润麻醉来肿胀鼻甲，由于鼻甲上有丰富的毛细血管网，此举可能会引起心动过速或心律失常。对于鼻甲手术，局麻药不要超过 0.3 ml。

（2）可以用 10 ml 生理盐水肿胀鼻甲。

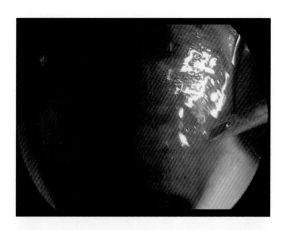

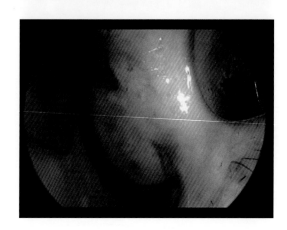

（3）使用一个 C 形手术刀将鼻甲头部切开 4 mm（该 C 形手术刀的体部应该朝鼻腔方向）。也可以开始时就在鼻甲头部做椭圆形切除。

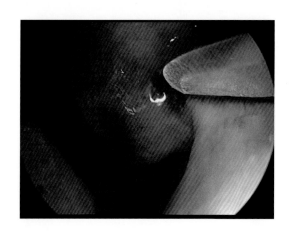

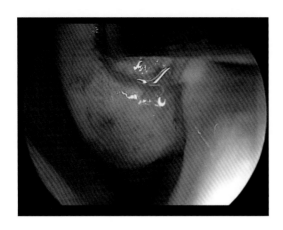

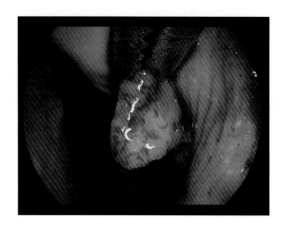

（4）切除黏膜和骨之间的海绵状组织。虽然该操作只能深入 3～4 mm，但它是非常有用的。

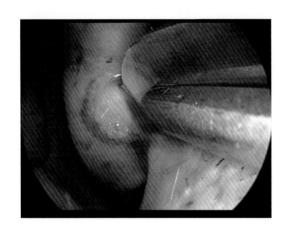

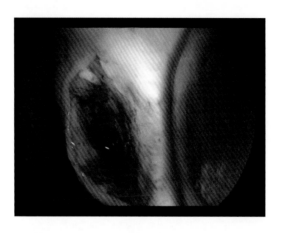

（5）用 2 mm 的骨凿在鼻甲骨的两侧进行剥离。将骨凿旋转 90°，进入骨内，通过前后移动凿刀来将鼻甲骨打碎。抽吸出碎骨片。

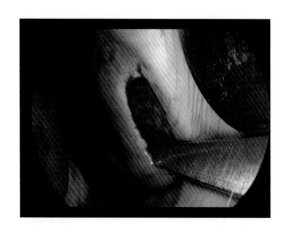

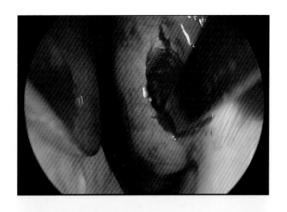

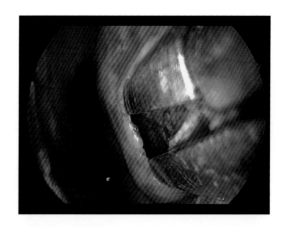

鼻甲的内部。

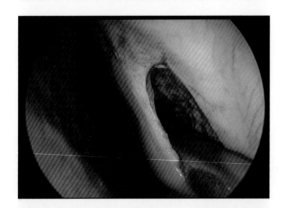

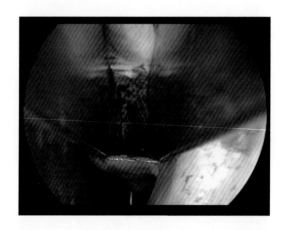

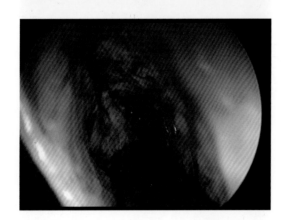

在没有撕裂鼻甲黏膜的前提下完成了手术。

（6）通过一个小孔把碎骨片取出来。

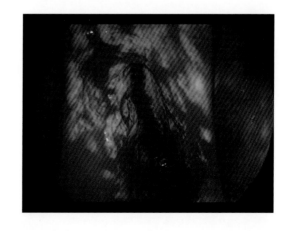

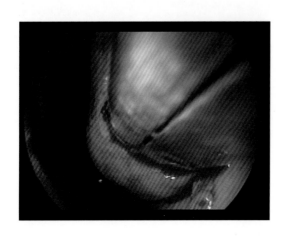

（7）电凝 5～10 s 来止血，注意不要撕裂黏膜。

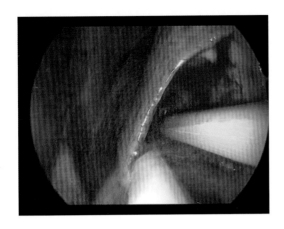

下图可以观察到鼻甲黏膜下切除操作完成后的鼻气道。

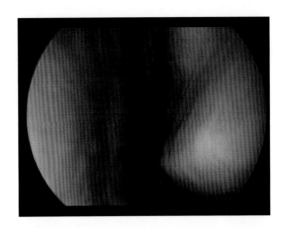

（8）用钝性剥离子推动鼻甲，将之折叠以开放鼻气道。用 6/0 Monocryl 缝线关闭切口，并置入硅胶夹板。

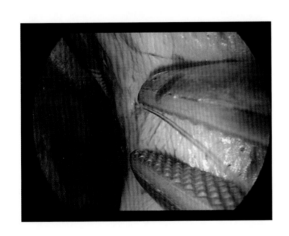

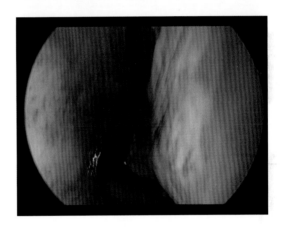

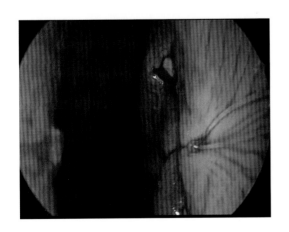

在我所有的患者中，大约有 20% 实施了鼻甲黏膜下切除术。即使鼻中隔基底只存在轻微的偏曲，我也会从该部位取出 1～3 mm 宽的软骨。在气道阻力较低、无症状的鼻中隔偏曲病例中，截骨术后可导致鼻轴的偏移。在我的患者中，大约 90% 实施了鼻中隔软骨切除术。在做鼻中隔手术时，我在鼻中隔和上颌骨鼻嵴之间留有 1～2 mm 的间隙。我期望鼻中隔基底骨软骨交界处的骨膜和软骨膜能进入这个腔隙。我一般在施行鼻甲和鼻中隔手术患者的鼻腔中插入一个硅胶夹板，并放置 2 天。如果在鼻中隔基底部进行了手术操作，我将剪开硅胶夹板，这会增加患者的舒适度。

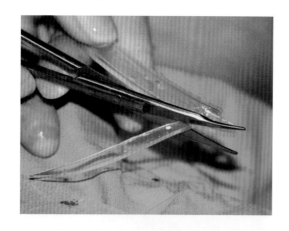

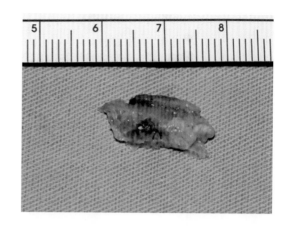

这是用常规切除法切除的鼻甲骨。

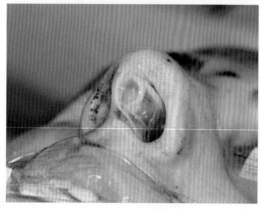

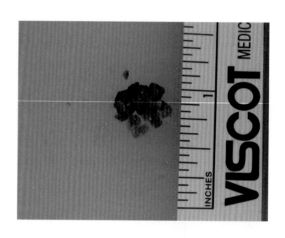

注意

　　在下图中，你可以看到一整块被切除的鼻甲骨。取出这样大的骨头而不撕裂黏膜是不可能的。因此，我不会将鼻甲骨整块取出。我展示这张照片是为了说明鼻甲骨有多大，可以想象这么大的骨头是如何阻塞气道的。将鼻甲骨打碎再取出更符合逻辑。射频和激光并不能缩小鼻甲骨的尺寸，它们只对海绵状组织有效。有多大的鼻甲就有多大的黏膜。在切除骨性鼻甲并使用电凝控制局部出血后，患者的鼻甲黏膜就会收缩。我以前用过 Tebbett 的技术来切除鼻甲骨和鼻黏膜，用 6/0 的 Monocryl 缝线连续缝合切口。这是一项费时、费力的技术。鼻甲黏膜下切除技术较之更简单且能满足我的需要。

　　我自己身为一名过敏性鼻甲肥大患者，接受过的治疗方法有电灼、射频（两次）、鼻甲内类固醇注射、针灸和鼻甲黏膜下切除术。在行鼻甲黏膜下切除术之前，我浪费了太多的时间。使用电动骨刀将鼻甲骨取出不可控。在可视状态下将碎骨取出会比较简单。最后我做了鼻甲骨切除术和 Webster 三角骨折外移术。现在，我的呼吸状况得到了很大改善。

　　修复性鼻整形或某些初次鼻整形的患者，其鼻甲骨会出现内折或存在先天鼻道狭窄。如果用一把 Çakır V 或一把 4 mm 骨凿对该部位进行 3～4 mm 的骨折外移术（Webster 三角骨折外移术），患者会非常感激。

8.1.1 正常的解剖结构

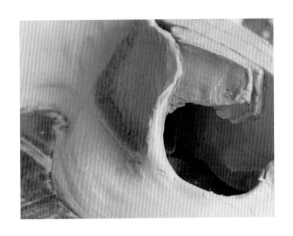

8.1.2 上颌基底部向内塌陷

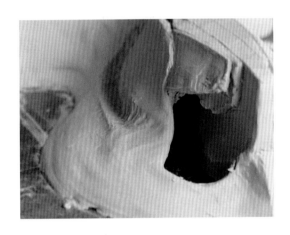

8.1.3 节段性的骨折外移术

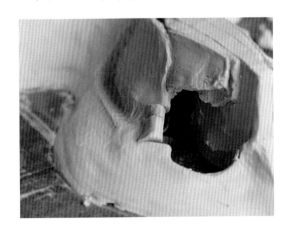

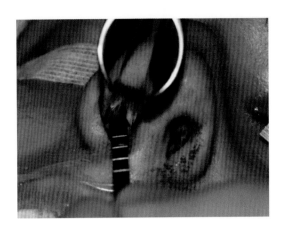

> **要点**
>
> 行骨折外移术的患者至少要固定 4~8 天。

9 鼻背手术

9.1 贯穿切口

不要在膜性鼻中隔上做贯穿切口，否则会损伤 Pitanguy 韧带，破坏该韧带的完整性。做贯穿切口时，需要在鼻小柱侧留下一个 3 mm 宽的鼻中隔软骨缘，该软骨可被称为"后支撑移植物"。用 11 号刀片切开软骨全层，切开前鼻棘骨膜，经上颌前壁进行鼻部剥离。如果踏板的突出度过高，可在上颌骨前部剥离以使其降低。这种剥离可以松解鼻尖，同时也扩大了鼻背剥离时的视野。

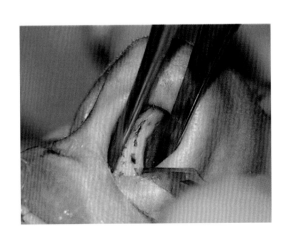

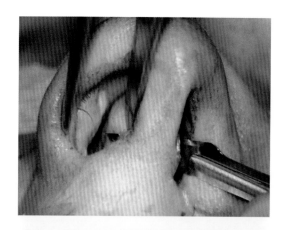

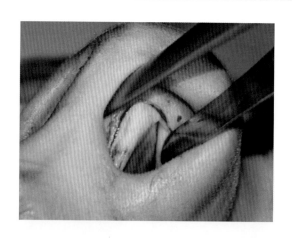

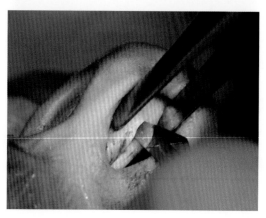

Benlier E, Top H, Aygit AC. Management of the long nose: review of techniques for nasal tip supporting structures. Aesthetic Plast Surg. 2006 Mar-Apr; 30(2): 159-68.

9.2 软骨间切口

　　用 15 号刀片做软骨间切口，在该切口沿上外侧软骨和外侧脚之间延伸至内鼻阀顶点以上 1～2 mm 处。如果计划大幅缩减鼻部，可以做 2.5 cm 长的切口，一般 2 cm 长就足够了。切开黏膜，深度约 2 mm。注意不要在软骨间切口处切除任何软骨。闭合式鼻整形术可通过软骨边缘切口完成，不需要做软骨间切口。虽然这样暴露的手术视野较小，但内鼻阀区内的黏膜愈合得较好。

9.3 从鼻中隔角进入鼻背

　　用锋利的尖头剪刀将"后支撑移植物"从鼻中隔角处完全游离。用手术剪剥离 3～4 mm 后，从鼻中隔角转向鼻背方向剥离，向上剥离至上外侧软骨。在该处，你会看到鼻背尾侧缘的软骨膜，这是最适合进入软骨膜下平面的区域。但如果剪刀不够锋利，将很难进入软骨膜下平面。

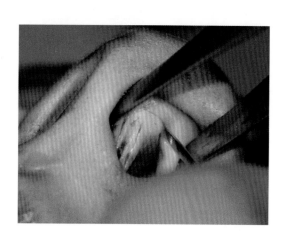

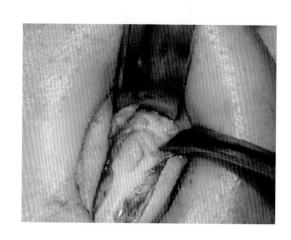

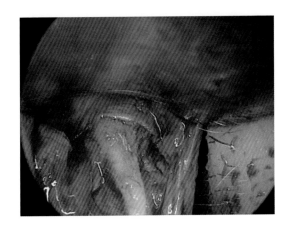

使用手术剪在软骨膜下前进 2 mm，再用 Çakır 软骨膜剥离子进入软骨膜下平面，沿中线向前推进 1 cm。

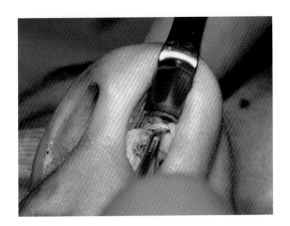

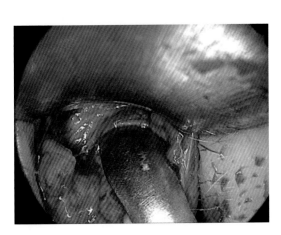

通过向侧面移动剥离子，剥离上外侧软骨的软骨膜。扩大剥离范围并在此平面与软骨间切口贯通，从而彻底将上外侧软骨游离出来。

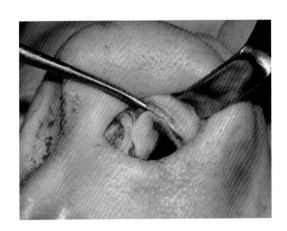

要点

　　从软骨间切口进入鼻背软骨膜下是很困难的，从鼻中隔角进入该平面相对容易。当进入到正确的平面后，就会发现软骨膜下剥离会比在 SMAS 平面下更迅速。一旦掌握了该方法，你会觉得这是一项不可或缺的技术。

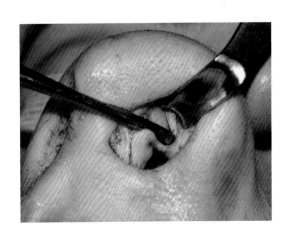

在卷轴区，将上外侧软骨和外侧脚完全分开。可以看到上外侧软骨的软骨膜留在皮肤一侧，没有被撕裂。

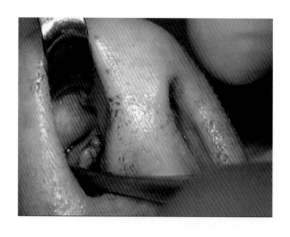

在软骨膜下放置小拉钩，用手指压紧其间的皮肤和软骨膜，并用拉钩向上牵拉，剥离更加容易，也会增加手术视野。

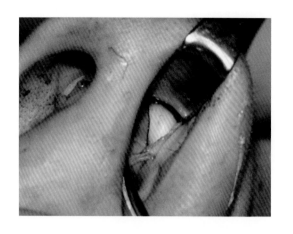

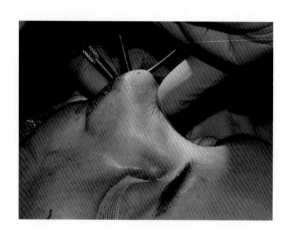

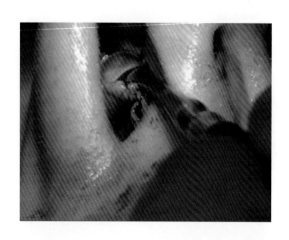

9.4 开放手术入路行软骨膜下剥离

做鼻小柱切开后，就可以在不切割软骨的情况下切入到内侧脚之间。切开表面的 SMAS，在内侧脚的软骨膜上做一个切口，自此开始向上剥离。

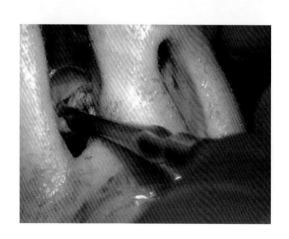

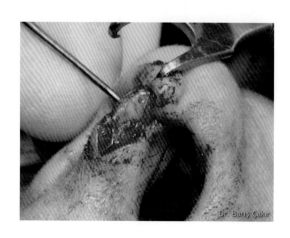

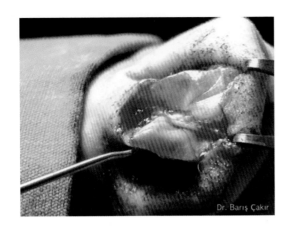

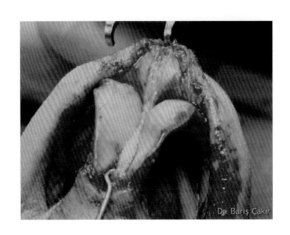

继续在外侧脚的软骨膜下剥离。也可以从外侧脚开始剥离，然后再分开鼻小柱。一些外科医生发现从外侧脚向鼻穹窿部剥离的方法更为实用。

为了便于后续的缝合修复，在 Pitanguy 韧带两侧将缝线打结作为标记点，并在它们之间切开，直到鼻中隔角。在鼻中隔角水平找到软骨膜，然后使用 Çakır 软骨膜剥离子进入软骨膜下方。

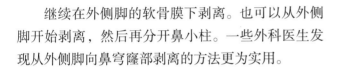

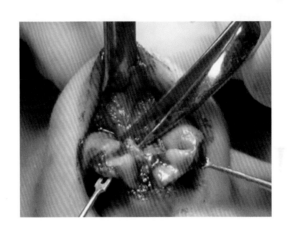

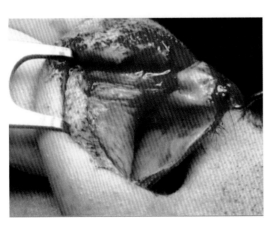

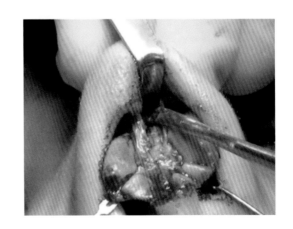

在软骨膜下剥离鼻尖软骨，在中线处更容易看到 Pitanguy 韧带。

用类似于闭合入路的左右滑动法来剥离上外侧软骨膜。

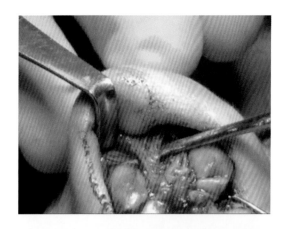

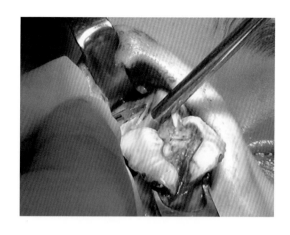

用 Çakır 骨膜剥离子从鼻骨侧面开始剥离。

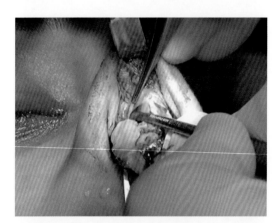

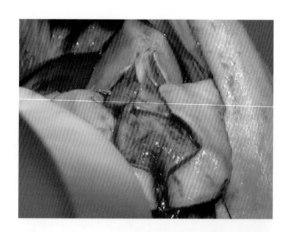

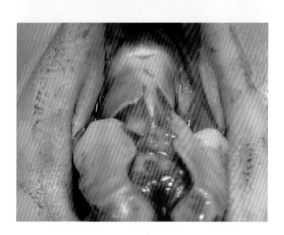

当到达鼻骨边缘后，用刀切开骨膜和软骨膜。鼻骨外侧缺损处有一尖锐的角。可以用 Çakır 骨膜剥离子刮开那个角，然后就可以很轻松地将骨膜掀起。

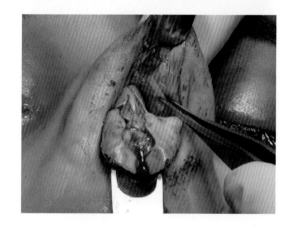

在开放入路中，软骨膜下剥离后可以看到卷轴韧带和 Pitanguy 韧带。

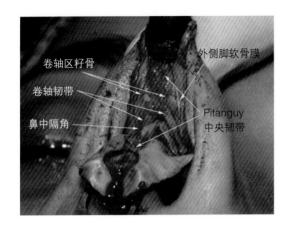

使用软骨膜剥离子切入到软骨膜下，在鼻骨深面下将软骨膜向前剥离 1 cm。通过左右滑动剥离，从中线处将覆盖于鼻背软骨上的鼻骨剥离。

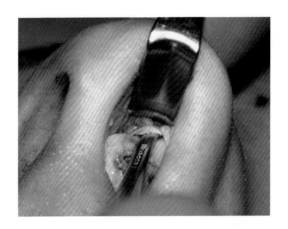

要点

在距鼻中隔角尾侧端 1 cm 处有第二软骨膜下平面，可以用锋利的、带尖的手术剪刀找到该平面，通过该平面可以进入鼻骨框架下。

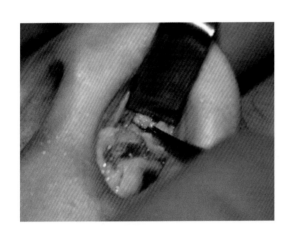

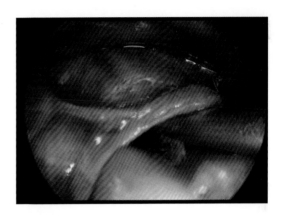

通过这种剥离方式，可以将软骨膜保留在键石区的皮瓣上。因为键石区的皮肤较薄，这也是为什么要保留该部位软组织的原因。

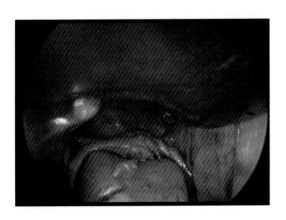

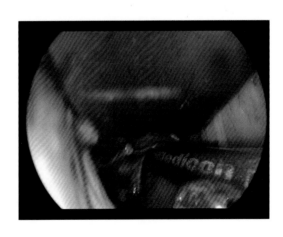

9.5 骨膜剥离

不要试图从键石区进入骨膜下平面，这会破坏骨膜完整性。手持小拉钩拉开软骨间切口，用 Çakır 软骨膜剥离子从上外侧软骨外侧的浅层进入鼻骨平面。

> **注意**
>
> 软骨膜下平面在鼻骨下仍有延续。如果在软骨膜下平面剥离时感觉接触到骨头，就要停止操作。否则，将会把上外侧软骨和鼻骨分开。

通过用刀片感触骨的位置，在软骨膜和骨膜上切开一个小口。

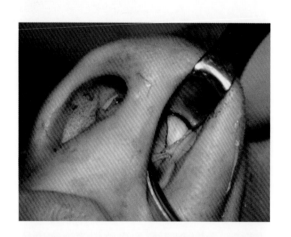

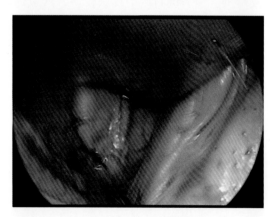

> **注意**
>
> 用刀片切开骨膜后，取出刀片时要小心，否则很容易损伤鼻孔或鼻小柱。

在可视的情况下，使用 Çakır 骨膜剥离子剥离鼻骨的外侧壁。在视野不清晰的情况下不要打开骨膜下隧道。剥离腔隙要足够宽，以便能够获得清晰的手术视野。剥离范围应该至上颌基底、内眦和鼻根。下图是用刀片切开上颌骨骨膜。

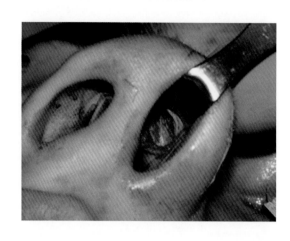

在此内镜视图中，可以观察到左侧上颌骨骨膜的切口。

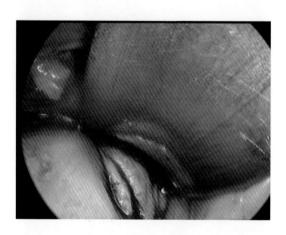

用 Çakır 骨膜剥离子开始剥离。

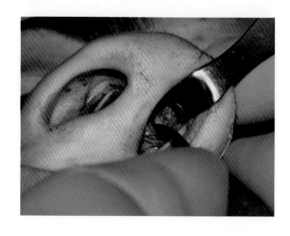

在清晰视野下剥离骨膜。

剥离右侧鼻骨，用刀片切开骨膜。

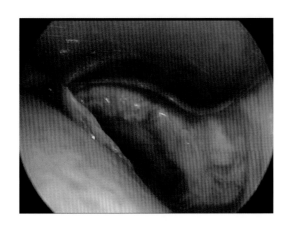

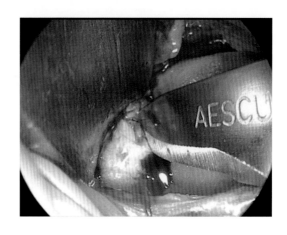

剥离右侧鼻骨和上颌骨骨膜。

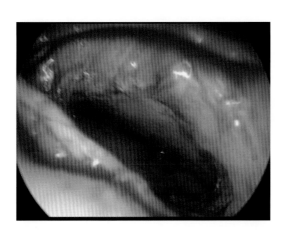

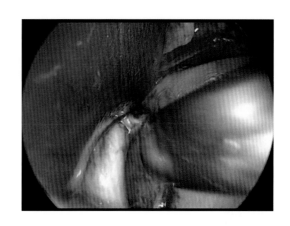

我尝试着对骨膜进行非常精细的剥离。

键石区的两侧一般没有骨头。在该区域，软骨像楔子一样融合在鼻骨里。仔细保护该区域的软骨膜。这是鼻背不平整最常见的区域之一。

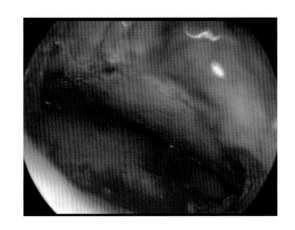

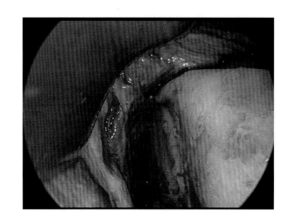

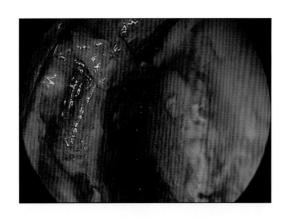

在正中线切开并提起鼻背部骨膜，这样，骨膜平面和软骨膜平面就会贯通。

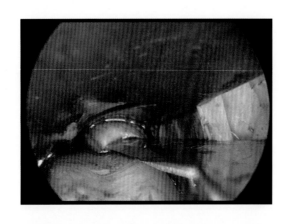

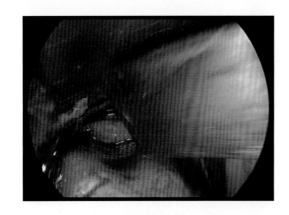

在该区域，直而尖的剥离子非常有用。

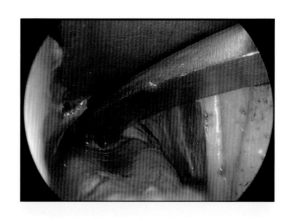

你可以看到从软骨膜平面到骨膜平面的过渡。

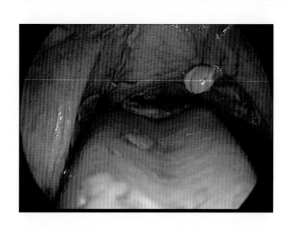

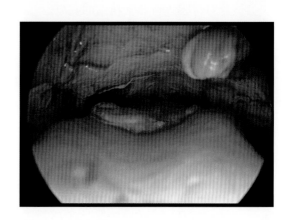

虽然鼻骨的骨膜受到轻微损伤，但鼻背部骨膜是完整的。

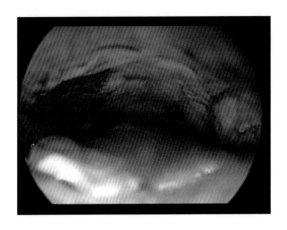

从这些图可以看到软组织剥离的边界。

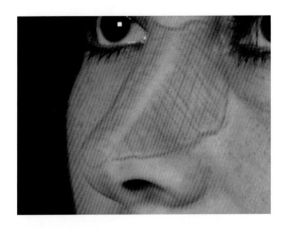

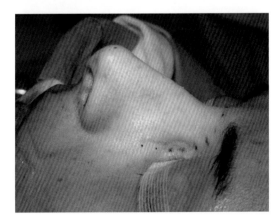

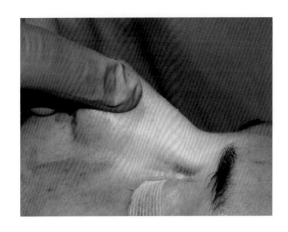

要点

如果没有清晰的视野，不要行骨膜剥离，否则会损伤骨膜。使用小拉钩和头灯可以很容易看清楚并剥离到鼻根部。

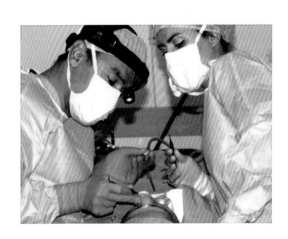

从鼻背获取的材料中不应该带有软组织。如果骨膜剥离得不好，在切除骨性驼峰后，必须用钳子而非枪状镊把骨头拔出来。这是骨膜未完整剥离所致，皮肤瘀斑也通常发生在该部位。如果剥离得好，就很少出现皮肤瘀斑。下面是 5 位患者术前和术后的对比照片。这 5 位患者都对鼻骨进行了处理，平均手术时间为 3 h。对鼻骨剥离、切除和处理对于皮肤没有明显的影响。最后一位患者的鼻部皮肤由于口服维生素 A 而变得敏感，鼻背出现了皮疹。

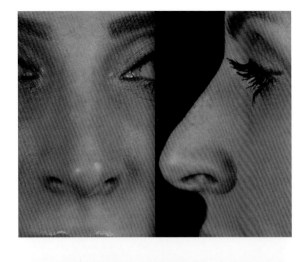
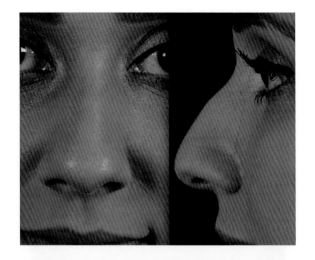

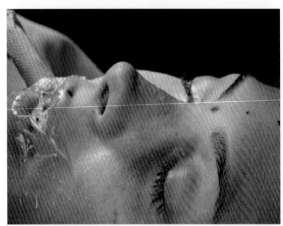
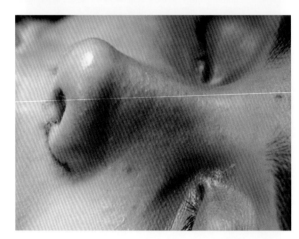

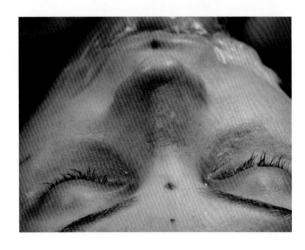
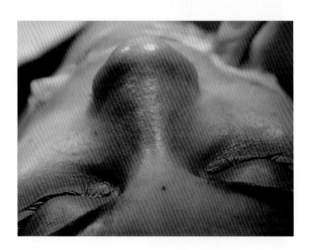

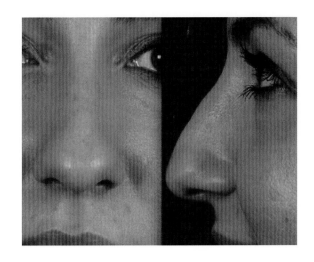
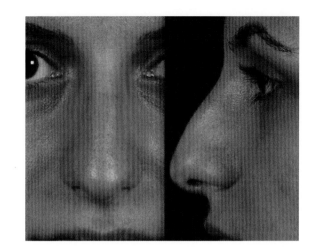
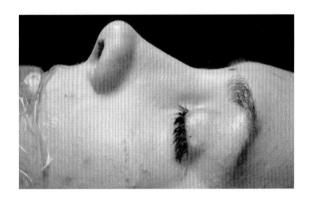
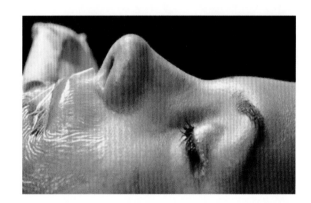
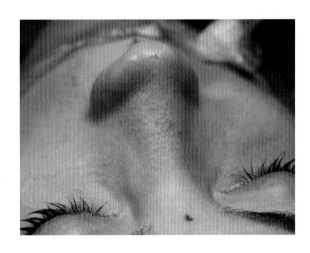
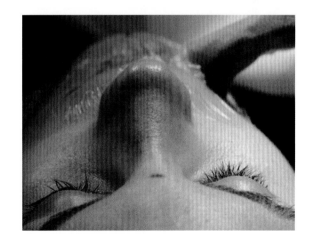

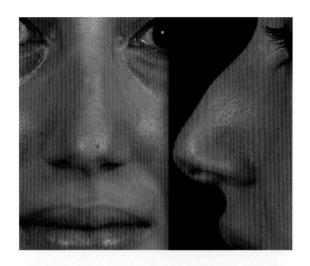

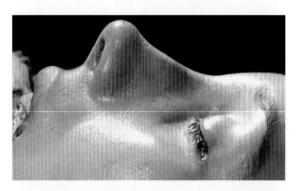

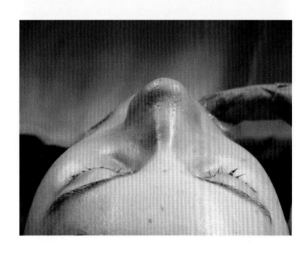

通过这样的剥离，可以将骨膜一直剥离到截骨线的边缘。

要点

如果要对鼻骨进行广泛的剥离，就不要进行外侧截骨术。由于骨和骨膜被完全分离，截骨后鼻骨会塌陷到鼻腔中。可以用 2 mm 的骨凿进行截骨或者用 Çakır 90 骨凿行骨切除术。

注意

如果在手术中正确剥离，基本不会出现皮肤瘀斑。如果出现皮肤瘀斑，可能是损伤了骨膜甚至是 SMAS，或者是在注射局麻药时损伤了血管。如果 SMAS 和皮下脂肪组织受损，术后几个月鼻部皮肤都会看起来很亮，这是由于软组织损伤后炎症反应导致的。如果在进行骨膜下和软骨膜下剥离时足够细腻小心，就不会出现皮肤发亮的情况。如果鼻背皮肤看起来发亮，提示鼻部仍需继续恢复。

Ahmet Karacalar 使用软骨膜瓣修饰鼻背不平整。

Karacalar A, Korkmaz A, Içten N. A perichondrial flap for functional purposes in rhinoplasty. Aesthetic Plast Surg. 2005 Jul-Aug;29（4）: 256–60.

Nazım Çerkeş 也将术中剥离的软骨膜瓣在手术快结束时重新修复。

Cerkes N. Concurrent elevation of the upper lateral cartilage perichondrium and nasal bone periosteum for management of dorsum: the perichondro-periosteal flap. Aesthet Surg J. 2013 Aug 1;33（6）:899–914.

9.6 为什么要施行软骨膜下剥离

这本书介绍的一个新方法是鼻尖软骨和鼻背软骨的软骨膜下剥离术，我从 2006 年开始使用该方法，这种剥离会加速鼻部的愈合。此外，使用这种方法对我来说还可以看到、保护并重建我们只在解剖学图册中看到的韧带。详细内容请查看：

Cakir B, Oreroğlu AR, Doğan T, Akan M. A complete subperichondral dissection tech-nique for rhinoplasty with management of the nasal ligaments. Aesthet Surg J. 2012 Jul;32（5）: 564–74.

9.6.1 软骨膜下剥离及愈合

一般来讲，我们对鼻中隔施行软骨膜下剥离术，这样可以减少炎症和纤维化，同样的原则也适用于鼻部手术。如果我们在剥离过程中损伤了肌肉和脂肪组织，我们所担心的就会变成现实。鼻部组织逐渐变薄，主要原因就是软组织损伤，最直观的表现是术后第 1 个月皮肤发亮。如果皮肤看上去发亮，就表明软组织存在损伤，该损伤可能会在较长一段时间内影响鼻部皮肤的状态。

> **要点**
>
> （1）进入到软骨膜下剥离是有一定困难的，但进入之后的剥离并不难。
>
> （2）如果已在鼻部做过软骨膜下剥离，那么在鼻部的其他剥离就会变得很简单。同样，一旦操作过软骨膜下剥离，再剥离鼻中隔就更容易了。
>
> （3）对于已经进行过 SMAS 平面下剥离的患者，其软骨膜下平面仍然是完好的。手术医生可以在先前的 SMAS 平面下进行软骨膜下的剥离，这样能避免出现纤维增生。

9.6.2 软骨膜下剥离和肌肉功能

面瘫患者的麻痹侧呼吸比较困难。鼻肌有助于维持内、外鼻阀的开放。死亡后，由于肌肉功能停止，会出现内、外鼻阀关闭（参见"功能性鼻整形手术"）。

面部表情肌内走行的神经是从下方进入肌肉的。因此，SMAS 下剥离平面紧邻神经。如果我们在剥离时造成神经损伤，肌肉的功能就会下降；另外，肌肉本身损伤是造成肌肉功能下降的另一个原因。如果在剥离中看到了脂肪，就表示已经进入到了肌肉的内部。除了剥离会造成肌肉损伤外，术中拉钩的牵拉也会损伤肌肉组织。

Seyhan Çenetoğlu 称由鼻整形造成肌肉功能损伤后的鼻子为"麻痹性鼻"，这是一个很好的描述。多次剥离会造成肌肉功能受损，对于那些接受过三四次手术的患者，要检查他们的鼻阀并注意查看他们的吸气阻力。你会发现，此类患者存在医源性的鼻部功能下降。结构性鼻整形术的目的就是通过使鼻固化来治疗这种副作用。如果在术中很好地保护了患者的鼻部肌肉，那就不需要额外地放置结构移植物固化鼻子来治疗这种副作用。如果保护了鼻部肌

肉，那么对结构移植物的需求就会减少。

如果在软骨膜下平面内将鼻软骨完全剥离，将完全不会接触到脂肪和肌肉组织，更不会造成损伤。"在软骨膜下平面做手术，会使鼻子意识不到本身正在施行手术。"

9.6.3 软骨膜下剥离的掩饰作用

在初次鼻整形手术中，如果你认为有必要将脱细胞真皮或筋膜贴在鼻背上，就应该再次考虑该如何进行剥离。鼻背软骨膜是一个厚 1 mm 的良好覆盖材料，有愈合功能，不需要在任何其他部位寻找掩饰材料，只要运用了正确的工具并小心进行剥离操作，就可以从软骨膜下剥离中获益。下图中，我们做了鼻背重建手术，可以看到鼻背组织上覆盖着软骨膜。

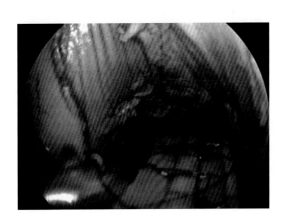

> **要点**
>
> 软骨周围有软骨膜覆盖。如果在 SMAS 下剥离，软骨和软骨膜将被一起切除。这样，留下的软骨就会与覆盖于其上的软组织直接接触，而没有软骨膜屏障存在，这在鼻背格外明显。

9.6.4 软骨下剥离对出血的影响

本书收集了许多患者的术前照片。作者一般在完成了鼻背降低操作后开始做鼻尖，做完鼻尖再检查患者的鼻背皮肤，发现很少会出现鼻背水肿和瘀斑的情况。术中要注意如何减少出血。如果进行软骨膜下剥离，只会在黏膜切口、Pitanguy 韧带剥离

处以及鼻骨静脉穿支处出血。术中我很少使用电凝止血。在我对剥离所致的出血给予足够的关注前，我经常会在一些患者的鼻部皮肤下看到血肿。当在做剥离操作时足够小心谨慎，并在鼻部放置引流管，就几乎不会发生血肿这样的并发症。下图中的患者从其鼻根部抽出 1 ml 的淤血。

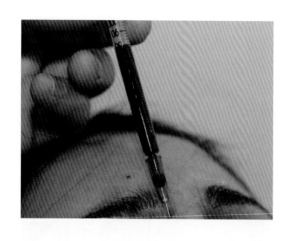

9.6.5 软骨膜下剥离对韧带的影响

Pitanguy 韧带和卷轴韧带实际上是 SMAS 增厚的部分。如果用缝线穿过这些韧带组织，有可能将其撕裂。而软骨膜和籽状软骨则是能够支撑缝线的坚韧组织。如果进行软骨膜下剥离，可以看到籽状软骨附着在卷轴韧带上。然而，在 SMAS 下剥离中，卷轴韧带和附着其上的籽状软骨则会在外侧脚头侧切除时被一并切除。在开放入路手术中，软骨膜是修复 Pitanguy 韧带的坚韧组织。在闭合入路手术中，Pitanguy 韧带并没有被切断，我会使用籽状软骨来修复卷轴韧带。

所以，软骨膜下剥离可以有效地保护韧带并对其进行重建。

9.7 上外侧软骨黏膜剥离

将上外侧软骨与鼻中隔分离后，再去剥离上外侧软骨的内层黏膜会非常困难。因为上外侧软骨很薄，又容易移动，单独剥离其上的黏膜时很容易将其损坏。因此，应该将上外侧软骨上的黏膜剥离后，

再将其与鼻中隔分离。使用手术刀从鼻中隔角处切开上外侧软骨黏膜侧的软骨膜。用镊子夹住软组织并拉伸开，然后使用 Daniel 剥离子打开一条软骨膜下隧道。再从鼻中隔角处剥离鼻中隔的软骨膜，这样就将内鼻阀上的黏膜剥离下来。

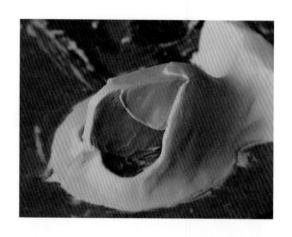

用剥离子从一侧的鼻背开始剥离鼻背软骨，这样可以分别切除软骨性鼻背和骨性鼻背。

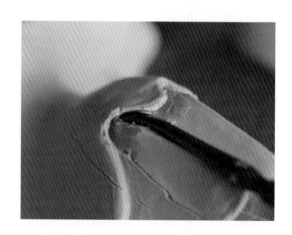

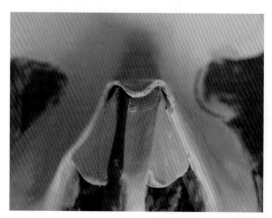

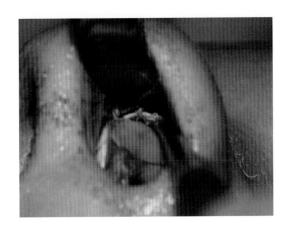

用镊子把黏膜展开，用手术刀切开上外侧软骨的内层软骨膜。

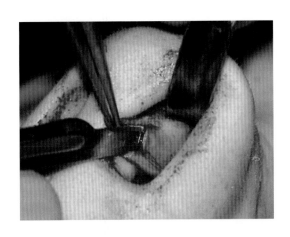

用镊子展开黏膜，用 Daniel 软骨膜剥离子剥离黏膜。

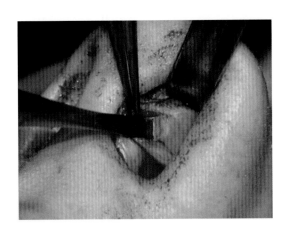

剥离对侧上外侧软骨黏膜。

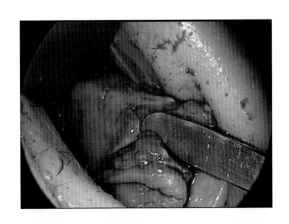

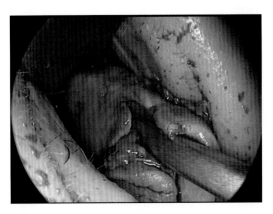

上外侧软骨黏膜剥离完毕后，对鼻中隔进行软骨膜下剥离，并将鼻中隔与上外侧软骨的剥离平面贯通。

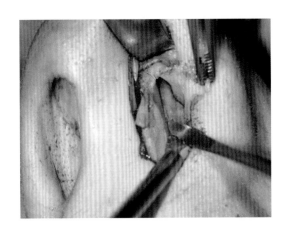

这样在不损伤黏膜的情况下对内鼻阀黏膜进行了游离。

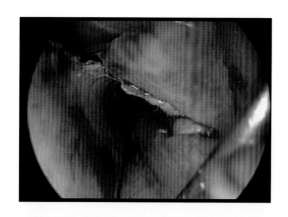

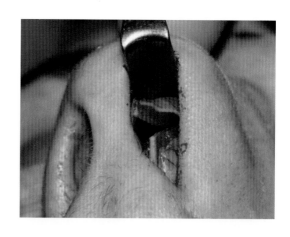

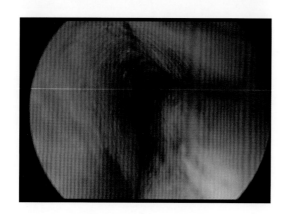

如果鼻部中线整体偏向一侧，应该做不对称切除，即从偏斜侧的上外侧软骨处切除较少，而从对侧的上外侧软骨上切除较多。下图中的患者其鼻轴向左侧偏移；因此，与左侧相比，右侧的软骨和骨切除得更多。

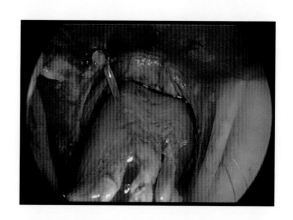

9.8 鼻背软骨切除术

分别切除上外侧软骨和鼻中隔，并维持在同一水平（高度）。由于我们已经在剥离的过程中将骨性驼峰与软骨性驼峰分离，因此，只要再进行轻微的剥离就很容易切除软骨性驼峰。

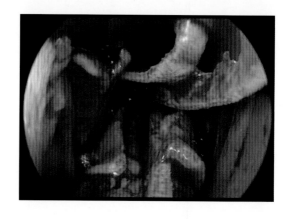

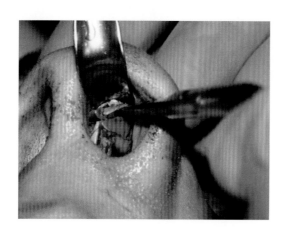

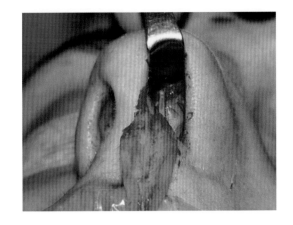

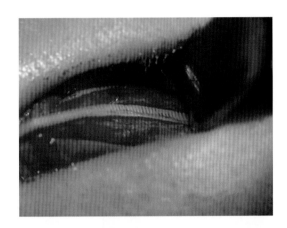

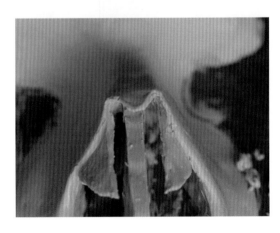

开移植技术无法做出明显的鼻背部美学线条。如果必须使用撑开移植物，我尝试将上外侧向内侧折叠并塑形成梭形。我通过在鼻中隔角附近拉紧缝线，而键石区缝线较松，从而将其塑形成梭形。

9.9　鼻背部骨切除术

当切除了软骨性鼻背后，就会显现出骨性鼻背纤细的边缘。

（1）用骨剪剪断鼻背骨的两侧。

（2）用 4 mm 的骨凿轻敲中线处，可以很容易地把骨头取出来。可以用骨剪进行额外 1～2 mm 的切除，用锉刀锉掉不规则的骨头。由于土耳其裔患者的骨头很厚，所以需要花大量时间进行锉削。

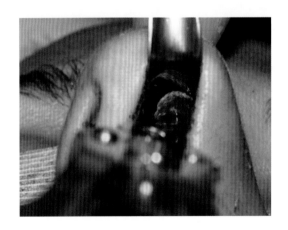

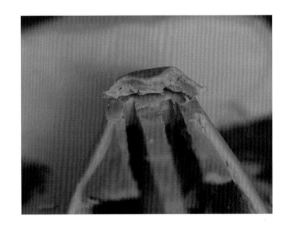

注意

对于有鼻偏斜的患者，偏斜侧的上外侧软骨处切除较少，而对侧的上外侧软骨切除较多。将鼻背软骨整块取出。如果打算使用翻转撑开移植技术，就不能去除上外侧软骨，可用手术刀将上外侧软骨从鼻中隔上游离，并将其向内折叠。如果鼻背软骨足够坚固，我倾向于使用 Libra（天秤形）移植技术。与 Libra 移植技术相比，用翻转撑

下图正在用骨剪剪断左侧鼻骨。

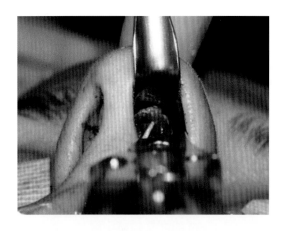

下图正在用骨剪剪断右侧鼻骨。

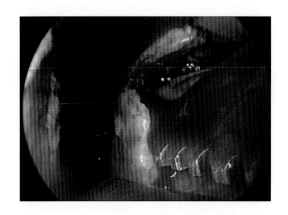

该患者没有使用 4 mm 骨凿就切除了骨性鼻背。

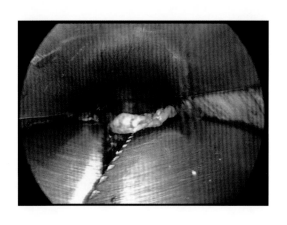

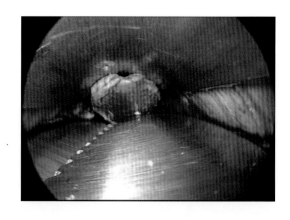

下图显示使用骨剪将鼻背骨的两侧剪断，并通过一个 4 mm 的骨凿将其切下来，使用前必须确保骨凿是锋利的。

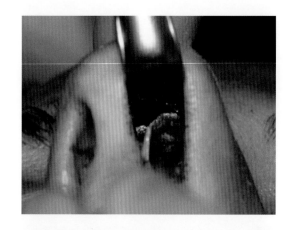

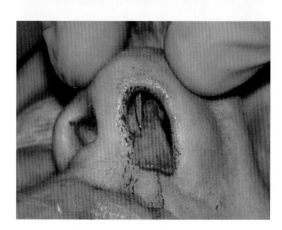

移除硬骨和软骨性鼻背后形成了清晰锐利的边缘。

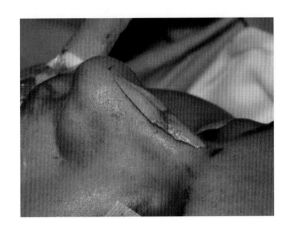

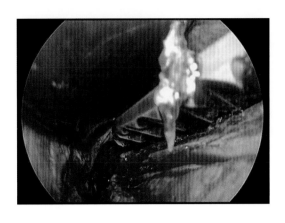

9.10 鼻根

如果要降低鼻根，可以使用 8 mm 的弧形骨凿。通过将骨凿在 1 cm 范围内来回移动磨锉鼻骨以降低鼻根，这是一个非常可控的手术操作。该弧形的骨凿向前移动时会发出摩擦声，而向后移动时则不会。前进时应将骨凿压在鼻骨上。使用枪状镊取出堆积的骨粒。为了构建一个以鼻根为起点的翘鼻，应该在该区域形成一个中空的凹陷。弧形的鼻根骨凿无法很好地构建出这个中空凹陷的鼻根；此外，鼻根骨凿还会破坏骨膜，导致术后眉间肿胀。保护鼻根处的骨膜是非常重要的。若骨膜受到损伤，就会出血，从而导致眉间水肿。眉间和鼻根处的组织损伤可引起长期水肿。

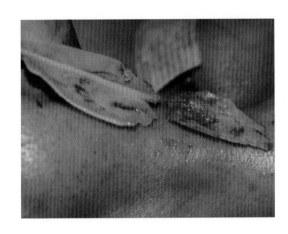

下图中，鼻轴向左偏斜；因此与左侧相比，右侧上外侧软骨和鼻骨切除较多。

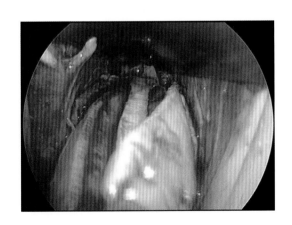

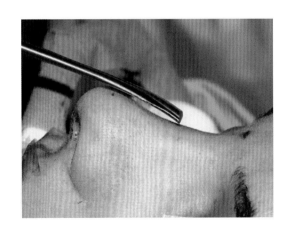

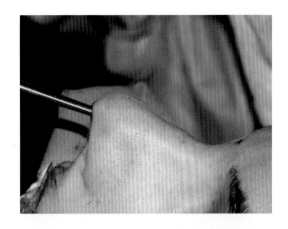

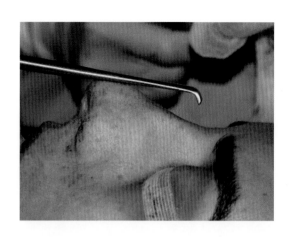

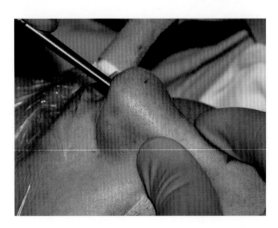

10 鼻中隔

10.1 剥离

鼻中隔的尾侧部坚韧，用刀片的钝边切开软骨膜，可以很容易地从该处进入软骨膜下。

进行如下图所示的骨切除是合理的，方法就是将骨凿向前推动 5~6 次。

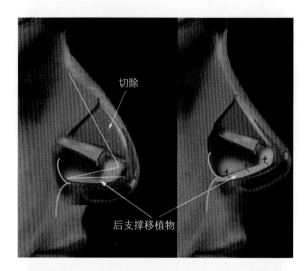

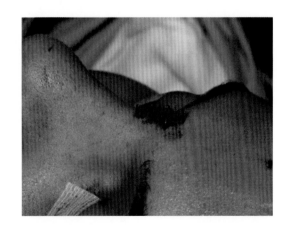

在鼻根部位可以用 90° 的截骨骨凿，通过将其向前、向后移动来削薄鼻骨。这时会产生骨沫，而不是骨粒。该方法虽然过程缓慢，但更加可控。

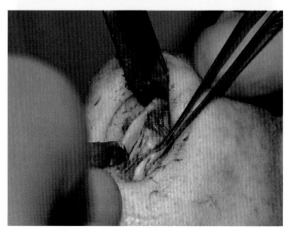

如果构建了后支撑移植物，头侧鼻中隔非常厚，从该处很容易进入软骨膜下平面。

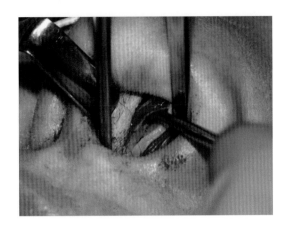

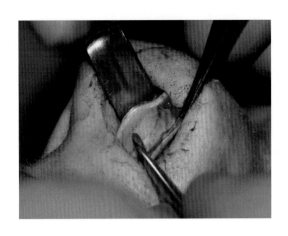

用薄的 Cottle 剥离子剥离软骨膜。

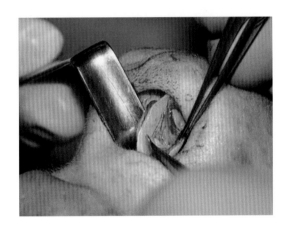

Daniel-Cottle 剥离子的研发灵感来自于牙医的工具。通过将其参差不齐的尖端接触软骨，可以确认该处是否存在软骨膜。

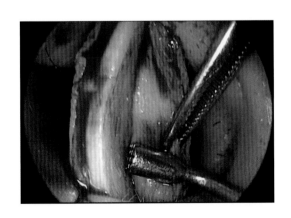

要点

（1）不要施行 L 形支架鼻中隔成形术，因为鼻中隔的多余部分通常是基底部。

（2）经常有一些鼻修复患者会首选开放入路手术，经 L- 鼻中隔成形术将鼻中隔后部软骨切除，进行过度的鼻尖部手术，但没有使用撑开移植物。认为这些患者过多的软骨已经被去掉的观点是没有错的，我不知道是否会有人将 L- 鼻中隔成形术当成像外侧脚头侧切除一样，作为一个常规的手术步骤向别人介绍，但我认为这些患者接受了错误的治疗。L- 鼻中隔成形术对于矫正鼻中隔偏曲或鼻轴偏斜并不是一种有效的方法，这些患者的鼻轴偏斜通常也不会得到纠正。如果要矫正鼻轴偏斜，就必须取肋软骨。鼻中隔部位是储存多余软骨的理想场所，应该在手术记录中记录多余软骨的尺寸。获取软骨移植物更加合理的方法是：需要多少就采集多少。鼻中隔基底部的多余软骨通常能满足 90% 患者的移植要求。

（3）残留的鼻中隔软骨大小对于二次鼻整形手术是非常重要的。借助鼻窥器和光源，用棉签触碰鼻中隔区，可以很容易地确定能获取的软骨量。

如果不切除鼻中隔基底部的多余软骨，任何操作（包括 L- 鼻中隔成形术）都不能纠正鼻轴的偏斜。

不要完全剥离鼻中隔，只剥离需要切除区域的两侧软骨膜即可。如果需要对软骨做划痕处理，仅对相应的部位进行剥离即可。

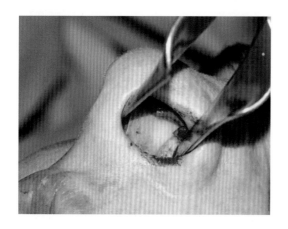

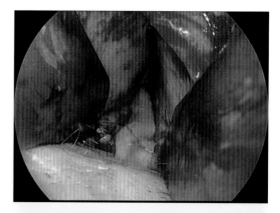

暴露鼻中隔的多余部分，用刀片和4 mm骨凿对其进行切割，用Cottle剥离子和软骨膜剥离子将切下的软骨取出，注意在手术操作过程中不要损伤软骨。

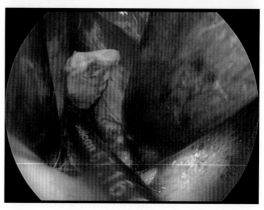

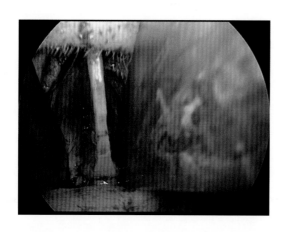

将弯曲或多余的软骨切除后，再剥离上颌骨鼻嵴的骨膜。注意不要在切除软骨前将其完全剥离，因为这样可能会损伤该黏膜。

要点

手术过程中随时都有可能出现黏膜撕裂的情况。若损伤超过2 cm，很难自然愈合。可以用一个显微外科持针器和一个细长的有齿镊，用带6/0 Monocryl缝线的小针来修复裂口。在鼻腔内使用大针缝合会很困难。

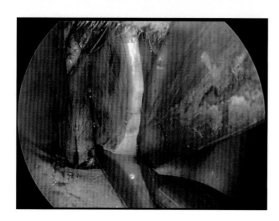

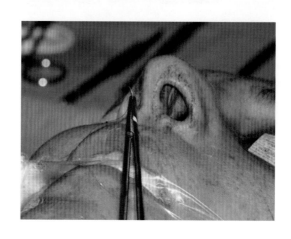

切开上颌骨前鼻棘骨膜。

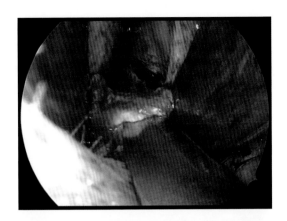

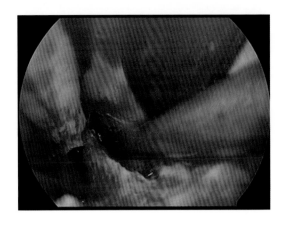

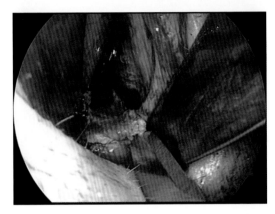

矫正上颌骨鼻嵴偏斜。不要试图将其归拢至中线上。该骨坚硬，如果出现活动，就必须将其切除。可以用一个 4 mm 的骨凿修薄两边的多余部分，或者用骨剪将其剪断。

用 Cottle 剥离子剥离软组织。随着剥离范围的扩大，踏板高度也会降低。

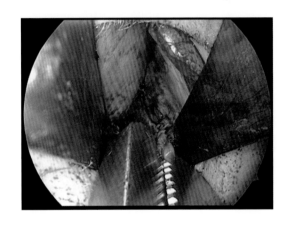

在鼻中隔基底部和上颌骨前鼻棘之间留出 2 mm 的腔隙，留在黏膜上的骨膜和软骨膜将充填该腔隙。

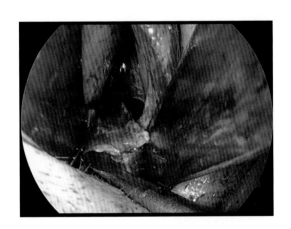

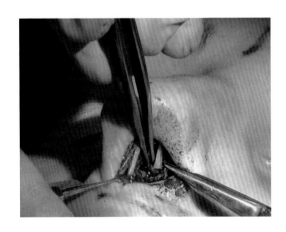

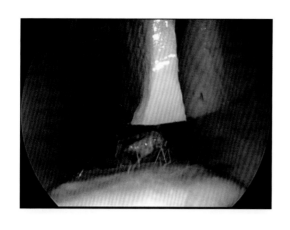

矫正筛骨的偏斜。

注意

在该区域向上剥离过多是危险的。如果剥离时在筛骨上用力过大，筛骨会从颅底断裂，从而引起脑脊液漏。应该切除掉与中鼻甲相接触并引起呼吸困难的筛骨节段，但筛骨上段的偏斜无需矫正。应该用骨剪将筛骨和犁骨的偏斜部位切成小碎片，不要使用骨凿进行该操作。因为如果直接将骨切成很大一块，很容易造成黏膜的撕裂。这些骨头一般都有锋利的边缘，取出时也容易撕裂黏膜。注意观察下图中切下的犁骨的尖锐边缘。

性剥离器来移除鼻基底部多余的软骨，所以上颌骨前鼻棘上存有足够的软组织可用于该缝合固定。之所以选在此时进行缝合固定，是因为若鼻中隔在手术后期出现松动，再将其固定到基底部就会变得更加困难。将鼻中隔固定至基底部最好经贯穿切口完成。如果 PDS 缝线的线结打在鼻中隔和前鼻棘之间的 2 mm 腔隙里，不会引起任何缝合反应。如果该腔隙大于 2 mm，可以通过打更多的结来填充该腔隙。

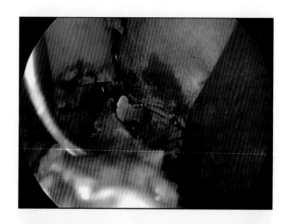

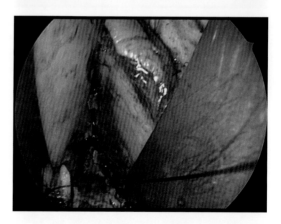

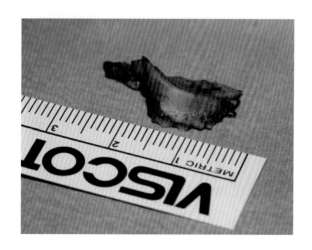

完成以上操作后，使用 5/0 PDS 缝线将鼻中隔固定到上颌骨鼻嵴中线上。因为我们是使用钝

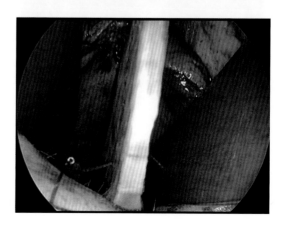

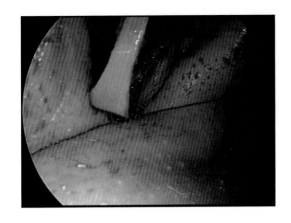

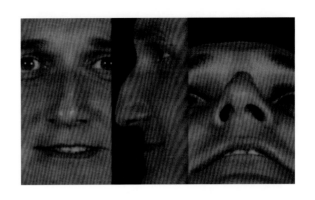

鼻中隔手术完成后需要检查患者的鼻道，如果没有问题，就可以插入硅胶夹板。在完成鼻中隔成形术后，也应该检查鼻道，因为它仍然有堵塞的可能；另外，骨片或软骨片可能会撕裂黏膜并暴露在鼻道中。这种内有骨刺的伤口不易上皮化，还会导致患者的鼻部出血、结痂和嗅觉异常。

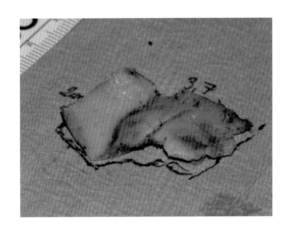

要点

对于曾经进行过鼻甲干预治疗的患者，在开始手术时其鼻内就已经放置了硅胶夹板。可以在不去除夹板的情况下进行鼻中隔成形术。但如果夹板妨碍手术操作，可以拿掉，然后在完成鼻中隔成形术后，再将该硅胶夹板重新插入。若是在手术结束时再插入硅胶夹板，鼻中隔软骨膜下积聚的血液可能会被挤压到鼻背处，从而造成移植物的移位。

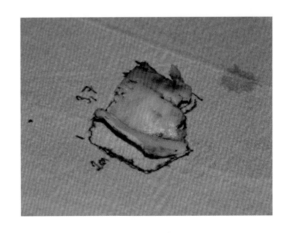

10.2 去除鼻中隔

我们很少进行鼻中隔的体外重建。但如果患者的鼻中隔破损严重，在鼻内对其进行修复是不合理的。可以切开鼻中隔基底部和鼻背部，将鼻中隔取出并进行重建，这种方法更加合理。将鼻中隔切除，再放置移植物来对鼻中隔畸形进行矫正，这样的手术方式难度更大。在体外画出鼻中隔的轮廓形状可以作为我们的手术指南。体外鼻中隔偏曲矫正时可以应用撑开移植物、筛骨钻孔和水平褥式缝合。但我认为这种方法太过激进，每 1000 名患者中使用不应超过 2 ~ 3 次。

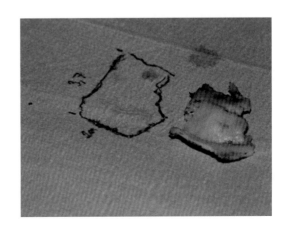

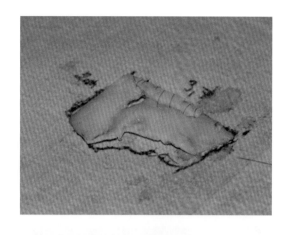

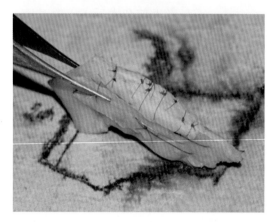

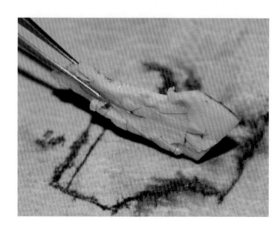

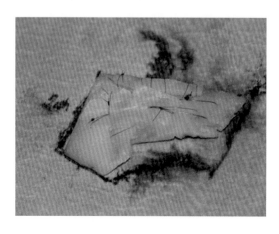

10.3 "露龈笑"

微笑时嘴唇会上移，但该动作受到鼻子的限制。我在踏板前置的患者经常看到"露龈笑"畸形。从前鼻棘处开始在骨膜下向牙齿方向剥离，使踏板重新归位到口轮匝肌上方，就可以阻碍上唇的运动。由于踏板位置的重置，在微笑时上唇没有被拉升，这样就减少或完全纠正了"露龈笑"畸形。

10.4 当出现极端的"露龈笑"时

在上颌骨前鼻棘的下方剥离较宽一些，并用移植物填补该空间。如果没有足够的材料对其进行填充，可以使用后面手术操作过程中产生的骨屑。外侧骨切除术产生的骨屑对于该区域来说就是一个很好的填充物。

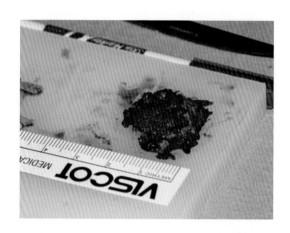

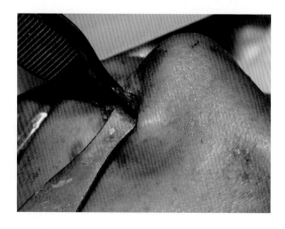

下图中，可以看到在使用90°角的骨凿进行骨切除术过程中产生的骨沫。这种材料可以用来填充唇鼻连接处。

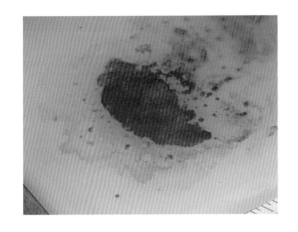

下图是一位患者术前和术后 1 年的对比照片,她的"露龈笑"畸形已经得到了矫正。

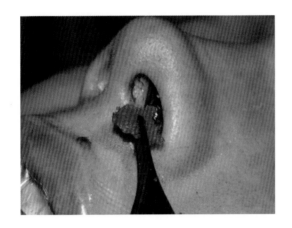

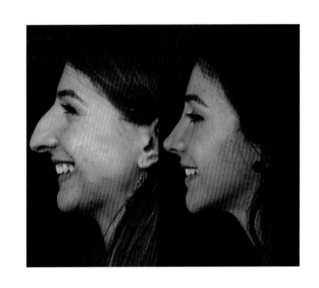

替代方法是可以设计并制作出一个基底处更厚的鼻小柱支撑移植物。

用 3~4 块软骨做成一个大小约 10 mm × 1 mm 的支撑移植物放置在鼻小柱的基底部上。

11 踏板

鼻中隔软骨位于双侧踏板之间,而大多数患者的踏板多边形较宽,所以需要缩窄踏板多边形。

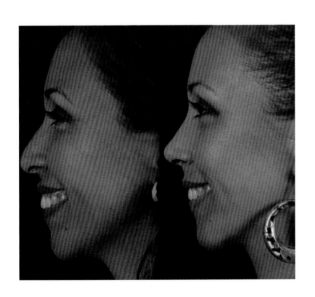

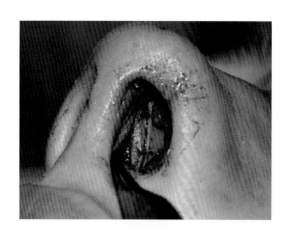

11.1 缩窄踏板多边形

（1）在鼻子的外部对踏板进行标记。保持对称性非常重要。

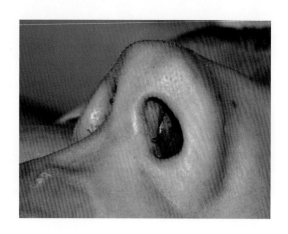

（2）用一根 5/0 Prolene（普理灵）线经贯穿切口穿过黏膜下，从踏板的标记点处穿出。

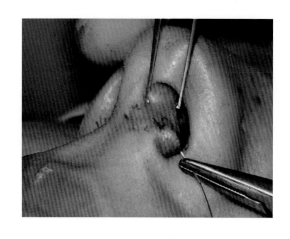

（3）将缝针从针孔穿回，贯穿出对侧踏板标记点。

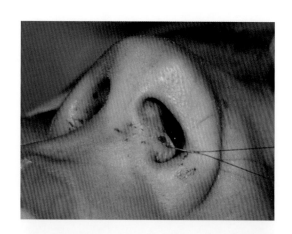

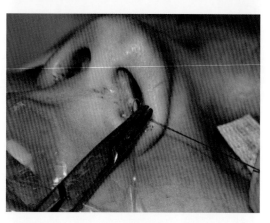

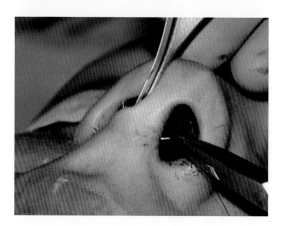

（4）将缝针从针孔穿回，穿过黏膜下，再从贯穿切口处穿出。

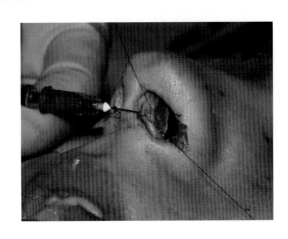

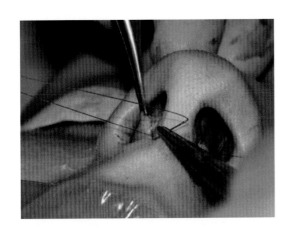

要点

如果鼻中隔没有进入到踏板之间，踏板缝合会导致踏板位置下移，使鼻唇角处下降3～4 mm。即使原来没有计划缩短鼻中隔尾侧端，术者在此时也不得不这么做。如果鼻中隔尾侧切除后仍无法达到想要的手术效果，还应该进行上颌骨前鼻棘的切除。

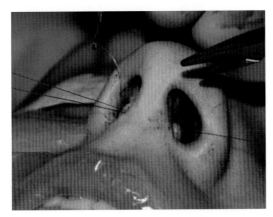

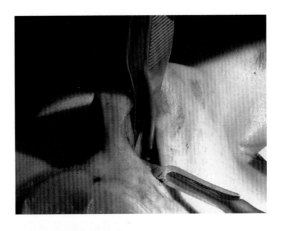

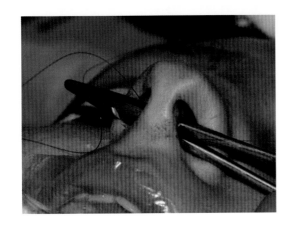

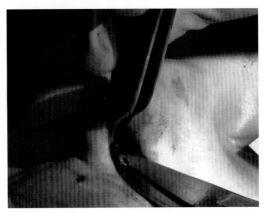

（5）在后支撑移植物的尾侧打结会缩窄踏板多边形。

在进行上颌骨前鼻棘切除时可以使用4 mm的骨凿。

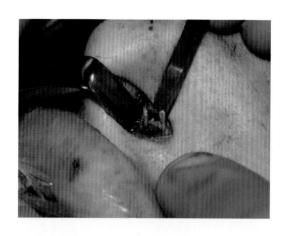

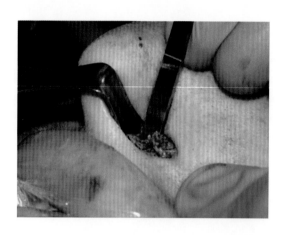

然而，有些患者可能会追求这种手术效果。如下图患者，缝合踏板会使鼻唇角变钝，其鼻孔形状也会更好看。

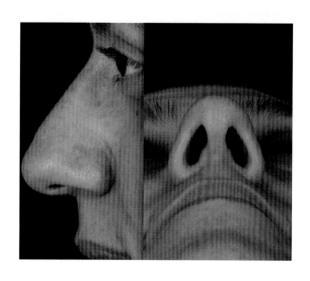

12 鼻尖手术

现在我们将进入最令人兴奋的主题，即鼻尖手术。鼻尖手术的关键是获得一个恰当的外侧脚长度。

> **要点**
>
> 进行闭合入路手术时，通过经软骨切口只能做外侧脚的头侧切除。这样的处理不够充分，可能还需要去调整外侧脚的长度。因此，我认为，没有暴露穹隆的鼻整形手术是错误的。

（1）坐在椅子上，将椅子降低到你能精确观察患者侧面轮廓的水平。

（2）根据在画有阴影的照片上设计的理想鼻尖位置，确定新的鼻尖位置。

（3）在面颊上画出3条线共同指向新的鼻尖位置。应在进行手术之前做这些工作，因为在剥离和切除后，鼻子的形状将发生改变。如果在手术时设定了一个鼻尖参考点，那么在手术时会更加容易判断。

> **要点**
>
> （1）你可能具备优秀的外科手术天赋，但也需要拥有一双为了做好美容整形手术而训练有素的眼睛。你应该对美丽鼻子的外形了然于心，并能在整个手术过程中做出正确的决定。
>
> （2）我们在鼻背和鼻中隔手术完成后开始进行鼻尖手术。在完成鼻尖手术之后再进行鼻背重建。如果在进行鼻尖手术之前进行鼻背重建，那么就无法协调好鼻尖与鼻背的位置。此外，要注意早期鼻基底部的操作可能会导致鼻子肿胀，影响对鼻尖的精细调整。

12.1 切口

如果没有外侧脚尾侧过多，我们将沿软骨的下缘切开（软骨边缘切口）。如果尾侧端过多，我们就设计一个自体鼻翼缘皮瓣（软骨边缘切口）。

12.1.1 软骨边缘切口

（1）放置双爪拉钩，用手指将鼻孔末端外翻。这样可以看到外侧脚边缘，沿外侧脚边缘做一个长1.5 cm、深1 mm 的切口。当靠近穹窿时，软骨边缘很难显现，不要随意在这里做切口。

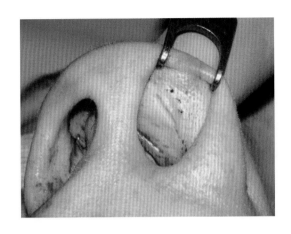

（2）用手指转动鼻小柱，沿内侧脚边缘将鼻小柱切开。

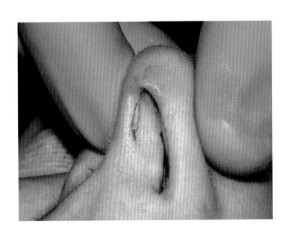

（3）双爪拉钩拉住鼻孔顶端并将穹窿外翻，这时再将两个切口连接，这样就减少了犯错误的机会。

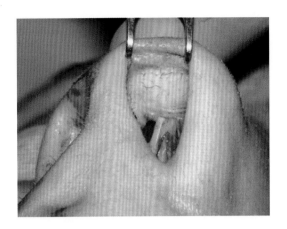

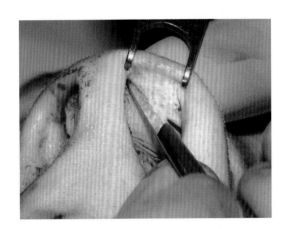

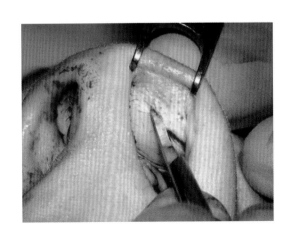

（4）近穹窿处做一个长 3 mm 的垂直于软骨边缘切口的标记切口，通过这种方法可以降低缝合时切口错位的可能。如果切口缝合错位，鼻孔就会不对称。

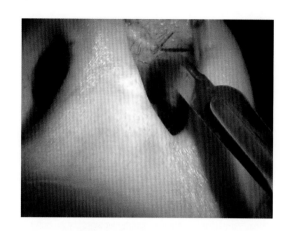

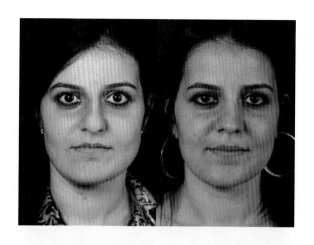

12.2 自体鼻翼缘皮瓣

Steven Denenberg 在他的网站上展示了他对球形鼻尖患者做的外侧脚尾侧切除手术。该技术很有效，我也在使用。

12.2.1 我的经验

（1）大多数患者外侧脚尾部过多。

（2）对于皮肤较薄的患者，直接切除会引起鼻翼的退缩。

（3）我将外侧脚尾部多余的软骨切开，将它留在黏膜上。术后有一些患者出现了不对称的情况。

（4）后来我将切下的软骨留在皮肤上。从 2012 年起我一直在使用这种方法，结果令我满意。

（5）我希望自体鼻翼缘皮瓣向内旋转并支撑琢面多边形。保留的软骨宽度不应该超过 3 mm，因为大软骨块会影响皮瓣朝向内旋转。

下面的病例是一例采用外侧脚尾侧切除术的患者。从她术后 1 年的照片可以看到，鼻尖得到了很好的缩窄，但琢面多边形并不清晰。在皮肤较薄的患者中，尾端切除容易引起鼻翼退缩。

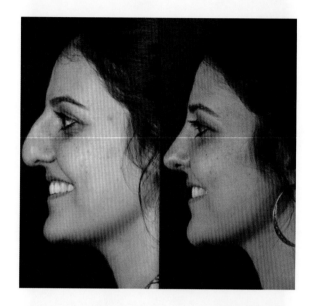

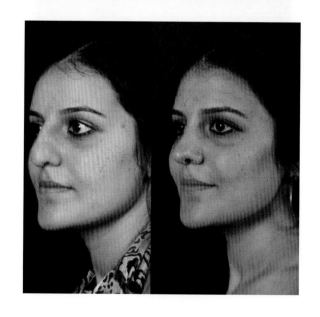

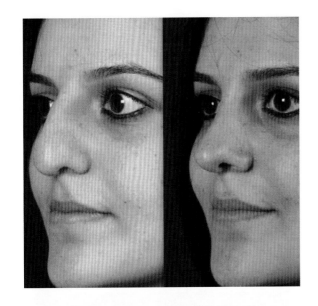

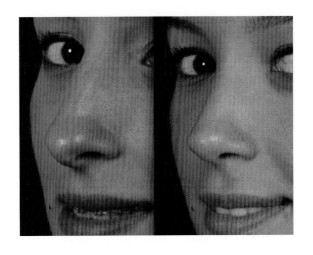

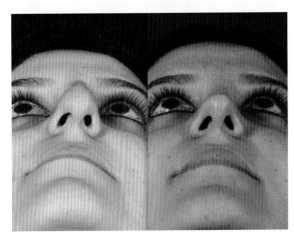

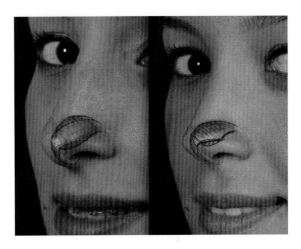

如果外侧脚多边形朝下，陷入琢面多边形内，并已导致琢面多边形的缩窄，那么就有使用自体鼻翼缘皮瓣的适应证。Ali Murat Akkuş 提出了对自体鼻翼缘皮瓣适应证进行分类的想法。我们将随后收治的 30 例患者根据鼻孔缘与外侧脚之间的距离进行了分类：

12.2.2 何时使用自体鼻翼缘皮瓣

如果外侧脚多边形挤压了琢面多边形的范围，就应该做自体鼻翼缘皮瓣。在我的患者中，80% 有这个指征。让我们看看一个皮肤很薄患者的照片：在斜面观，可以清楚地看到弯向琢面多边形的外侧脚尾侧缘。我们做一个将部分软骨留在皮肤上的切口。可以看看患者术前和术后 10 个月的对比照片，注意琢面多边形的变化。

1% 的患者外侧脚宽度正常，20% 的患者头侧端过宽，20% 的患者尾侧端过宽，59% 的患者头侧端和尾侧端均过宽。

前两种情况均不适合使用自体鼻翼缘皮瓣。第三种情况为外侧脚头侧端切除的禁忌证。如果试图用头侧端切除纠正尾侧宽度过大，就会导致上外侧软骨和外侧脚之间产生缺口。如果皮肤薄，外侧脚将向头侧回缩，直到它接触到上外侧软骨为止，这样会改变鼻翼的位置，导致鼻孔不对称或鼻孔凹痕。采用自体鼻翼缘皮瓣和 1～2 mm 宽的尾侧端切除对这些患者更为适合。最后一种情况占到我收治患者的大多数。这类患者的外侧脚形状通常是凸的。通过联合采用自体鼻翼缘皮瓣、0～1 mm 宽的尾侧切除和 2～3 mm 宽的头侧切除，能有效地治疗该类患者。在这类患者中，如果只做头侧修剪，也会产生问题。

从左到右：正常，只有头侧宽度过大，只有尾侧宽度过大，头侧＋尾侧宽度均过大。

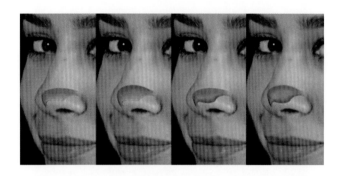

为了弄清楚该手术的适应证，我们对一位薄皮肤患者进行了研究。术中，可以清楚地看到外侧脚过多的尾侧缘变成了琢面多边形的一部分。

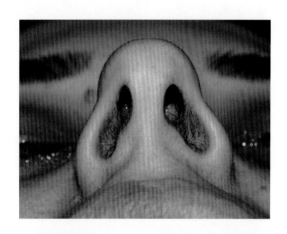

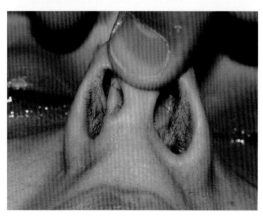

将切口设在软骨内以使部分软骨在皮瓣内。

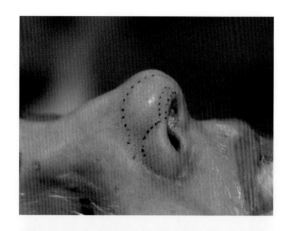

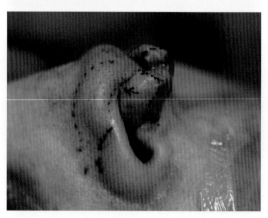

新的外侧脚尾侧缘形成了一个明显的高光面。该自体鼻翼缘皮瓣变成了皮肤和新的琢面多边形的一部分。

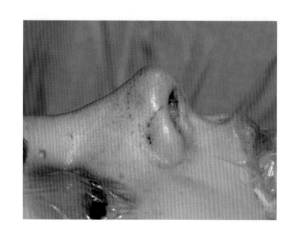

下面是我自己的一个病例，患者尾侧和头侧宽度均过大。在我开始使用自体鼻翼缘皮瓣技术之前，我只做了头侧切除。结果，患者的鼻孔出现了回缩。

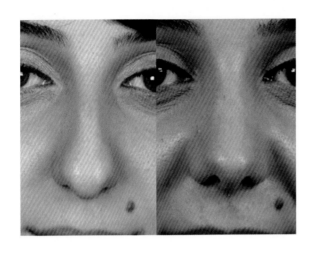

下面是我的另一位患者，她的外侧脚尾侧端过宽，同样只做不恰当的头侧端切除，结果患者的琢面多边形没有改观。注意鼻尖的高光点非常接近鼻孔边缘。

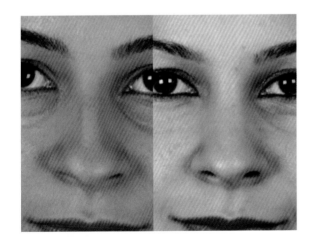

12.2.3　自体鼻翼缘皮瓣是否难以操作

唯一困难的部分是寻找一个正确的位置进行切开。我不建议在你的前 100 个鼻整形患者身上使用该技术。对于新手，先尝试切 1 mm 宽的自体鼻翼缘皮瓣。随着时间的推移，可以增加自体鼻翼缘皮瓣的尺寸大小。

12.2.4　自体鼻翼缘皮瓣的基本原理

在手术中，我们所有人都会先切除外侧脚头侧端的弯曲部分，再切除外侧脚尾侧端的弯曲部分。但通过弯曲的尾侧软骨来确定外侧脚多边形的下缘是很困难的。从侧面看，因为弯曲的软骨无法产生很好的光反射，所以将该软骨留在皮肤上是比较合理的。在形成自体鼻翼缘皮瓣时，保留 3 mm 宽的尾侧软骨块，让皮瓣向内倒转。由于自体鼻翼缘皮瓣内的软骨附着于皮肤，所以比一般的鼻翼缘移植物更结实。由于外侧脚宽度的缩短，使剩余的外侧脚变得松弛，从而降低了球形鼻尖的高度。施行头侧切除术后，球形鼻尖的高度会降低更多。这样也能更有效地利用平坦化的外侧脚中段。

> **要点**
>
> 由于凸面形外侧脚的头侧和尾侧弯曲弧度小，使其弹性阻力更大。自体鼻翼缘皮瓣技术减小了这种阻力，从而使缝合技术对外侧脚起到的作用更大。

下面的病例已经做了一个 3 mm 宽的自体鼻翼缘皮瓣，将外侧脚剥离后，发现尾部仍有冗余。请注意在尾侧边缘形成的弧形软骨块。

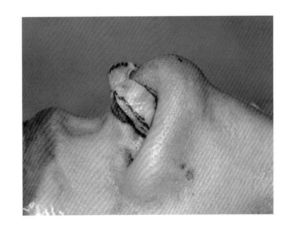

在尾侧缘再切除 2 mm 宽的软骨，从而使得外侧脚宽度缩减 5 mm。

穿窿在向上移动 5 mm，然后重置。

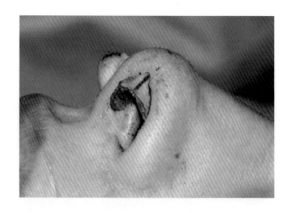

下面是鼻尖手术完成后的情况。

> **要点**
>
> 在采用自体鼻翼缘皮瓣技术的患者中，额外的尾侧切除使自体鼻翼缘皮瓣更容易倾斜入琢面多边形。额外的尾侧切除并非总是必要的，但一些患者确实需要这样的额外尾侧切除。对于鼻部皮肤较薄的患者，也可以切开宽 1 mm 的外侧脚尾侧缘，并将其留在黏膜上以防止鼻孔回缩。

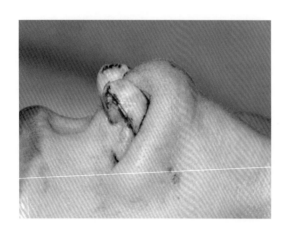

通过做 2 mm 宽的头侧切除也可以使外侧脚中部区域变得平坦，这样，即使不进行任何缝合，外侧脚的凸度也很容易降低。

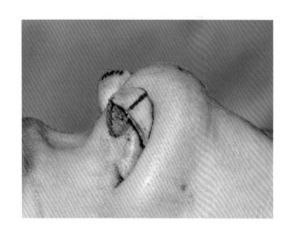

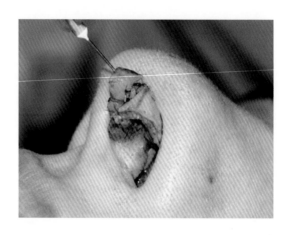

通过头侧反复切除来矫正球形软骨只会带来麻烦。这样会在上外侧软骨和外侧脚之间形成缺口，残余的外侧脚头侧端会随着时间向头侧迁移，最终引起鼻翼退缩。头侧和尾侧的等量切除可以防止这种迁移，从而防止出现鼻翼畸形。上外侧软骨和外侧脚之间也不会出现缺口，这样就为卷轴区的重建创造了条件。

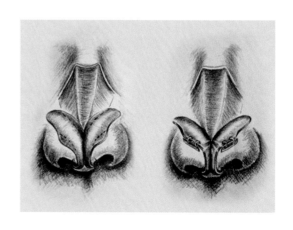

注意观察自体鼻翼缘皮瓣是如何支撑开琢面多边形的。

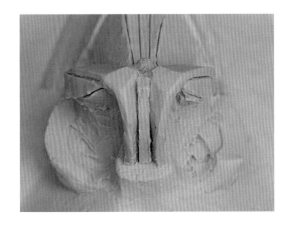

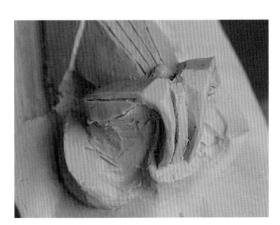

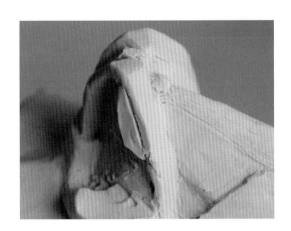

12.2.5　如何实施自体鼻翼缘皮瓣技术

使用双爪拉钩让鼻翼外翻，标记外侧脚的尾侧缘以及软骨内距尾侧缘 3 mm 的曲线。沿标记线切

开，除了保留尾侧缘软骨外，其他操作和以前一样，将尾侧缘软骨块作为鼻翼缘移植物一样使用。手术结束时，可能有 5% 的患者出现下小叶多边形肥大，这是由于外侧脚窃取后，会使通常位于外侧的自体鼻翼缘皮瓣尖端移动到下小叶多边形内。出现这种现象时，可以缩短自体鼻翼缘皮瓣的内侧部分 2～3 mm。软骨原位调整要比使用大量移植物更简单、更可控。

患者的外侧脚靠近鼻孔边缘，琢面多边形的宽度不超过 2 mm。我们采用自体鼻翼缘皮瓣技术以一种可控的方式来拉长琢面多边形。

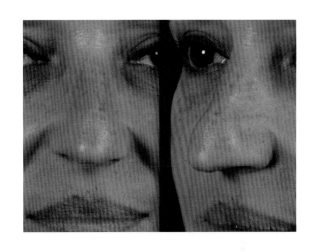

我们计划采用 3 mm 自体鼻翼缘皮瓣、2 mm 宽的外侧脚尾侧切除以及 4 mm 宽的外侧脚头侧切除。

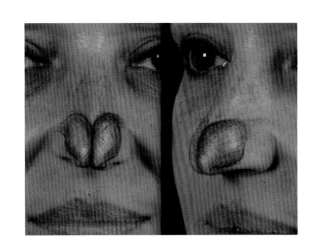

狭窄的琢面多边形。

自体鼻翼缘皮瓣是用外侧脚弯曲的尾侧端制作而成的。

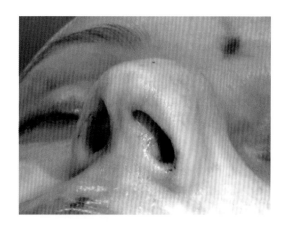

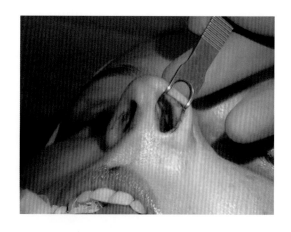

标记期望增加的琢面多边形的宽度。

标记外侧脚尾侧缘。

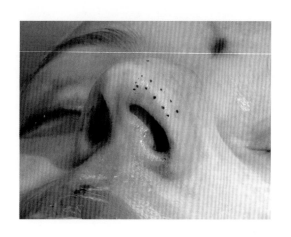

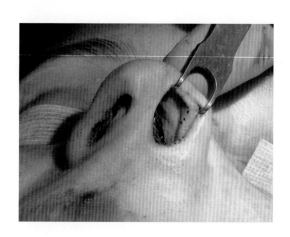

我们将让这部分向内翻转。

切口标志线在距外侧脚尾侧缘 3 mm 的头侧方向。这个切口将是琢面多边形的新边界。

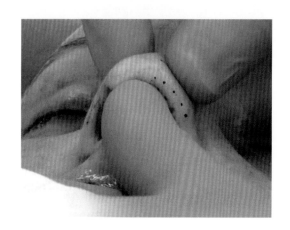

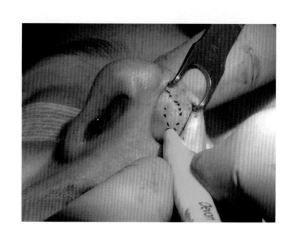

做一个 2 mm 深的切口。

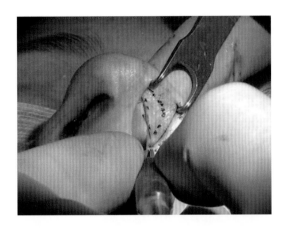

将这两个切口连接起来。

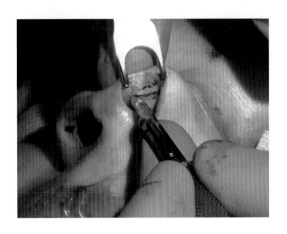

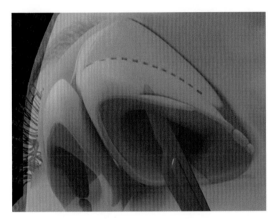

放置拉钩。

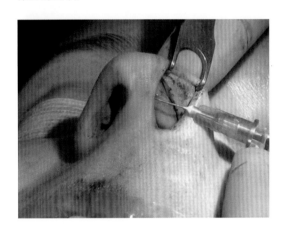

沿内侧脚的边缘切开。

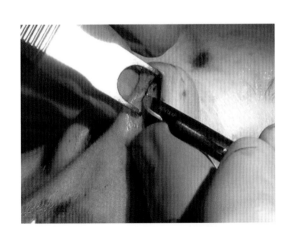

请护士用镊子轻轻地将黏膜向外翻转。

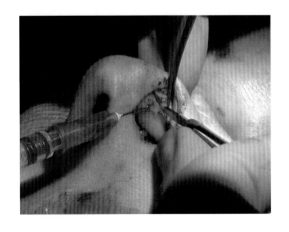

使用刀片的钝缘切割软骨表面。

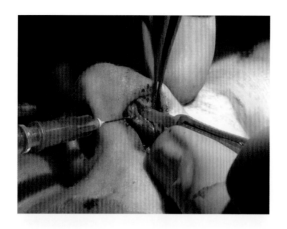

用手术剪进入软骨膜下平面。

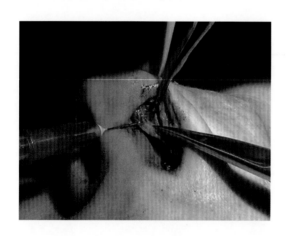

在软骨膜下平面剥离外侧脚。

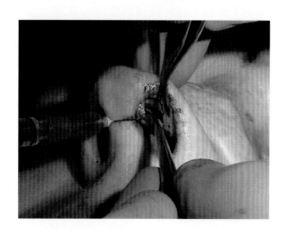

剥离一直延伸到踏板上方，此时 SMAS 深层和浅层平面被分离开。

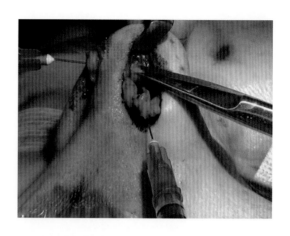

在保留 Pitanguy 韧带的前提下，在穹窿部贯通两侧剥离平面。

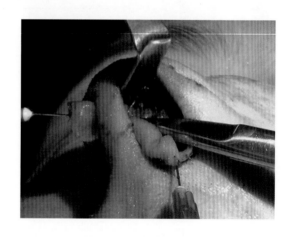

可以看到皮肤上留下的自体鼻翼缘皮瓣。

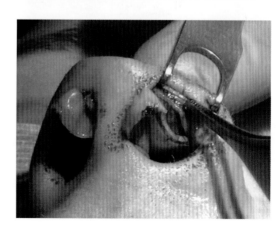

修剪外侧脚的尾侧缘。

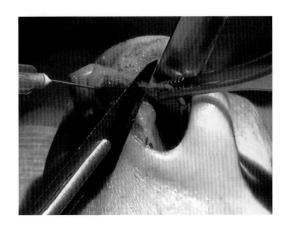

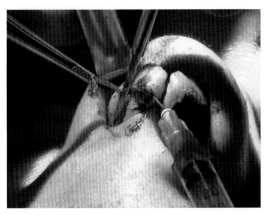

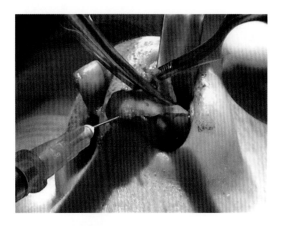

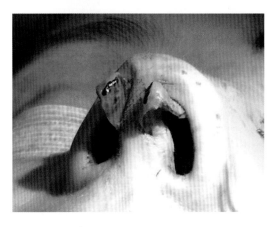

计划新的穹窿顶点。

要点

　　外侧脚的尾侧切除不要超过 2 mm。一般 1 mm 即可。使用自体鼻翼缘皮瓣并额外切除尾侧 1～2 mm，就可以很容易地将外侧脚宽度缩小 4～5 mm，因此头侧切除的必要性将减小。

行 3 mm 宽的头侧切除。

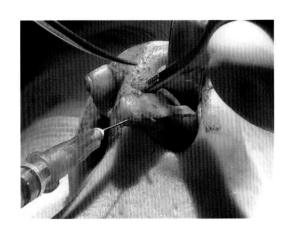

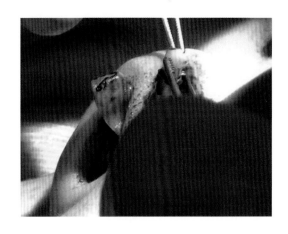

实施穹窿头侧缝合。

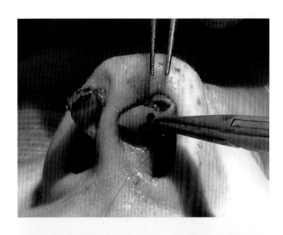

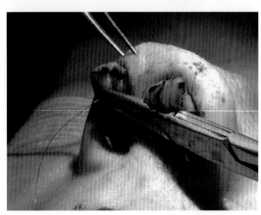

用"8"字缝合连接两侧穹窿。

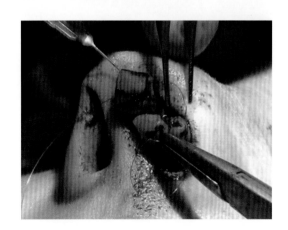

放置鼻小柱支撑移植物。

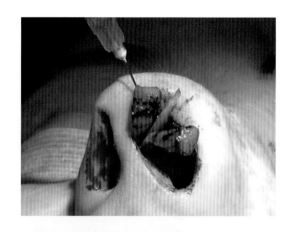

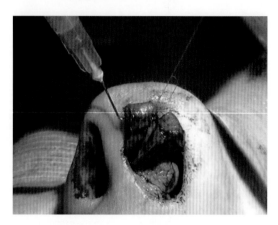

进行 C' 点缝合（译者注：C' 点是下小叶多边形和鼻小柱多边形的结合点，缝合方法详见第185 页）。

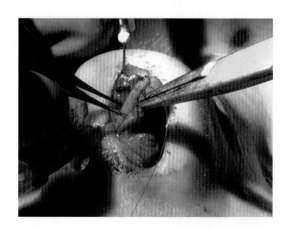

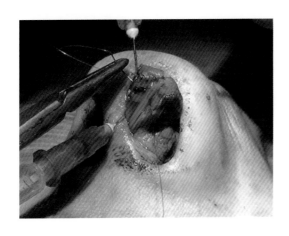

缝线先从一侧的内侧脚尾侧缘穿出，再从尾侧缘折回并从对侧内侧脚的尾侧缘穿出。

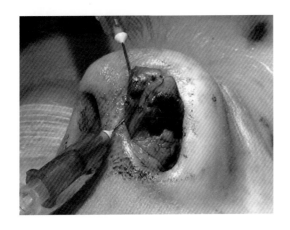

闭合切口时，只缝合黏膜，缝线不穿过软骨。

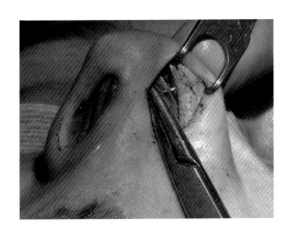

要点

如果缝线穿过软骨，自体鼻翼缘皮瓣就不能旋转到琢面多边形里面。

看看琢面多边形是如何扩展的。现在自体鼻翼缘皮瓣旋转到位于两道标记线之间的琢面多边形里面。

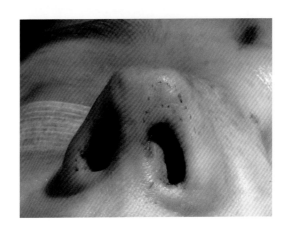

对比术前照片，可以清楚地看到琢面多边形的变化。

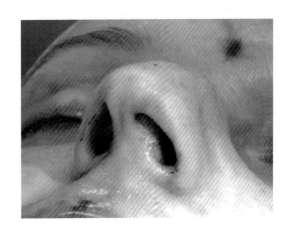

患者术前照片中，琢面多边形几乎无法分辨，而手术后 1 年的照片中可以看到清晰、满意的琢面多边形。

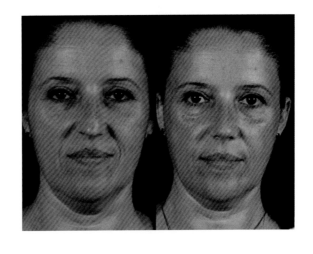

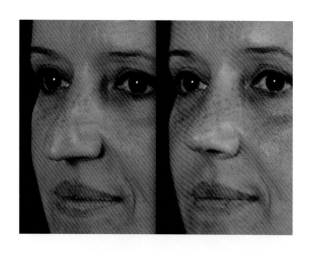

外侧脚的凸度明显降低。

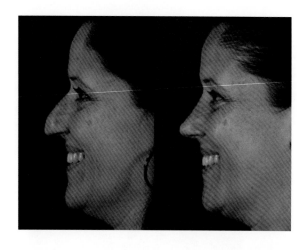

随着琢面多边形面积的增加，鼻翼的支撑也得到了加强。

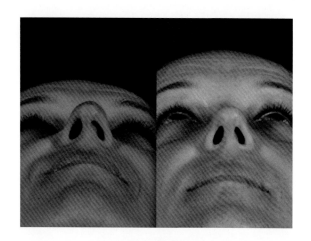

要点

如果在手术结束时发现琢面多边形上过度臃肿，可以适量切除自体鼻翼缘皮瓣头侧。

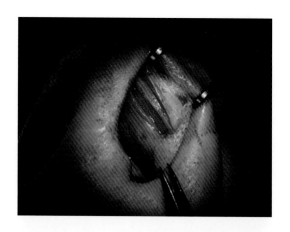

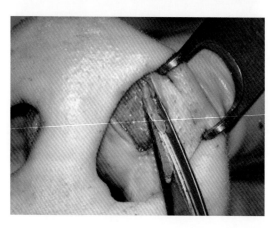

让我们来看一些病例。注意下图中琢面多边形的变化。在基底面观，两侧穹窿部过多的部分被用做自体鼻翼缘皮瓣。要知道在基底面观中通常需要多少结构性移植物来形成该三角形形状。穹窿部过度臃肿的区域现在已作为自体鼻翼缘皮瓣充当了琢面多边形的一部分。

病例

在下图的患者中，可以看到降低鼻尖突出度和在鼻孔上使用自体鼻翼缘皮瓣技术所能达到的效果。

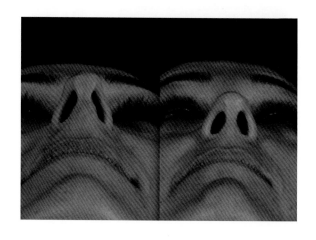

病例

在正面观，注意穹窿部高光点离鼻孔边缘越来越远。

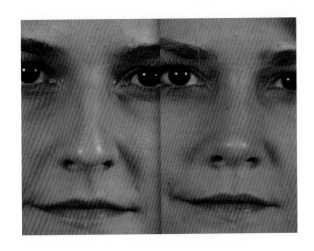

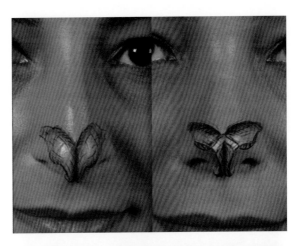

病例

穹窿和琢面多边形的高度应该相近。下图这名患者的穹窿三角被缩小，琢面多边形被加宽。这是患者术前和术后 10 个月的对比照片。

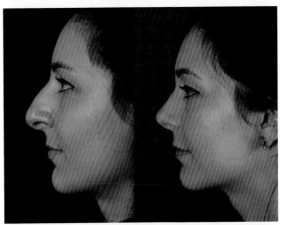

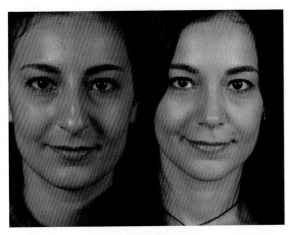

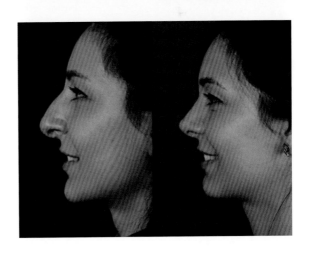

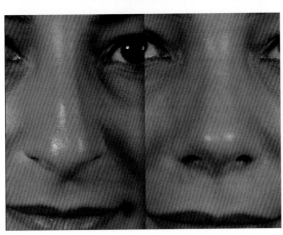

外侧脚尾侧端过多的部分被减少，就可以获得一个坚固的琢面多边形。

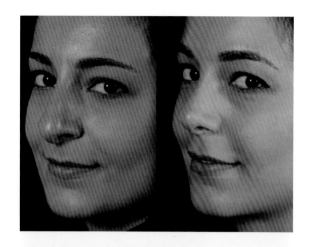

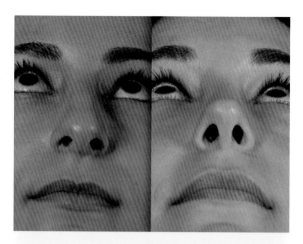

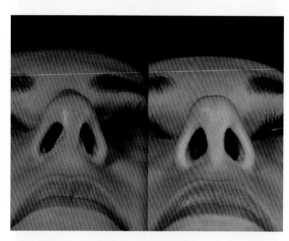

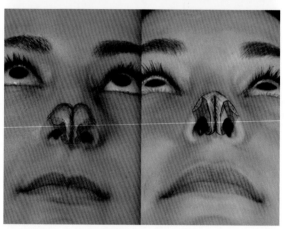

2014 年冬天，我在土耳其美容外科学会介绍了自体鼻翼缘皮瓣技术。演讲后，我有幸与外科医生 Ahmet Seyhan 进行了交流。他告诉我："Barış，由于你进行了外侧脚窃取，手术结束时，留下的软骨进入穹窿下方，这样就起到了同时支持穹窿和软三角区的作用。这是该手术方法的一个重要优势，你应该指出来。"我真的很感激 Seyhan 的提醒。下图显示了自体鼻翼缘皮瓣和穹窿的关系。

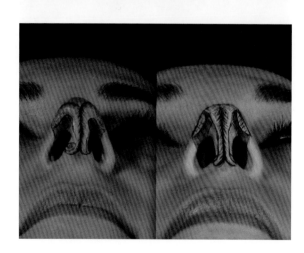

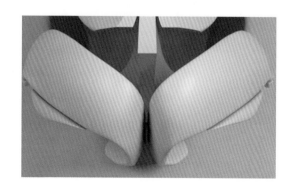

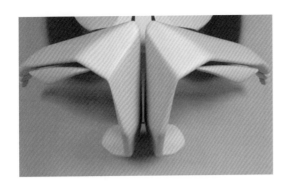

12.2.6 鼻孔上使用自体鼻翼缘皮瓣的效果

对于球形鼻尖的患者，我们希望鼻孔的顶点转向内上方。我们通常使用的方法是头侧切除，而这会引起鼻孔退缩。应用自体鼻翼缘皮瓣技术，在缝合黏膜的同时，将鼻孔的顶点向内上方移动。缝合黏膜时，将自体鼻翼缘皮瓣保留在鼻翼缘后侧会避免形成凹痕。下图的患者做了 3 mm 宽的自体鼻翼缘皮瓣和 2 mm 宽的尾侧切除。注意外侧脚和自体鼻翼缘皮瓣之间的间隙。如果该患者没有做自体鼻翼缘皮瓣，在缝合黏膜的时候可能会出现鼻翼凹痕。这就是有些患者在手术结束时仅仅为了纠正凹痕而放置鼻翼缘移植物或切断黏膜缝线的原因之一。

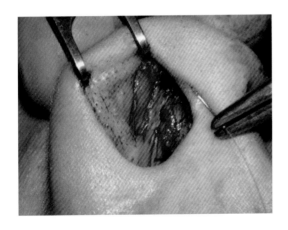

下图可以看到一个用自体鼻翼缘皮瓣来控制鼻孔向内上方移动的病例。

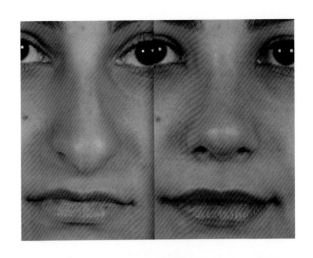

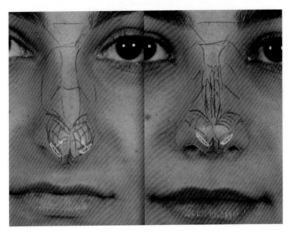

12.3 外侧脚软骨膜下剥离术

外侧脚软骨膜下剥离听起来很不可思议，但可以说有人已经在该平面进行过手术操作（请看 Gruber 对这篇论文的评述：ÇakırB, Öreroğlu AR, Doğan T, Akan M. Rhinoplasty: A Complete Subperichondrial Dissection with Management of the Nasal Ligaments. Aesthet Surg J. 2012 Jul;32(5):564–74. ）。

软骨膜下剥离可以使自体撑开皮瓣技术更容易应用于鼻背；所有的外科医生都声称，他们已经进行过外侧脚软骨膜下平面的剥离，但如果做了真正意义上的软骨膜下剥离，可以在软骨上写出清晰的字，就像用笔在纸上写字一样。进行外侧脚软骨膜下剥离与鼻中隔软骨膜下剥离一样，术者可以在皮瓣上清晰地看到软骨膜。如果未使用软骨膜下剥离，由于肌肉及软骨膜留在软骨上，用记号笔写下的字就会弥散开。如果使用正确的手术器械和恰当的技术，软骨膜下剥离是非常容易的。只需要 10~15 s 就可以进入正确的平面，而进行剥离时会更快。

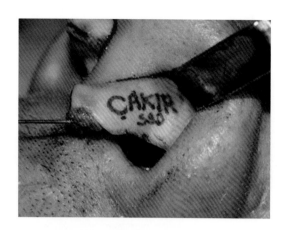

12.3.1 软骨膜下剥离需要的工具

（1）1 mm 的单齿拉钩，也可以用精细的双齿拉钩。

（2）软骨膜剥离子。传统的剥离子不够精细，无法进行软骨膜下剥离。多年来我一直使用自制的剥离子，把买来的剥离子进行了磨薄。现在 Medicon 公司生产这些手术器械。

（3）锋利的尖头长解剖剪。使用该剪刀进入软骨膜下平面。

（4）可以对软骨膜和皮肤施加温和牵引力的拉钩。拉钩也应该很小，凹形拉钩可增加手术视野。

5.锋利的尖头手术镊。这是用来夹持和拉伸软骨膜的，首次进入软骨膜下平面时需要用到它。

12.3.2 如何在软骨膜下平面剥离外侧脚

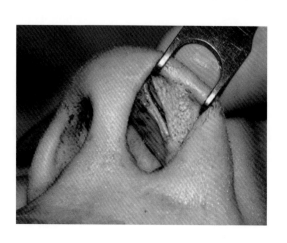

（1）用拉钩拉住黏膜，注意不要穿透软骨。

要点

如果拉钩扎进软骨，就会将软骨折断。因此，所选拉钩的穿透深度不应该超过 1 mm。

（2）让护士轻轻地往下拉拉钩。

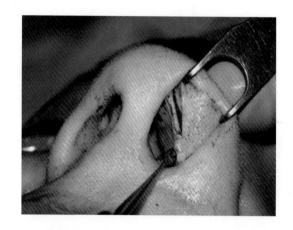

（3）用尖头手术镊夹住皮缘暴露软骨边缘。

（4）用手术刀片切开达软骨表面。

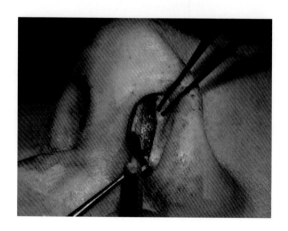

（5）当到达软骨表面时，将刀片反转，挑开软骨膜。

（6）用手术镊紧紧夹住软骨膜及覆于其上的组织。

（7）用锋利的尖头剪沿软骨的长轴剪开 2~3 mm，进入软骨下平面，尽量避免出血。

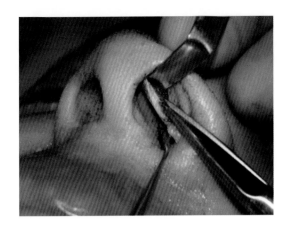

要点

开始进行软骨下剥离时可能会失败。但想想看，在职业生涯中缝合第一根静脉的时候也会失败。它类似于用指尖刮除动脉外膜，慢慢就会熟悉，不要放弃。采用软骨膜下平面剥离可以保护鼻部肌肉和神经。

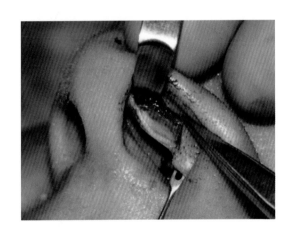

（8）进入软骨膜下平面 2～3 mm 后，用小拉钩牵拉并压紧鼻翼，将其拉伸展开。

要点

使用锋利的剥离子可能会造成软骨膜或软骨的撕裂，所以要使用钝性软骨膜剥离子。

（9）一只手拉伸软骨膜，另一只手用剥离子在软骨膜下平面向前剥离。在软骨膜下剥离很容易越

过穹窿。外侧区域的剥离要小心谨慎，软骨膜很容易在该区域被撕裂。可以选择在释放穹窿后再进行该区域的剥离。

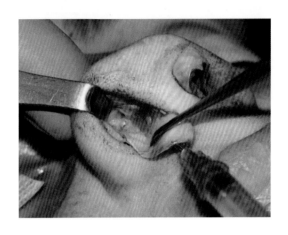

（10）当到达卷轴区时，通过轻拉剥离子进入鼻背剥离平面。将这两个平面贯通后，外侧脚将完全从皮肤上游离。广泛的外侧脚剥离有利于皮瓣的再包裹。

要点

如果以上操作都准确，就会看到籽状软骨附着在皮瓣下的卷轴韧带上。我们将在闭合时利用这些软骨充当内部绷带。

（11）用拉钩牵拉穹窿，在保护软骨膜的同时，经软骨膜下剥离进入穹窿部。

（12）用拉钩拉开穹窿黏膜，切断软骨膜下的紧密连接，使穹窿向下外侧软骨的尾侧方向移动。

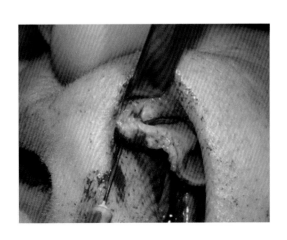

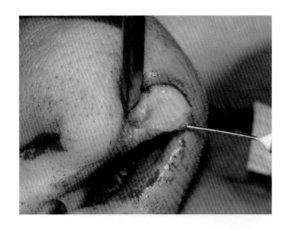

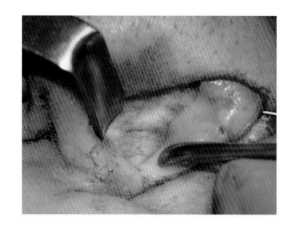

（13）越过穹隆后，进行内侧脚软骨膜下剥离变得更加容易。用拉钩拉伸鼻翼，用 Daniel 剥离子对该区域进行软骨膜下剥离。

（14）对另一侧采用同样的操作。

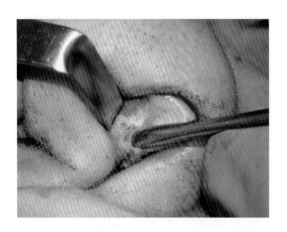

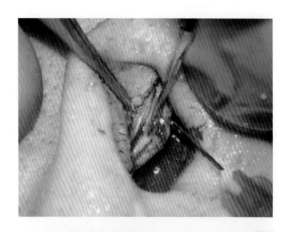

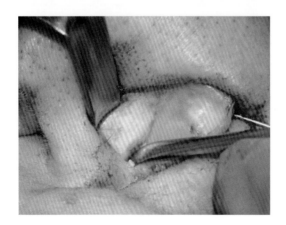

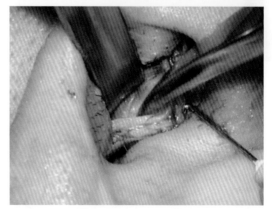

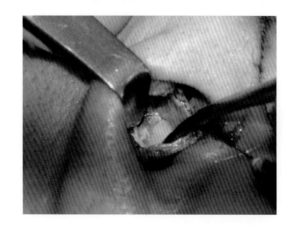

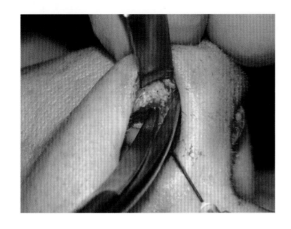

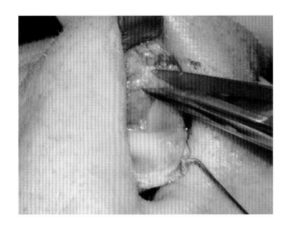

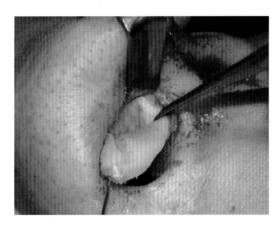

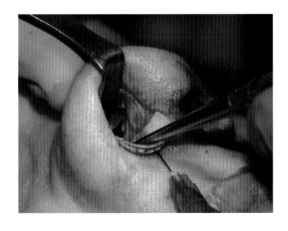

要点

采用软骨膜下剥离后的软骨与 SMAS 下剥离后的软骨相比，会更加柔软。用 6/0 的 PDS 线就足够对软骨进行塑形了。

12.3.3　二次鼻整形术中的软骨膜下剥离

对于以前做过鼻整形手术的患者，再次手术时行软骨膜下剥离也是可行的。这是因为以前的手术通常是在 SMAS 下平面进行的，也就是在软骨膜上进行的。现在可以在一个未受影响的平面上进行手术。

要点

（1）在二次鼻整形术中，如果采用软骨膜下剥离，将不会看到以前手术的移植物。如果想要暴露鼻尖移植物，那就需要切开软骨膜到达 SMAS 下平面。

（2）在二次鼻整形术中，穹窿的剥离是很困难的。可以先进行内侧脚剥离，并在穹窿处将两个剥离平面贯通。下图的开放入路鼻整形修复患者采用了软骨膜下剥离。

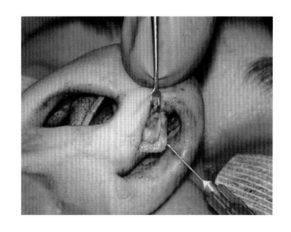

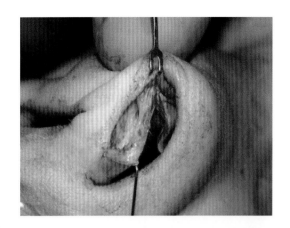

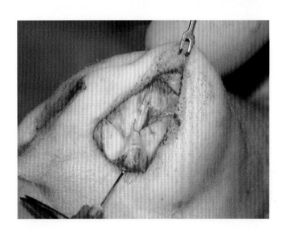

12.4 释放穹窿

（1）护士用有齿拉钩抓起穹窿两侧黏膜将其均衡拉开。

（2）插入小的拉钩后，可以看到穹窿内侧的软骨膜。

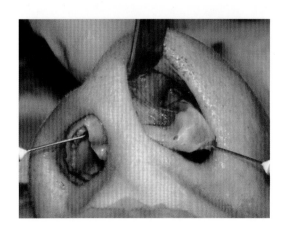

（3）用锋利的尖头剪刀从软骨膜的末端向对侧穹窿横向剥离。剪开深度不要超过 2 ~ 3 mm。

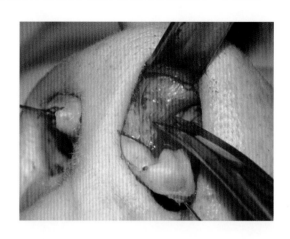

（4）分离鼻小柱和下小叶多边形上的表浅SMAS 和 Pitanguy 韧带。表浅 SMAS 应保留在鼻小柱皮肤上。

（5）从中间开始剪开 Pitanguy 韧带，两侧穹窿仍然被原位固定着。随着穹窿间剪开至 2 ~ 5 mm 深时，穹窿开始松动并可以从鼻孔拉出。通过这些操作，能够将 Pitanguy 中央韧带清晰地显示出来。不要破坏该韧带的完整性。在完成了 100 例鼻整形手术后，你将不再需要通过分开 Pitanguy 韧带来接近鼻尖软骨，当然也就不再需要对其进行缝合了。

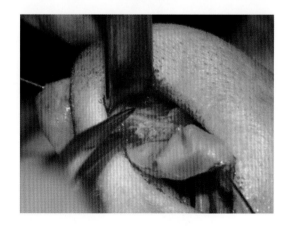

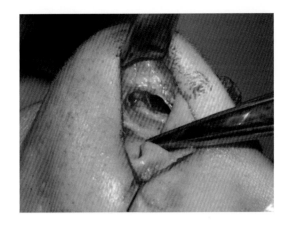

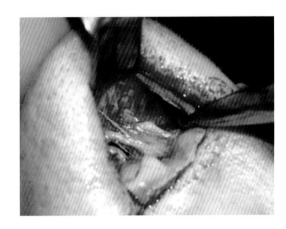

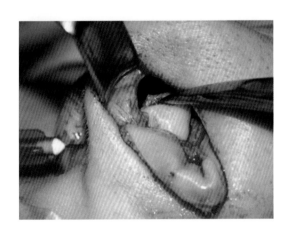

Emrah Aslan 介绍了 Pitanguy 中央韧带皮瓣，用它来控制鼻尖上区的皮肤。在不影响韧带完整性的情况下，它使鼻尖上区的调控变得更加容易。

Arslan E, Gencel E, Pekedis O. Reverse nasal SMAS-perichondrium flap to avoid supratip deformity in rhinoplasty. Aesthetic Plast Surg. 2012 Apr; 36(2):271–7.

下面是内镜下 Pitanguy 中央韧带和表浅 SMAS 的图像。在 8 点钟位置，可以看到左内侧脚，在 10

点钟位置可以看到左内侧脚软骨膜和表浅 SMAS，在 4 点钟位置可以看到 Pitanguy 中央韧带。

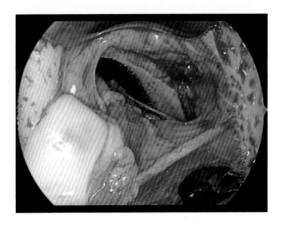

可以看到穿过 Pitanguy 中央韧带的血管。

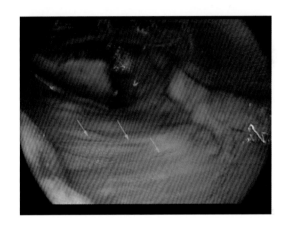

Pitanguy 中央韧带连接了左右卷轴韧带。在中部可以看到左侧的卷轴韧带。通常卷轴韧带上有一个长的和另一个短的籽状软骨。我将短的籽骨进行内裹，方法是将短籽骨块缝合到鼻中隔软骨膜上。我用长籽骨块来重建卷轴区。

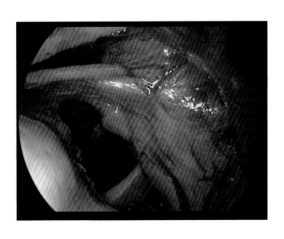

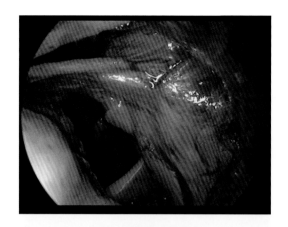

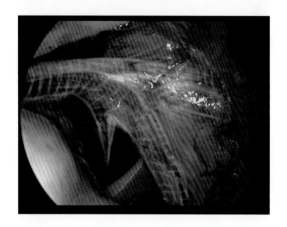

值得注意的是，Pitanguy 中央韧带很厚，结构类似于掌长肌腱。

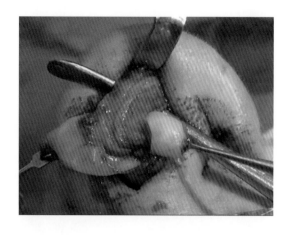

Pitanguy 韧带可从中线处等分或在靠近任一穹窿处分开，但尽可能不分开 Pitanguy 中央韧带。

在下图中，可以在 4～7 点钟位置上看到左外侧脚，短的籽状软骨在 11 点钟位置，长的籽状软骨在 12 点钟位置，鼻中隔在 9 点钟位置。外侧脚软骨膜位于长的籽状软骨的近侧，上外侧软骨膜则位于长的籽状软骨的远侧。

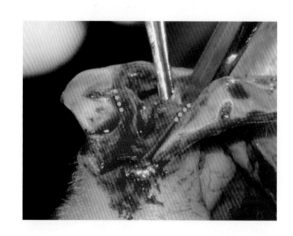

在下图中，Pitanguy 韧带是从穹窿处分开的，并不是从中线分开的。

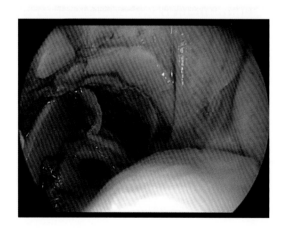

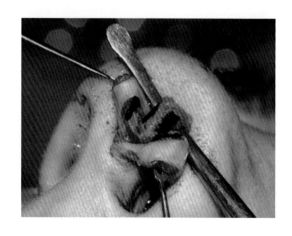

通过适当的剥离，下外侧软骨可以从鼻孔牵引出来。

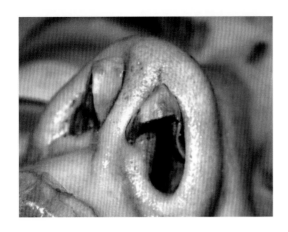

要点

（1）如果没有充分地将两侧穹窿分开，就不能做外侧脚窃取的操作。我们应该在不破坏 Pitanguy 系统的前提下分开穹窿。如果要改变软骨的形状就要先游离软骨。如果外侧脚窃取不超过 1～3 mm，那么剥离范围以能牵拉出穹窿为度。

（2）闭合入路技术的优点之一就是手术时不需要切断 Pitanguy 韧带。在开放入路中，可以将韧带重新缝合。这将得到类似的效果，但在缝合时应该注意将韧带对齐。

Tellioğlu 已经阐明，在修复了 Pitanguy 韧带后，下垂的鼻子在微笑时不再下垂。在修复 Pitanguy 韧带后，我们可以看到鼻肌对鼻部的提升作用。

要点

（1）分离穹窿时，要保持 2～3 mm 宽的 Pitanguy 韧带的完整。若分离过度，Pitanguy 韧带可能会被切断，因此，将韧带分离到后支撑杆处即可。鼻尖部软骨膜下剥离平面和鼻背软骨膜下剥离平面不应贯通。如果贯通，会导致 Pitanguy 中央韧带断裂，并在鼻尖上区皮下堆积，形成鼻尖上区的饱满，这是鼻尖上区畸形的主要原因。Pitanguy 韧带断裂所致鼻尖突出度降低的幅度等于 Pitanguy 韧带的厚度（2～4 mm），这是因为 Pitanguy 韧带组织就像一个垫子正好支撑穹窿。

（2）对于鼻部皮肤厚、穹窿间距长和球形鼻的患者，仅切除软骨是不够的，还需要进行软组织的切除。不要将该操作当成和皮肤切除一样。对于这些案例，如果想缩窄鼻尖，可以先用剪刀在 Pitanguy 韧带和表浅 SMAS 筋膜之间分离并在 Pitanguy 韧带上留下 2～3 mm 厚的软骨膜，然后再将留在 Pitanguy 韧带上的软骨膜和软组织切除，注意在手术过程中不要破坏 Pitanguy 韧带。在下图的这例患者中，我们准备切除穹窿间的软组织。

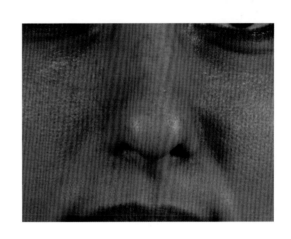

要在两侧穹窿部各保留 3 mm 宽的软骨膜，从 SMAS 浅层和深层之间进入该区域。

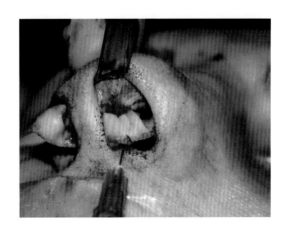

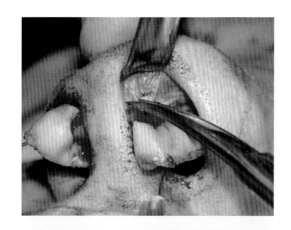

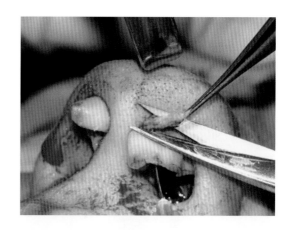

这是术前和术后第 1 个月的对比照片。

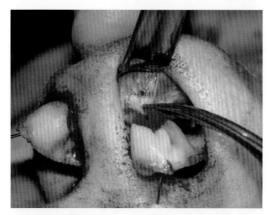

然后将保留的软骨膜切除。

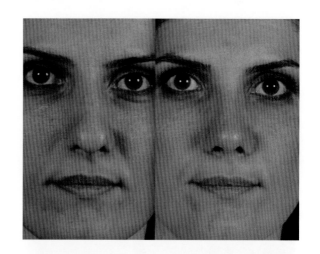

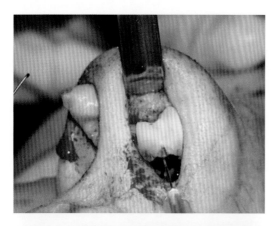

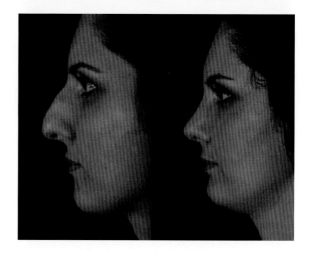

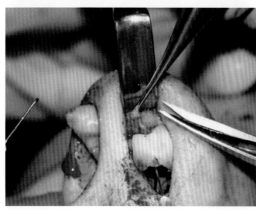

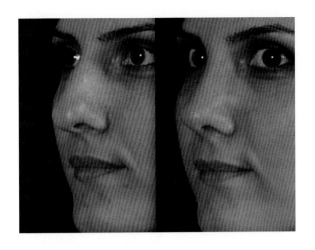

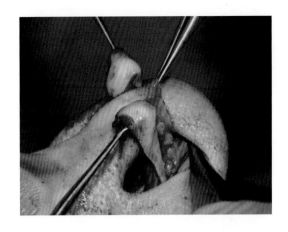

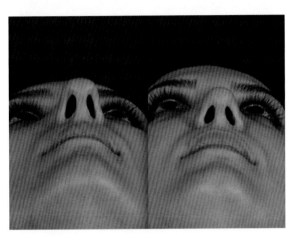

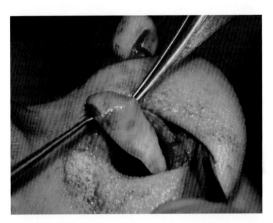

如果突出度不够，可以将保留在穹窿下方 Pitanguy 韧带上的软骨膜缝合，而不是将其切除。这样，将给软组织垫增加 2 mm × 2 mm 的容积。

在下图的病例中，标记线下方的软骨膜变成了穹窿和鼻中隔角之间的软组织垫。

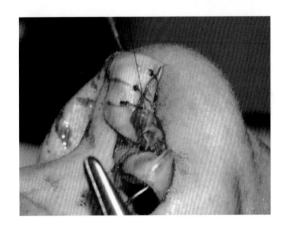

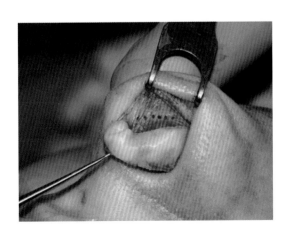

12.5 标记和切除

如果手术采用闭合入路，一定要随时准备一支记号笔，不要只凭想象的比例来操作。术中会频繁地进行标记，要确保标记笔的笔尖很细。如果笔尖粗，应该将其削细。

（1）用无齿镊将穹窿向上提起，使两侧穹窿在中线处靠近。在接触点做准确的标记，该点将是参照点。

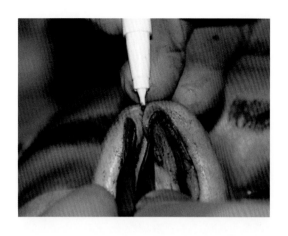

（2）检查外侧脚尾侧缘的对称性，必要时进行尾侧端切除术。

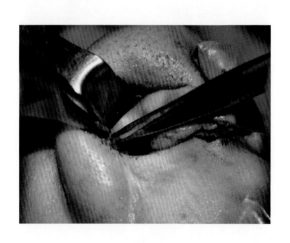

（3）使用有齿镊和无齿镊进行外侧脚窃取模拟，在预计的新穹窿点做一个记号。

（4）我们将通过穹窿头侧缝合对鼻尖软骨塑形，穹窿头侧缝合使外侧脚向内侧旋转。而外侧脚头部的多余部分会阻止这种旋转。做外侧脚头侧切除，切除到其不会妨碍外侧脚向内旋转的程度就足够了。头侧切除的宽度很少超过 3~4 mm。头侧切除后，如果外侧脚旋转仍不充分，可以额外行上外侧软骨

的尾部切除。不要试图通过头部切除来调整旋转量。下图的患者进行了外侧脚头侧切除。

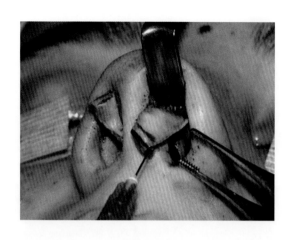

用软骨镊模仿外侧脚静息角。

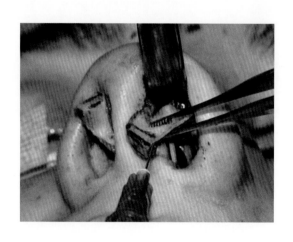

标记阻碍外侧脚向内旋转的部分，并将其去除。

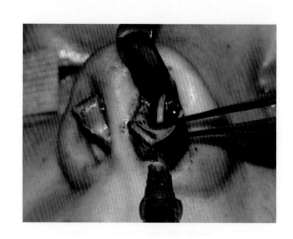

（5）对于头侧切除，应该用一把有齿的特快型剪刀。用多齿镊固定外侧脚，用剪刀倾斜剪断外侧脚的头侧多余部分。

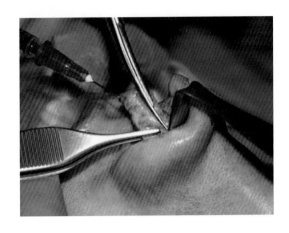

（6）检查外侧脚的剩余部分是否均等。

这是另外一个患者，术中检查确认头侧切除量。

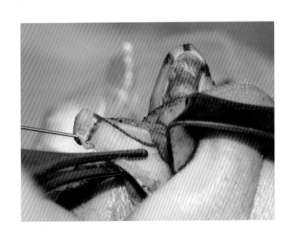

用软骨镊将外侧脚向内弯曲，标记妨碍旋转的头侧软骨并切除。

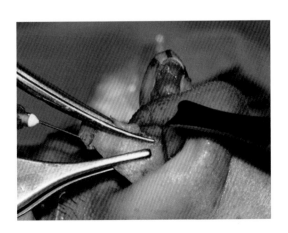

在讨论如何用缝合法来塑造鼻尖之前，我想谈谈另一个非常重要的问题。讨论这个概念会让我们对鼻尖手术有更深的理解。

12.6 鼻子的差异是如何造成的

我经常观察我的患者家属。有时会有一对同胞前来咨询，其中一个鼻子外观姣好，拥有一个有完美外侧脚静息角的鼻尖。而另一个却前来要求手术，存在驼峰鼻、鼻中隔偏曲、鼻轴偏斜以及圆形鼻尖等问题。这对同胞的鼻子怎么会如此不同呢？我心里还有一个疑问：为什么会出现一个有着漂亮的鼻尖多边形，而另一个却存在头侧错位呢？

12.7 观察和理念

12.7.1 观察

（1）头侧错位多发生在有驼峰的鼻子。
（2）犁骨骨折多发生在有驼峰的鼻子。
（3）鼻轴偏斜和驼峰鼻患者在青春期前常常有外伤史。
（4）鼻中隔角与穹窿之间存在一定的位置关系。穹窿位于鼻中隔尾侧缘和鼻背缘的平分角延长线上，因此鼻中隔角可以提示穹窿的方位。

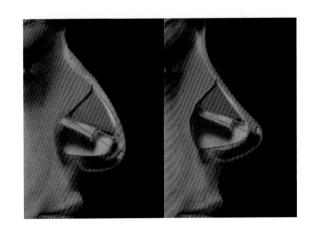

（5）这些患者的穹窿软骨薄弱。

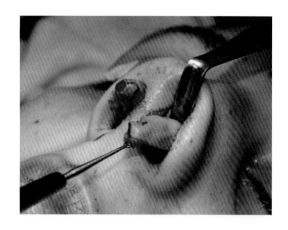

（6）有时我们可以在距离穹窿 2~3 mm 的外侧脚上看到一条折线，穹窿看起来似乎在折线上，但实际上它应该在中间脚上。

病例

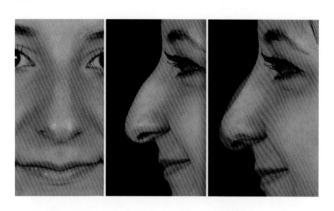

已经对患者的鼻尖软骨进行了剥离。

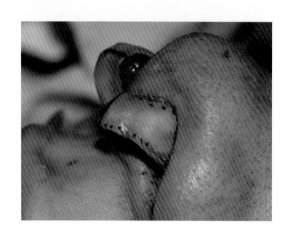

注意与当前穹窿相距 9 mm 的对称凹槽。

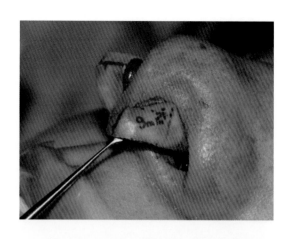

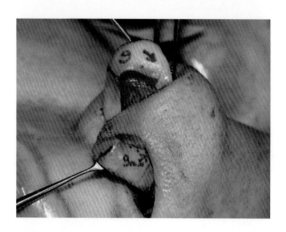

正如我们在对称凹槽上所绘制的标志所示，穹窿是在这些凹槽上创建的。

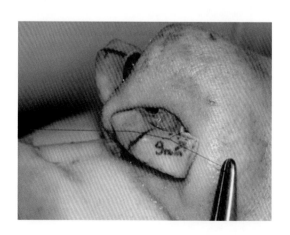

应用了内侧脚重叠技术。

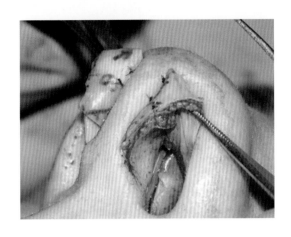

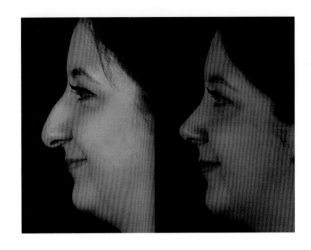

看一下鼻尖手术完成时的状态。很少会窃取 9 mm，一般来说，4~5 mm 的窃取已经足够了。

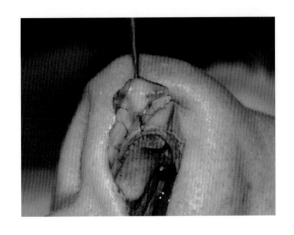

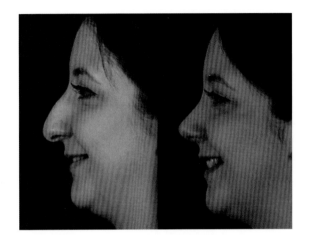

以下是患者术前和术后 1 个月的对比照片。

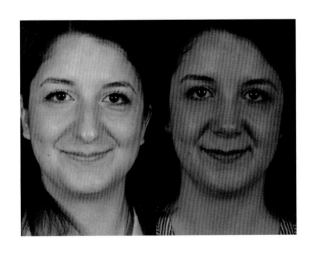

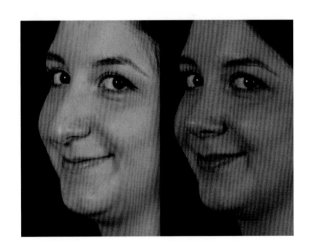

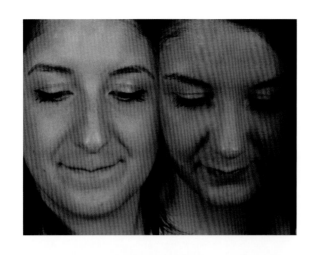

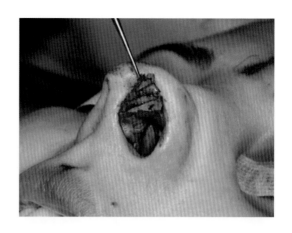

（8）大多数患者下小叶长度过短，且鼻部受降鼻中隔肌和口轮匝肌的影响。

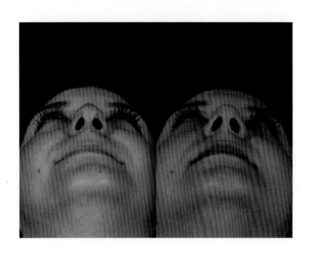

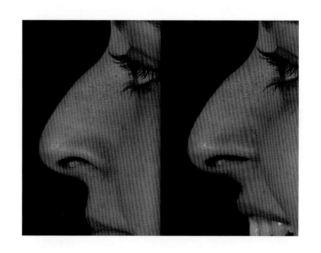

（7）有一些患者在完成踏板后退和外侧脚窃取手术后，手术开始时穹窿的位置已变成鼻小柱转折点。观察下图的病例可以发现，第1张照片中穹窿的位置已经成为第2张照片中的C点。

12.7.2　理念

（1）所有软骨都是相互连接的。

（2）若因撞击致犁骨创伤，随着创伤的愈合，该区域血液循环增加。

（3）犁骨骨折会使软骨过度生长。

（4）鼻中隔软骨朝向尾侧和前方生长。

（5）如果鼻中隔相对过大，会导致鼻向左或右偏斜。

（6）鼻背软骨与上外侧软骨相连，并将其向前方牵拉。

（7）上外侧软骨与下外侧脚软骨的头侧相连，而由于上外侧软骨：

　　a. 它将外侧脚的头侧缘拉向前方；

　　b. 使外侧脚向外侧旋转；

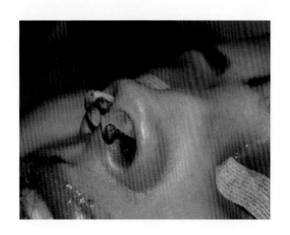

c. 扩大外侧脚。

（8）鼻中隔软骨向尾侧延伸，将鼻小柱推向尾侧和前方，使上外侧软骨和内侧脚之间的距离增加。

（9）踏板因鼻中隔软骨进入其间而增宽。

（10）踏板向前方移位。

（11）因为降肌和口轮匝肌附着在踏板上，它们会上拉嘴唇。与正常情况相比，大笑和说话时，肌肉使鼻部的运动幅度增大。

病例

这张拍摄于 2008 年的照片是我思考外侧脚表面问题的最主要的灵感来源。虽然这位患者存在鼻尖畸形，但她妹妹的鼻尖却非常美观。这对姐妹的鼻子为什么会如此不同呢？原来，该患者小的时候曾经因为摔跤而损伤了鼻子。她的鼻子在青春期就已经出现畸形。鼻尖有头侧错位，但两姐妹的鼻孔是一样的。鼻翼沟提示外侧脚下缘的位置，她们的外侧脚末端处在同一水平点上，所以鼻尖圆括号样外观是由于外侧脚表面的问题所致，与外侧脚长轴无关。因此，修复外侧脚表面问题比进行外侧脚重置更为合理。

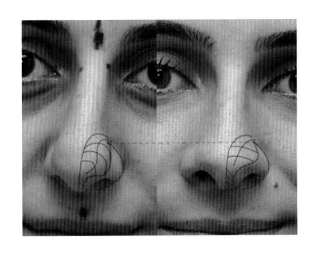

观察患者的软骨解剖形态。注意下外侧脚头侧缘、鼻中隔尾侧端前角以及上外侧软骨之间的位置关系。如果说鼻中隔是造成外侧脚畸形的原因或许没错。

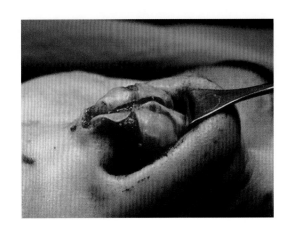

> **要点**
>
> （1）大笑的时候鼻尖向下移动，如果将原因归结为降肌过于发达或过短，那么我们不得不进行肌肉切除，但我认为鼻中隔过长所致的踏板前移是问题所在。如果我们分开踏板并将它们移向前鼻棘，就会减轻对鼻尖的牵拉。我已经很长时间没有做过干预降肌的治疗了。
>
> （2）将踏板后移，就像松开狗的项圈一样，之后，它再也不会拉着你跑了。

（12）鼻尖软骨最薄弱的部位是中间脚。由于鼻中隔发育异常，鼻中隔角向上或向下延伸，在鼻中隔推力的作用下，下外侧软骨中间脚最薄弱的点出现弯曲。这可能也是穹窿部软骨非常薄弱的一个原因。我们看到的不是真正的穹窿，而是中间脚在鼻中隔的作用下变成了圆拱形。如果我们接受这里是真正的穹窿，并进行重建手术，我们就必须放置鼻尖移植物并进行外侧脚缩短手术。

对我来说，张力鼻是我最感兴趣的主题之一。请大家读一下这篇文章，文中大多数患者都有一个张力鼻。

Johnson CM Jr, Godin MS. The tension nose: open structure rhinoplasty approach. Plast Reconstr Surg. 1995 Jan; 95(1): 43–51.

然而，我并不同意通过放置移植物来重建鼻尖突出度（比如增加鼻尖突出度）。一般来说，内、外侧脚的总长度能满足患者拥有一个美观的鼻尖。当我们做外侧脚窃取术时，可以用外侧脚增加下小叶高度，我们很少需要通过放置移植物来增加鼻尖突出度。

12.7.3　讨论

我们应该像对待受损伤的鼻子一样对待鼻部修复手术。在上述文章中，我提到通过将踏板向后移动以降低突出度。然而，我采用的是外侧脚窃取技术而不是用鼻尖移植物来重建突出度。

（1）将踏板后移可以去除鼻部降肌的牵拉作用。

（2）踏板后移能同时降低鼻尖突出度和旋转度，使患者具备了做外侧脚窃取的适应证，这使我们有机会给鼻尖过度突出的患者进行外侧脚窃取术，也可以用这种方法来拉长下小叶。

（3）外侧脚窃取术可以延长鼻尖下小叶并增加鼻尖旋转度。

（4）如果只做外侧脚窃取而不改变踏板的位置只会让鼻子更加难看。如果联合进行外侧脚的窃取和踏板后移，一切都会恰到好处。如果不联合手术，你可能无法施行外侧脚窃取术或者窃取的量要保守一些。

> **要点**
>
> 　我们可以按照下面的思路来考虑这个问题：如何将外侧脚窃取和踏板的后移结合起来？想一想下面这些组合的效果。

- 踏板后移 2 mm，外侧脚窃取 3 mm
- 踏板后移 4 mm，外侧脚窃取 4 mm
- 踏板后移 5 mm，外侧脚窃取 6 mm
- 踏板后移 3 mm，外侧脚窃取 5 mm，内侧脚重叠 3 mm

如果我们能够恰当地运用这些组合，将很少需要使用鼻尖移植物或修饰移植物。如果我们能理解该难题，我们就能解决它。

> **要点**
>
> （1）该难题的关键是外侧脚的长度。如果我们能找到外侧脚的正确长度，其他的事情就会迎刃而解。
>
> （2）测试椭圆形模型。做外侧脚窃取术的同时也会带来一些副作用，结果喜忧参半，所以它的应用并不是很普及。但如果能操作好外侧脚窃取术，鼻尖移植物的使用频率将会大大减少。距离穹窿越远，外侧脚越宽，新的穹窿很难在宽的软骨上形成。然而，通过自体鼻翼缘皮瓣能使外侧脚变窄，让新穹窿的塑形变得更加容易。

12.7.4　椭圆形模型

2010 年，我们第一次和当数学老师的父亲一起，在毫米级格纸上研究了外侧脚窃取技术的几何原理。

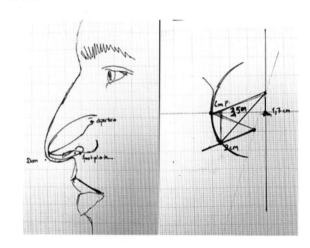

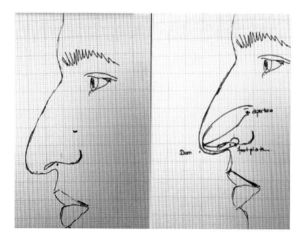

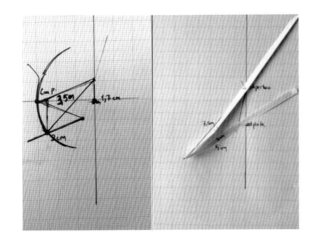

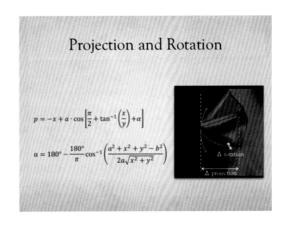

他说这项技术可以用椭圆形模型来解释。椭圆是在一个平面上围绕着两个焦点的一条曲线，从一个焦点到曲线上的任何一点再到另一个焦点的长度都是相同的。

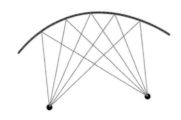

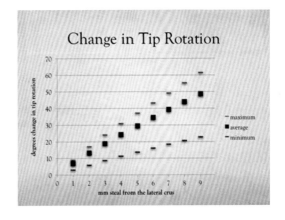

Ali Rıza Öreroğlu 设计将椭圆形模型的数学公式整合到一个 Excel 程序中。我们研究了 70 名患者的标准侧面观，并在他们照片上标出了外侧脚的起止点。用 Photoshop 软件测量内侧脚和外侧脚的长度，同时也测量了鼻唇角。利用 Excel 程序，模拟并检验了外侧脚窃取量与鼻尖旋转度和突出度变化之间的关系。

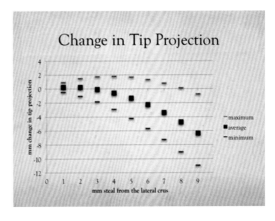

13　结果

（1）外侧脚窃取术对鼻尖旋转度的调整特别有效。

（2）根据目前对鼻子形状的观察，穹窿大多位于鼻尖突出的最高点。在不移动踏板的情况下，外侧脚窃取不会增加鼻尖的突出度。我原本觉得外侧脚窃取会增加突出度，相反，令我惊讶的是，在进行 1～2 mm 的外侧脚窃取后，鼻尖突出度反而降低了。

（3）进行 1 mm 的外侧脚窃取会使鼻尖旋转度

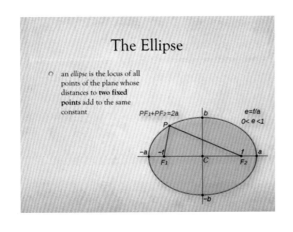

增加约 8.78°。第 1 个 1 mm 的窃取对旋转度的影响较大，之后每毫米的窃取所产生的抛物线对旋转度的影响较小。

（4）踏板后移会改变椭圆的轴线，从而降低鼻尖的突出度和旋转度（踏板后移后再施行的外侧脚窃取，会加大鼻尖突出度和旋转度下降值）。

> **要点**
>
> 　　如果你理解这种组合方式的逻辑，就不必将患者的鼻中隔软骨当作移植物来使用，可能也会很少使用到鼻尖盖板移植物。

（5）外侧脚窃取的量和下小叶高度的增加量是相等的。这种效应与旋转度和突出度无关。

进行外侧脚窃取，直到鼻尖达到你想要的位置。分离踏板，将其回缩到适当的位置。如果下小叶被抬高太多或被悬吊起来，那么就按需做中间脚重叠。

> **要点**
>
> 　　外侧脚长度是鼻尖手术的关键。

病例

以这位患者为例，很容易对这一主题进行说明。照片中的这位患者存在上述的所有问题，这是她术前和术后 1 年的外观对比。

- 紧张鼻。
- 鼻轴右偏。
- 鼻中隔左偏。
- 驼峰。
- 薄皮肤。
- 下小叶多边形较短。
- 鼻尖突出度过大。
- 由中间脚所致的鼻部穹窿狭窄和不对称。
- 降肌过度活跃，当患者大笑时，鼻尖下旋。
- 从基底位看，踏板活动度大。
- 由于鼻基底部前移，所以患者有露龈笑。

- 外侧脚长且凸，头侧端和尾侧端都很宽。
- 外侧脚头侧错位。如果从正面观察不能确定头侧错位，我会从顶部用闪光灯辅助观察。

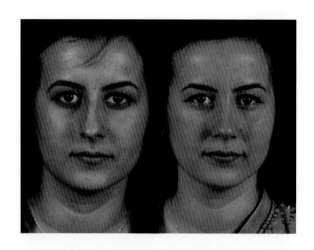

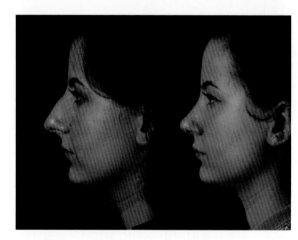

微笑时鼻部运动减弱。

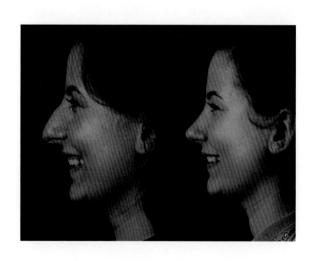

　　基底位观，由于施行了外侧脚窃取，踏板位置复位且下小叶多边形长度增加。

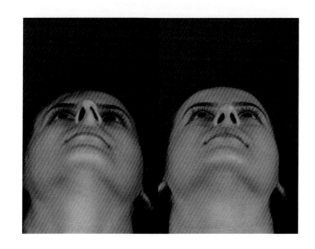

　　头侧错位的外观已消失。

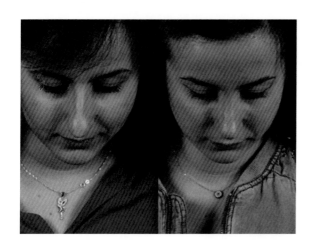

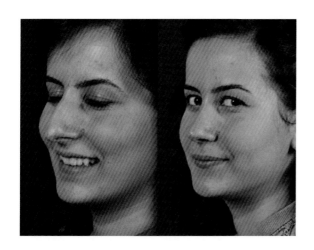

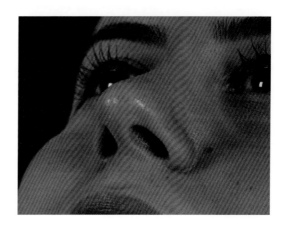

　　在鼻孔基底部进行皮肤切除的切口痕迹不明显。

13.1　手术

- 从鼻中隔基底部做切口。
- 切除偏斜的犁骨。
- 切除 4 mm 宽的外侧脚头侧软骨。
- 2 mm 自体鼻翼缘皮瓣。
- 穹窿上移 6 mm。
- 2 mm 的内侧脚重叠，这样下小叶就延长了 4 mm。
- 剥离鼻部降肌及口轮匝肌，使踏板后移 8 mm，减少鼻尖突出度。
- 在内侧脚前面放置小的轮廓移植物。
- 采用穹窿头侧缝合矫正外侧脚静息角。切除穹窿尾侧形成的"猫耳"。
- 固定支撑移植物。
- 截骨术：低到低 + 外侧横向截骨术。
- 放置 Libra（天枰形）撑开移植物。
- 做控制突出度缝合。
- 通过缝合真皮软骨韧带加强卷轴区黏膜的力量。
- 将膜性鼻中隔和内鼻阀区过多的黏膜切除。

13.2　如何施行踏板后移

　　（1）做一个贯穿切口。

　　（2）从上颌骨前鼻棘向牙齿方向做骨膜下剥离，为踏板后移创造空间。随着剥离范围增大，踏板就会向后移动。

（3）如果这样还不能使踏板充分后移，就行鼻棘两侧骨膜下剥离。

（4）如果这还不够，那么就切除该区域的软骨和骨膜。

鼻尖突出度过大

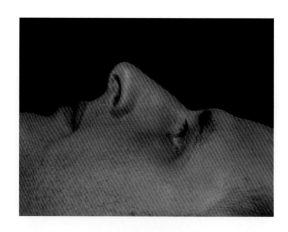

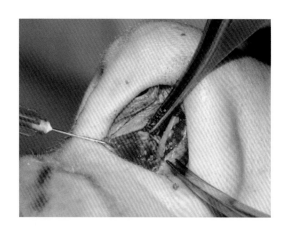

施行鼻背剥离，切除 4 mm 高的驼峰。进行踏板后移，切除上颌骨前鼻棘和鼻中隔尾侧，这样就降低了鼻尖突出度。患者现在可以进行外侧脚窃取手术了。

（5）将贯穿切口处的多余黏膜切除。

要点

大部分患者的踏板位置靠前，不可避免地要做踏板后退手术。只进行旋转可能会导致手术效果不自然。联合使用踏板后退和外侧脚窃取会取得更好的结果。

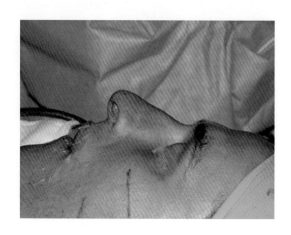

下面我展示一下开始手术时鼻尖的位置。

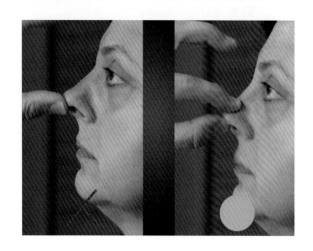

病例

下小叶短

踏板前置

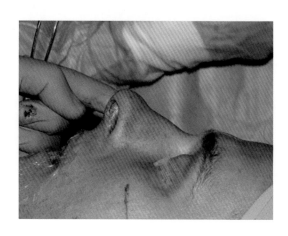

分离穹窿并进行标记，进行 6 mm 宽的外侧脚窃取。

鼻孔变小了，正如我们在术后照片中看到的一样。

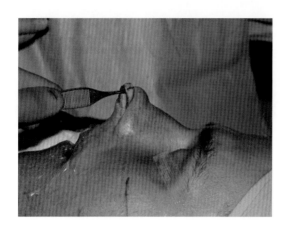

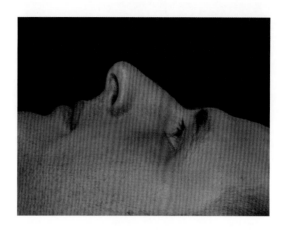

患者的下小叶多边形延伸了 6 mm。

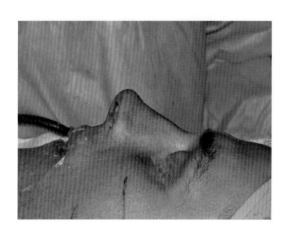

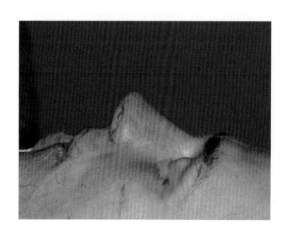

将内侧脚重叠 2 mm，这样下小叶多边形就缩短了 2 mm。

这是患者术前和术后 1 年的对比照片。

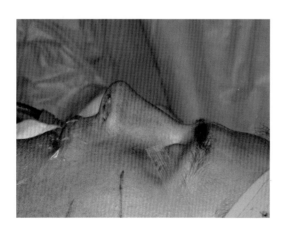

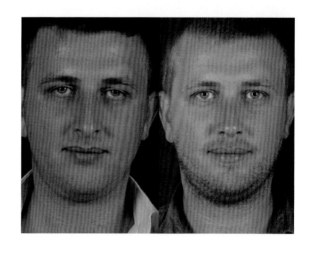

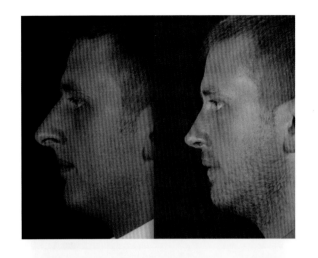
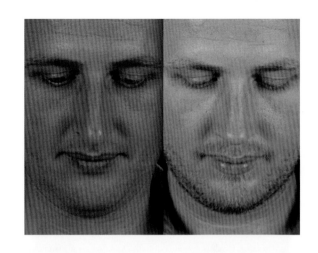

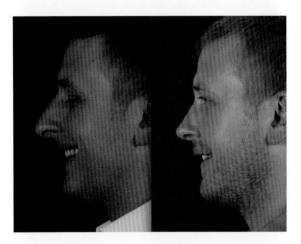
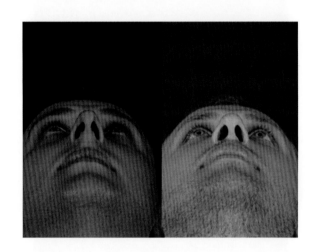

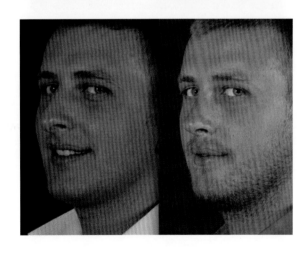

注意

　　上颌骨鼻嵴区的软组织水肿会增加鼻尖突出度，但这种作用不是永久的。

病例

　　外侧脚窃取的量因人而异，因此我们列举不同的病例。

下面的患者是球形鼻尖，鼻子的长度足以覆盖嘴唇。患者有一个小驼峰，主要问题来源于下外侧软骨的长度。其外侧脚和内侧脚均过长。

我们计划为患者同时进行鼻部缩短和旋转的手术。

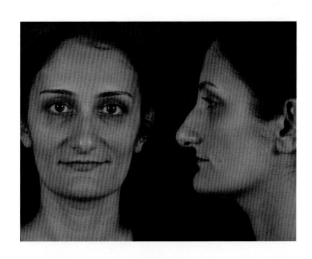

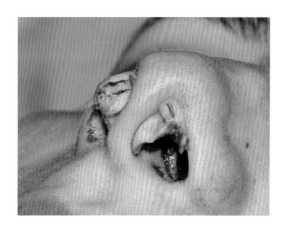

患者的下小叶多边形高度过长，我做了 7 mm 宽的外侧脚窃取。

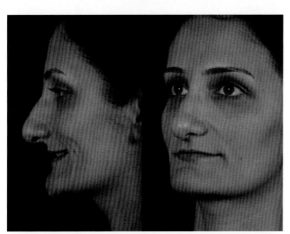

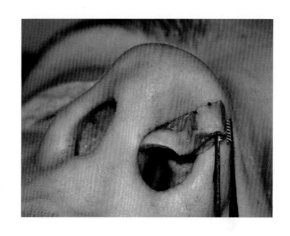

将 8 mm 的斜形中间脚进行重叠，中间脚缩短 3 mm，重叠 5 mm。这样我们就同时缩短了患者的外侧脚和下小叶多边形。

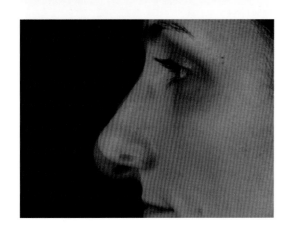

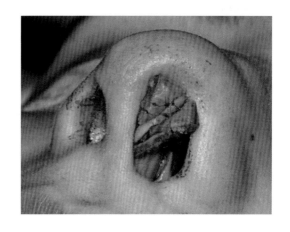

以下是患者术前和术后 1 年的对比照片。请注意观察前额脂肪填充的效果。

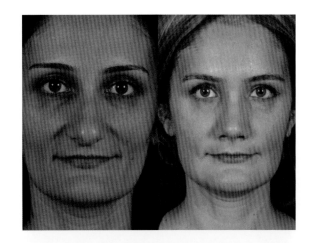

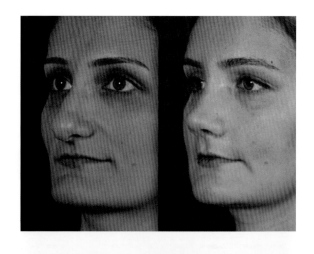

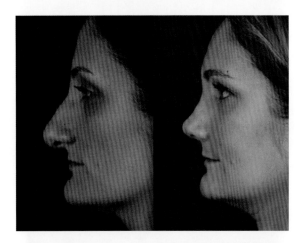

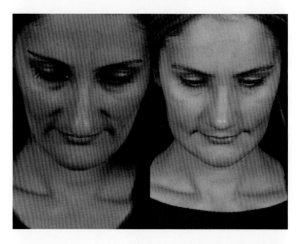

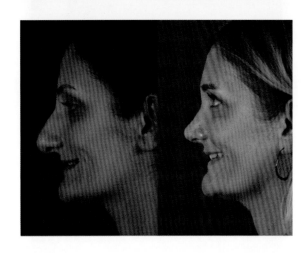

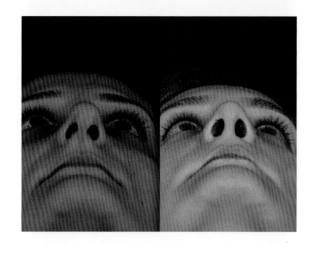

13.3 外侧脚窃取术的操作方法

（1）用两个镊子慢慢弯曲穹窿，并找到新的穹窿点。

要点

　　该步骤需要在头侧切除后进行，因为切除后可以有 1~2 mm 的变化。

　　（2）在下外侧软骨的顶点和脸颊上的标记线处于同一水平后进行折叠，并在软骨上标出识别点。

　　如果术者在患者的右边，就在右外侧脚上做一个模拟，在左侧反之亦然。

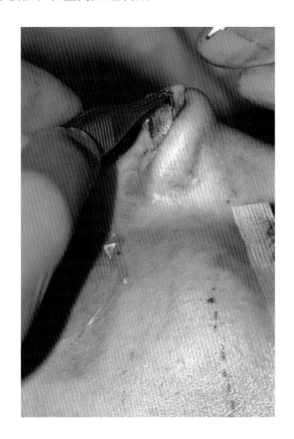

　　脸颊上的标记线有助于确定新的鼻尖点，手术结束时检查一下脸颊标记线和鼻尖的位置。

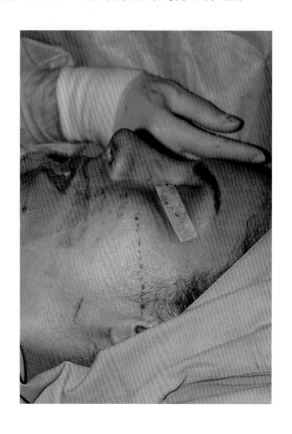

要点

　　如果只是为了旋转或鼻部缩短而施行外侧脚窃取，那么可以先将外侧脚向前拉伸，然后再复制之前的外侧脚窃取操作。如果要降低突出度，可能要在外侧脚上多窃取 1~2 mm。在这种情况下，术者可以在以前习惯的折叠位置向后 1~3 mm，用手术镊来复制外侧脚窃取的操作，这样做是为了窃取更多。这样做就把踏板后移所带来的影响也考虑在内了。

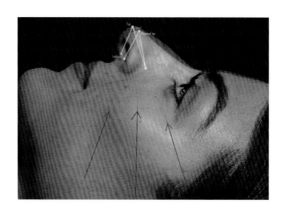

　　脸颊上的标记线有助于确定新的鼻尖点，手术结束时检查一下脸颊标记线和鼻尖的位置。

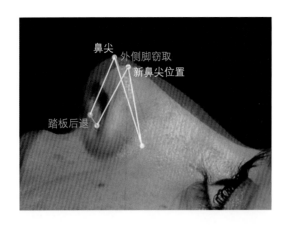

要点

由于 1 mm 的窃取会产生 6°~8° 的旋转度的改变，所以仅仅几毫米也是非常重要的。因此，我们要在患者的脸颊旁画上参考线。

（3）如果鼻尖处在中线上，那么使用参考点作为第一标记点。使用尖剪刀测量新穹窿和参考点之间的距离。标记出鼻尖的位置。在另一侧的外侧脚上同样标记出新穹窿位置。

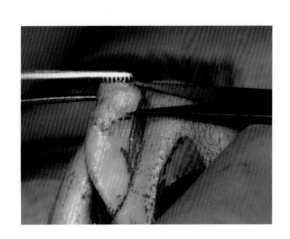

（4）要注意测试两侧新穹窿是否对称。

13.4 穹窿对称测试

用两把镊子牵拉双侧外侧脚，使鼻小柱皮肤内陷，双侧穹窿在中线处汇合。当软骨处于中线，将新穹窿位置的两侧软骨紧贴在一起并做好标记。对于鼻尖偏斜的患者，应采用不对称外侧脚窃取术进

行矫正，否则鼻尖偏斜不会改善。左右穹窿之间 1 mm 的外侧脚窃取差可导致 10° 的中轴偏移。我借助这个几何学的力量来矫正鼻尖偏斜，鼻尖弯向被窃取更多的一侧。

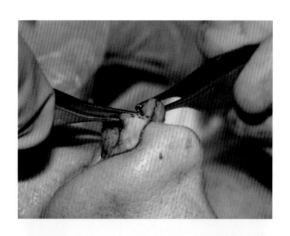

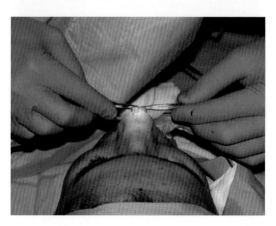

这样术者可以在闭合入路手术中调整穹窿对称性。穹窿对称性的测试方法也使开放入路手术对鼻尖对称性调整的优势不那么明显了。在穹窿对称测试时，术者可以通过将穹窿聚拢在一起来调整对称性，且该操作可以在没有助手协助拉开鼻尖皮瓣的情况下进行。

要点

在鼻尖过度突出的患者中，下外侧软骨的总长度比正常值要大。这种情况应该在某个点上缩短下外侧软骨的长度。应该在这些患者画有阴影的照片上规划手术，新鼻子要处于阴影中。对于这类患者，可以先施行中间脚重叠手术。

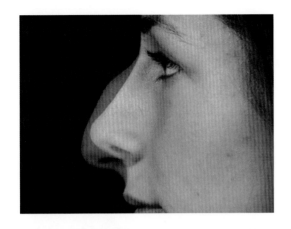

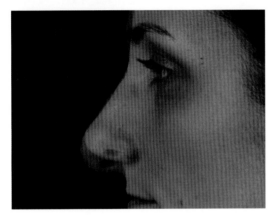

13.4.1 软骨一般从哪里切开

（1）穹窿：在穹窿部切开软骨会产生尖锐的边缘。需要运用修饰移植物，而且控制起来很困难。

（2）外侧脚：在外侧脚切开会在鼻孔上形成凹陷，因为该区域的下方是空的。可以进行切开并滑行重叠，对于皮肤较薄的患者，滑行重叠点可能会显形。

13.4.2 最可靠的下外侧软骨切开点在哪里

答案应该是中间脚处。因为该区域的下方不是中空的，在此处重叠软骨不但不会产生膨出，还加强了中间脚的力量。

> **要点**
>
> 请注意，有 30% ~ 40% 的患者需要在某一点切断下外侧软骨。否则，将不能解决鼻尖过度突出的问题，或者可能会导致鼻小柱悬垂。在完成外侧脚窃取后，下小叶会出现悬垂和延长，这时不要拆开缝线，因为这种冗余会在进行中间脚重叠后完全恢复。如果存在下小叶多边形过长或悬垂，就应该进行中间脚重叠。如果要降低鼻尖突出度，可以做踏板后移。

13.5 穹窿头侧缝合术

13.5.1 我如何开发穹窿头侧缝合技术

我从 2008 年开始使用穹窿头侧缝合技术。当 Gruber 在 2010 年根据 11 例患者使用经验公开发表该技术的时候，我意识到拥有 200 例患者使用经验的我已经晚了一步（半贯穿穹窿缝合术）。我常规施行外侧脚窃取技术，为了构建出新的穹窿，我多次使用贯穿穹窿缝合。当然，所构建的穹窿是松软的。为了构建出合适的穹窿形态，我在内侧脚和外侧脚的头侧缘之间反复做试验缝合。经过一段时间尝试，我发现这样的缝合与贯穿穹窿缝合相比，能构建出更好的穹窿形状，因此，我就不再使用贯穿穹窿缝合了。在温哥华鼻整形协会会议上，我问 Gruber 是否只使用穹窿头侧缝合术，他告诉我，他通常把这种缝合技术与贯穿穹窿缝合术联合使用。

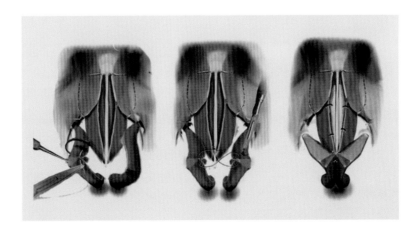

比到底是谁首次使用和发布这种缝合技术更重要的是，这是构建穹窿三角形最实用的技术。在我们与Rollin Daniel 合著的文章中详细讨论了这项技术。这项技术被命名为"穹窿头侧缝合术"。Ali Teoman Tellioğlu 就是这样称呼它的。

Çakir B, Doğan T, Öreroğlu AR, Daniel RK. Rhinoplasty: surface aesthetics and surgical techniques. Aesthet Surg J. 2013 Mar; 33(3): 363-75.

"穹窿头侧缝合术是一种简单的缝合技术"

在距新的穹窿点 3 mm，离内侧脚和外侧脚头侧缘 2 mm 处缝线并打结。这样会形成一个穹窿三角形。这种缝合技术有一个副作用：在 Ti 点会形成"猫耳"状。这种副作用会使 Ti 点升高。

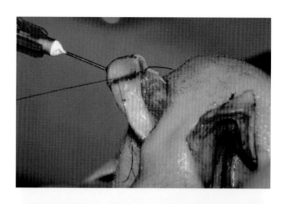

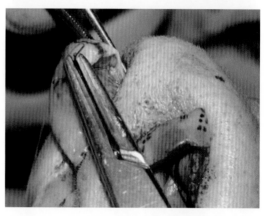

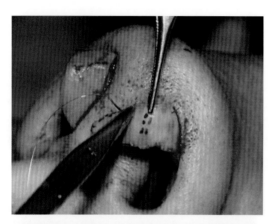

在穹窿头侧缝合的位置，软骨可能会紧紧地贴附在软组织上。在这种情况下，进行 2~3 mm 的软组织剥离可以使穹窿头侧缝合变得更加容易。如果进行了软骨膜下剥离，就不需要再进行该操作了。

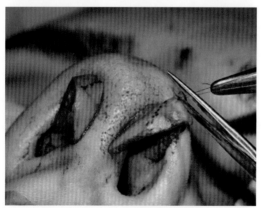

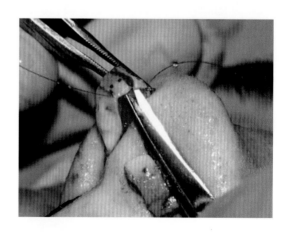

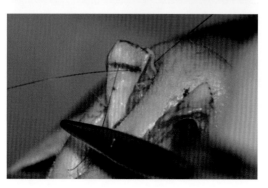

要点

我不会将鼻尖固定在鼻中隔上。另外，所有的软骨高度应该根据预想的新鼻形而定。我们通过缩短外侧脚来调整旋转度。旋转度的指标就是外侧脚。

13.6　控制 1

现在我们应该检查鼻尖旋转度。通过使用内侧脚上的软组织来固定穹窿。回纳软骨，并再次检查鼻尖旋转度。鼻小柱多边形和下小叶的形态可能会受影响，可以先不理会，现在我们只调整外侧脚的长度。在测试时，内侧脚向内折叠，但无法显示内侧脚冗余的长度。当进行额外的穹窿头侧缝合并放置支撑移植物后，可能会导致内侧脚过长。出现这种情况时，你可能会觉得外侧脚窃取过度了。如果中间脚延伸，下小叶也会延伸，就会形成鼻小柱悬垂。为了解决这个问题，应该施行中间脚重叠的操作。

13.7　控制 2

（1）如果对鼻尖旋转度比较满意，可以将穹窿从切口内拉出并拆开"8"字缝合。用两个镊子将穹窿向前牵拉，新的穹窿应该在面部中线处汇合。如果穹窿不对称，就拆开穹窿试验缝线，重新进行测量。

（2）一次穹窿头侧缝合通常是不够的。想要通过这种缝合来矫正外侧脚静息角，需要在更深的位置进行缝合。当护士用拉钩向前、向外紧紧拉住穹窿时，外侧脚的尾侧缘就处于正确的位置上。随着鼻孔的皮肤将外侧脚的尾侧缘推向内侧，其静息角就会得到改善。护士把软骨固定在正确的位置上，分别在 5 mm 和 7 mm 处进行第 2 针和第 3 针穹窿缝合，注意打结不要太紧。

> **要点**
>
> 牢记，第 2 针和第 3 针穹窿缝合是为了维持牵引状态下的穹窿形状。如果缝合打结太紧，内鼻阀就会缩窄。当护士放松牵引时，内、外侧脚应该处于正确的位置上。

> **注意**
>
> 第 2 针和第 3 针穹窿头侧缝合术是我所知的解决外侧脚上置和内侧脚悬垂的最好方法。

> **要点**
>
> 内侧脚和外侧脚的尾侧缘将形成琢面多边形。当进行软骨缝合时，不要只专注于缝合本身，而要关注软骨的形态。我使用缝合和移植物来获得我想要的美学形状。

（3）在大约 70% 的患者中，进行外侧脚窃取后，中间脚的高度问题会得到纠正。大多数患者的下小叶都是过短的，外侧脚窃取可以增加下小叶的高度。

> **注意**
>
> 当踏板位置固定，外侧脚窃取不能使鼻尖突出度增加超过 1 mm（见椭圆形模型），下小叶的增加量取决于外侧脚的窃取量。

（4）如果能确认穹窿的位置正确，就可以切除第一针穹窿头侧缝合所形成的"猫耳"，并再进行一次穹窿头侧缝合。

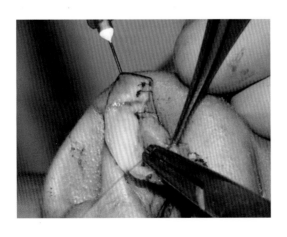

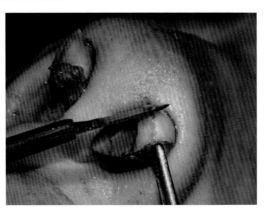

注意

　　我从 Teoman Doğan 那里学会了这个手术操作。Gruber 关于半贯穿穹窿缝合的文章没有提供足够的细节。如果穹窿头侧缝合所产生的"猫耳"得不到矫正，那么将无法继续使用该缝合技术。2009 年以前，为了解决"猫耳"带来的影响，我采用放置小的移植物来增加了 Ti 点的突出度，而不是去除"猫耳"和降低 Ts 点的突出度来达到。切除"猫耳"是一个更加实用的方法。"猫耳"切除后，外侧脚更易弯曲去构建穹窿，穹窿头侧缝合的负荷量将会减少。

要点

　　如果不将明显的"猫耳"畸形去除，那么 Ts 点将高于 Ti 点。在垂直平面上，如保持 Ti 和 Ts 点处于同一高度，就会有更多的美感。请参阅第 45 页"鼻尖转折点"。

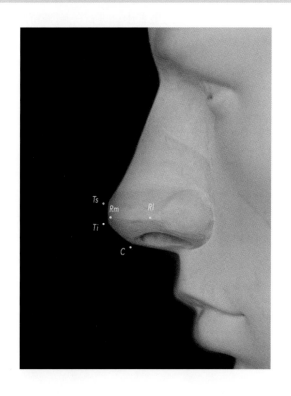

病例

　　患者的左侧穹窿形态不规则，而右侧穹窿形态规则。

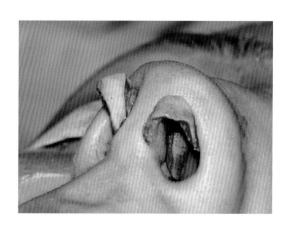

做好标记线。

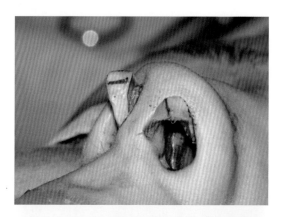

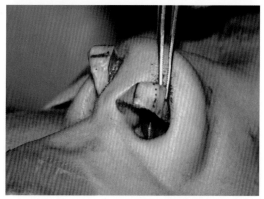

在左侧穹窿上进行穹窿头侧缝合。

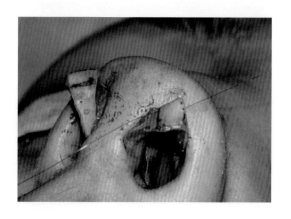

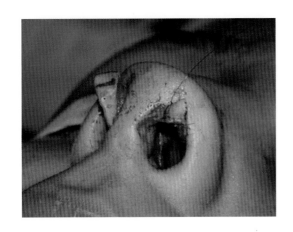

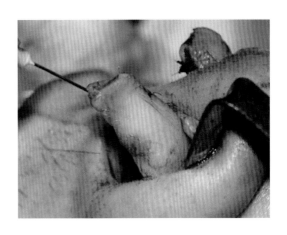

形态不规则的穹窿通过一次缝合就基本矫正到正常穹窿形态。

该切口形成了一个额外的琢面，它有 2 mm 宽，位于外侧脚的头侧端。在多边形模型中观察这个琢面多边形，卷轴韧带的内侧部分就位于该区域。

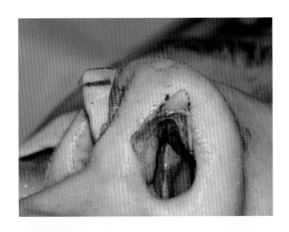

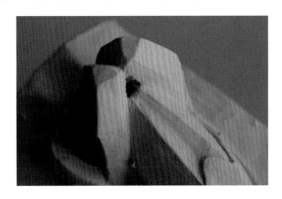

13.7.1 穹窿头侧缝合术的优点

（1）容易构建出穹窿三角形。

（2）可以矫正外侧脚的静息角。

（3）操作简单。

（4）由于它能支撑鼻翼缘，所以几乎不需要鼻翼缘移植物。

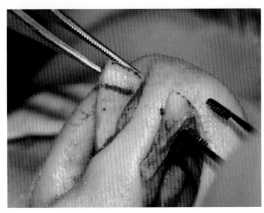

要点

一些患者外侧脚的头侧缘非常坚韧，穹窿头侧缝合无法充分扭转该软骨的头侧缘。遇到这种情况，可以做一个 3~4 mm 不穿透底部软骨膜的切口就足够了。

要点

我们都知道贯穿穹窿缝合时缝线不要拉得太紧，这一点无论怎样强调也不为过，因为我们要通过缝合来构建鼻子最重要的部分。不同的外科医生进行缝合时，力道或多或少都会有所不同，我曾见过一位非常有名的外科医生在贯穿穹窿缝合时，因为将缝线拉得过紧而使穹窿受到挤压。在距穹顶 3 mm 处进行第一次缝合是最重要的，因为这样可以塑造穹窿的形状。如果缝合时将缝线绑得太紧，术者将没有机会通过线结调节张力。

（5）它的可控性更好。

（6）它不会影响到琢面多边形。

（7）这样的操作很容易在外侧脚上的某一点形成新穹窿，它所构建的穹窿拱起效果要优于贯穿穹窿缝合所构建的。

（8）依靠从内侧脚和外侧脚的支撑来保持其自身的稳定。

（9）它解决了内侧脚悬垂和外侧脚上置的问题。

病例

患者的左下外侧软骨缺失。专科检查并没有发现明显的问题。手术后我们得知该患者在幼年时曾患过一次鼻部感染。我们用穹窿头侧缝合技术重建左外侧脚。

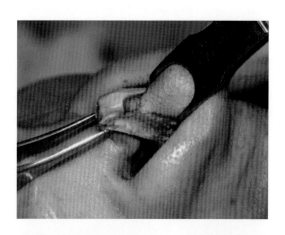

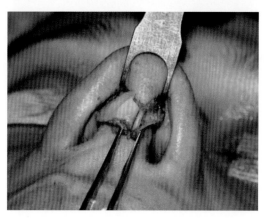

将来自于鼻中隔的移植物通过环形缝合固定到左内侧脚上，这样缝线不穿过移植物。

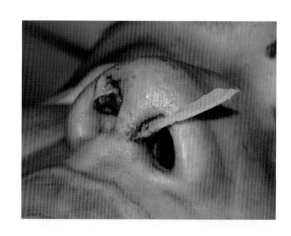

在右侧穹窿采用穹窿头侧缝合术，并行 3 mm 外侧脚窃取操作。通过测量右内侧脚的长度来确定左内侧脚缺损的长度，然后在软骨移植物上进行标记。

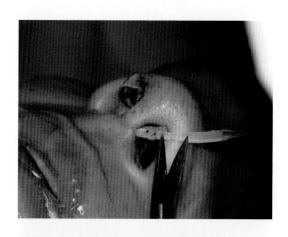

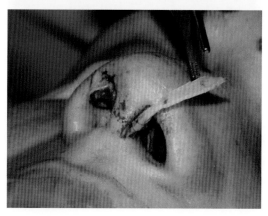

在移植物上的等距离点行穹窿头侧缝合。

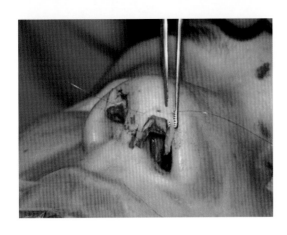

注意当通过缝线挤压移植物时会产生一个天然的穹窿形状。

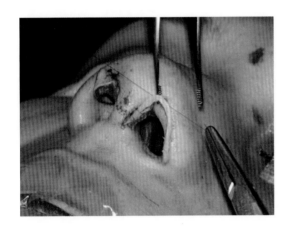

当进行第 2 针穹窿头侧缝合时，移植物的游离端向内旋转，并形成外侧脚静息角。

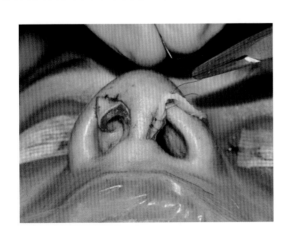

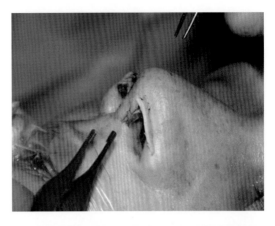

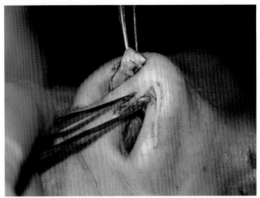

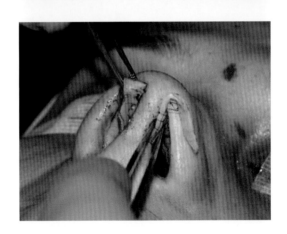

放置支撑移植物。

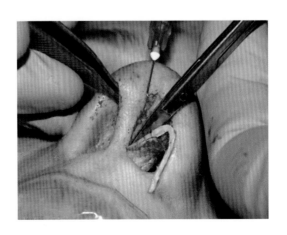

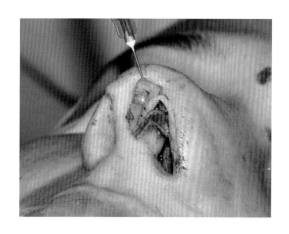

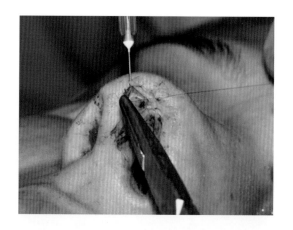

由于患者的皮肤较厚，软骨又薄弱，因此计划使用鼻尖软骨移植物。我通常倾向于双侧的穹窿分别使用软骨移植物，但由于左侧穹窿是通过一个软骨移植物进行重建的，所以首选使用整块的 Peck 移植物。Peck 移植物就是为创造穹窿三角形而设计的。

这是患者术前和术后 1 年的对比照片。

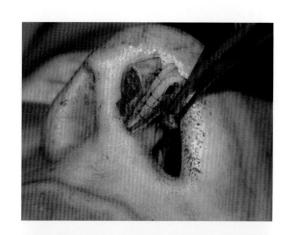

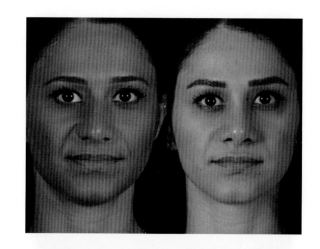

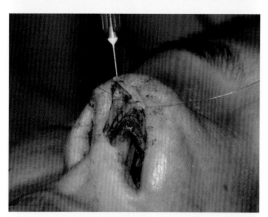

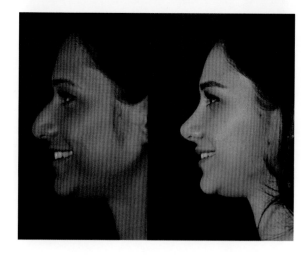

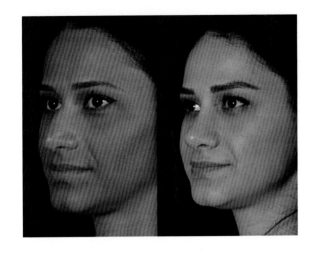

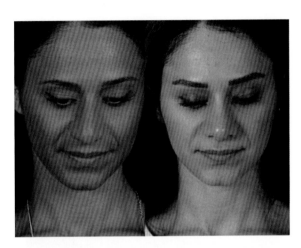

必要就可以进行该操作了。该操作是不可逆的。它有两种类型：完全型和部分型。

13.8.1 内侧脚完全切开重叠

从内侧脚最凸出的部分将其横断。通常该点距离新穹窿 5~7 mm 处。用刀片切断内侧脚，并用刀片剥离穹窿下的黏膜，一直剥离到计划重叠软骨部分的末端。这样可以让结构更加稳定。

将上端部分向下滑行至下端部分的表面。用 6/0 PDS 缝线缝合尾侧缘，这样就很容易固定该部位。

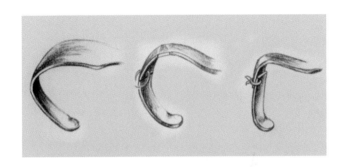

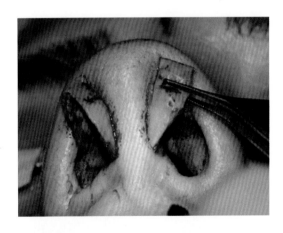

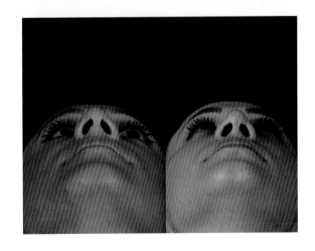

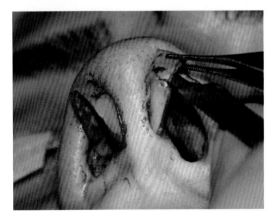

13.8 内侧脚重叠技术

内侧脚重叠通常用于那些鼻子长且大但下小叶高度正常的患者。当穹窿处于合适的位置，如果有

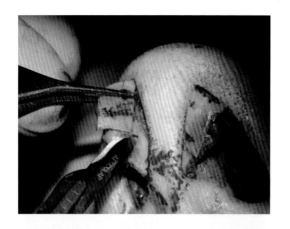

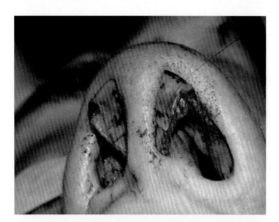

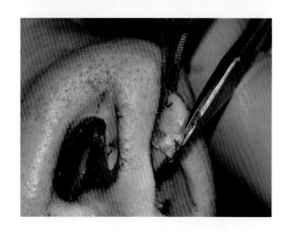

病例

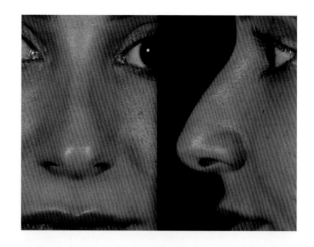

进行了 6 mm 宽的外侧脚窃取后，将软骨回纳并检查鼻尖旋转度。

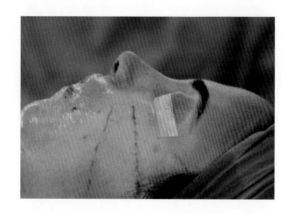

由于还没有对下小叶多边形和鼻小柱多边形进行修复，所以侧面观中间脚过长的问题并不明显。如果我们对目前的旋转度满意，那么现在就可以通过中间脚重叠技术矫正中间脚的长度了。

可以观察到内侧脚的多余部分。

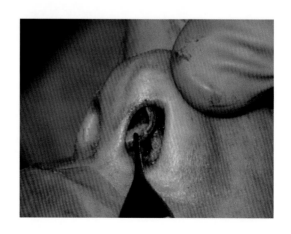

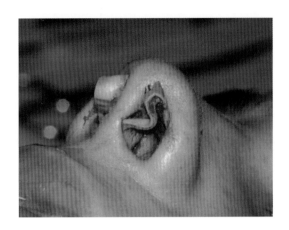

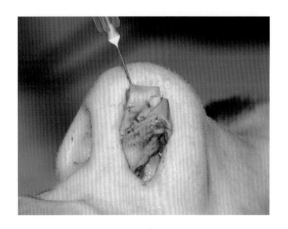

进行一个 4 mm 的中间脚重叠操作。外侧脚窃取使下小叶延长了 6 mm，而中间脚重叠又使其缩短了 4 mm，因此下小叶现在比原来加长了 2 mm。

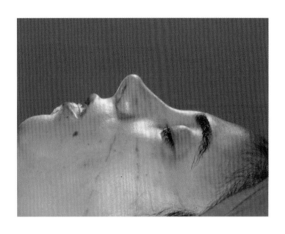

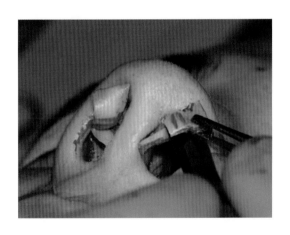

13.8.2 内侧脚斜行切开重叠

有时内侧脚的横向切口可能与第 2 针或第 3 针穹窿头侧缝合相重合。碰到这种情况时，可以斜行切开内侧脚，这样软骨的接触面就增加了，缝合后更稳定，而且该切口也不影响穹窿头侧缝合。

病例

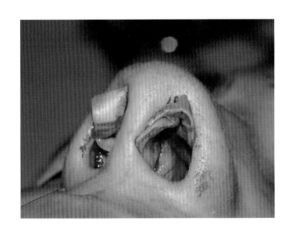

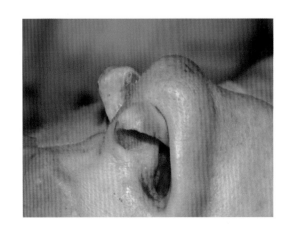

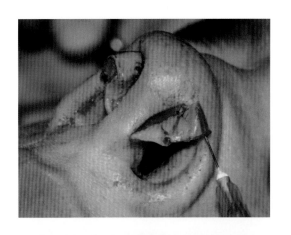

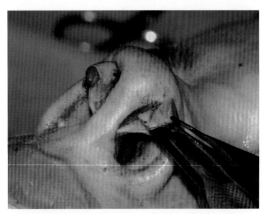

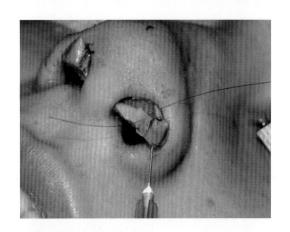

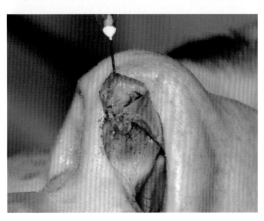

13.8.3 内侧脚（前部）部分切开重叠

如果下小叶悬垂但长度正常，在完成外侧脚窃取后可采用内侧脚的部分或前部重叠技术。因为如果实施完全型的重叠技术，下叶高度将会降低。切开内侧脚最凸出的部分，一直切到距离头侧缘 1~2 mm 处，在其尾侧缘进行 2~3 mm 的重叠并将其缝合。该操作可以修复中间脚隆起，但不会缩短内侧脚。内侧脚重叠完成后，回到软骨面的顶部，并进行第 2 针和第 3 针穹窿头侧缝合来重新稳定新位置上的下外侧软骨。

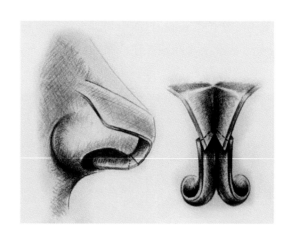

病例

我们给患者做了外侧脚窃取，但下小叶仍悬垂。由于下小叶长度仍然不足，所以我们计划进行内侧脚部分切开重叠。

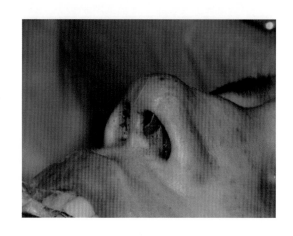

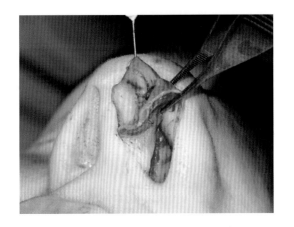

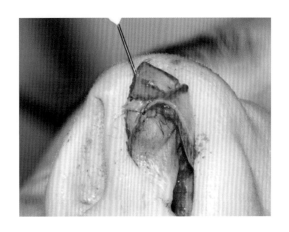

我们在不缩短下小叶多边形的情况下，矫正了中间脚隆起。

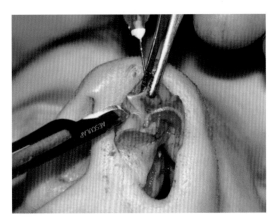

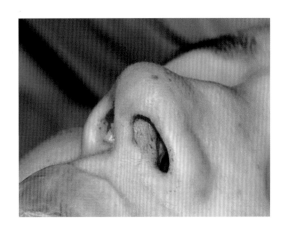

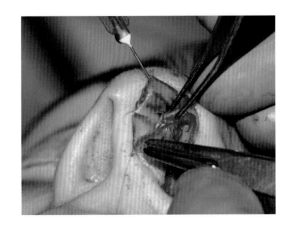

13.9　穹窿间缝合

我们已经分别构建了双侧的穹窿三角形，现在我们要将它们连接起来。在进行这些手术操作的过程中，要记得使用多边形模型来协助你。助手也应该熟悉这些模型。护士必须将穹窿夹持固定在合适的位置上，以便术者把它们固定在正确的位置。

（1）将两侧穹窿从靠近术者的这一侧鼻孔拉出。

（2）用拉钩固定两侧穹窿。有时候只需用拉钩固定离术者较远的穹窿即可。

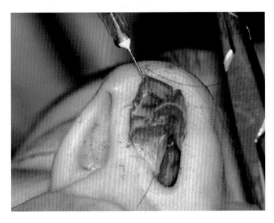

要点

不要在盲视的情况下缝合穹窿，因为穹窿间夹角是非常关键的。

（3）男性的穹窿间夹角为80°，女性为100°。该空间将形成穹窿间多边形。

（4）我们在剥离穹窿的过程中，已经将穹窿间的组织分开，可以用2个或3个环形缝合来修复这些组织。

> **要点**
>
> 修复两个下外侧软骨之间的软组织可以防止鼻尖软骨向鼻中隔移动。这样，不仅不会损失鼻尖突出度，而且还能增加结构稳定性。下面的患者对裂开的Pitanguy韧带进行了修复。

修复了内间脚之间的软组织。

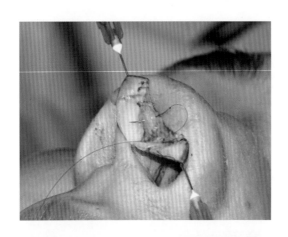

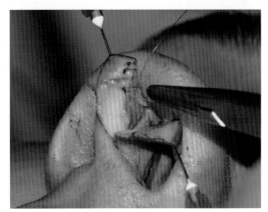

在更靠近穹窿处做第2个环形缝合。

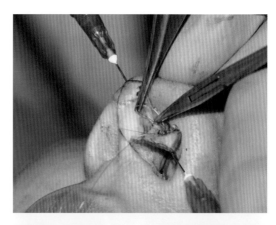

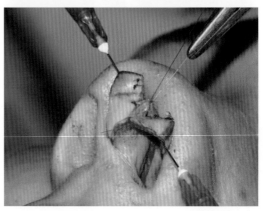

在开放入路鼻整形术中，可以看到裂开的穹窿间韧带和Pitanguy韧带。当将这些组织缝合后，会在穹窿和鼻中隔角之间形成类似垫子一样的组织，并提供2~3 mm的突出度。

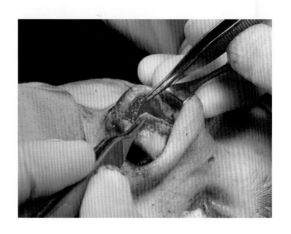

最后的环形缝合正好通过穹窿头侧缘的下方。这种缝合使双侧穹窿变得平衡，防止双侧穹窿中有一侧在彼此之上。

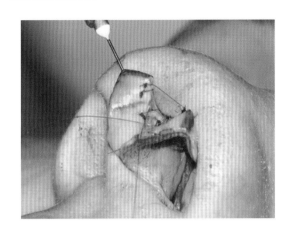

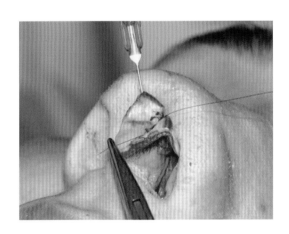

现在我们可以为支撑移植物剥离一个腔隙。

13.10 鼻小柱支撑移植物

我经常使用支撑移植物。使用移植物可以更好地稳定穹窿，并可以更好地构建穹窿间多边形。一旦修复了两侧内侧脚和穹窿之间的软组织，就可以放置该支撑移植物了。放置支撑移植物后，用缝针穿过内侧脚、穹窿和支撑移植物将其固定。

13.10.1 最佳的移植物供区在哪里

该支撑移植物应该薄到不会使鼻小柱多边形膨胀，不过它也要足够坚固。从鼻中隔软骨基底部取出的软骨是一种很好的支撑移植物材料，但在使用

前必须将其削薄。

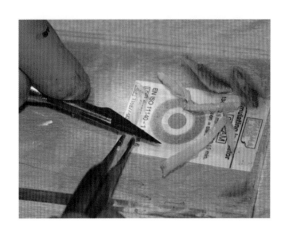

从鼻中隔尾侧端切除的软骨也适用于制作支撑移植物。

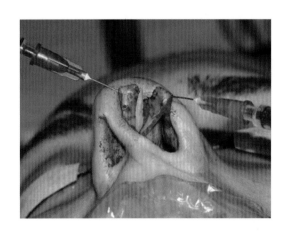

13.10.2 放置支撑移植物

（1）用锐利的尖头小手术剪自近内侧脚头侧缘插入踏板之间。这样就不会损伤任何动脉、神经或静脉。

（2）剪刀闭合向前推进 3 mm。

（3）将手术剪的尖端撑开 3 mm 扩展隧道。如果把剪刀尖端撑开太大，可能会伤到韧带，并撕裂缩窄踏板的缝线。

（4）闭合手术剪，并继续向前推进 3 mm。重复这个过程，直到接触到骨面为止。

（5）将剪刀回拔，但不要将其完全取出，撑开剪刀腿，将支撑移植物置于其间。拔出剪刀后就不要再试图推动支撑移植物。这可能是一个很有难度的操作。

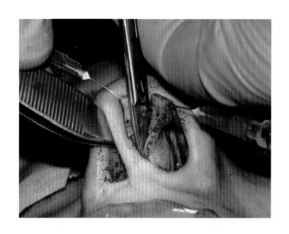

移植物，也能让移植物在穹窿间不显形，而且不会闭合穹窿间多边形。

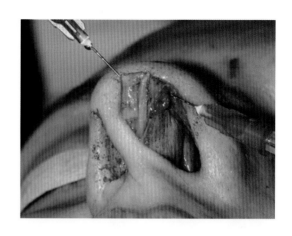

在多边形模型中观察支撑移植物与穹窿软骨之间的关系。

下图中可以看到表浅 SMAS 和内侧脚软骨膜。

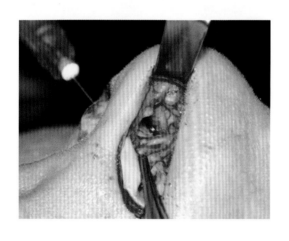

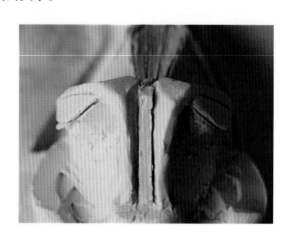

可以看到已经用"8"字缝合法固定了穹窿。注意观察支撑移植物是如何通过环形缝合嵌入到穹窿间多边形内的。

（6）以"8"字缝合法连接穹窿的尾侧缘。该缝合需要穿过穹窿头侧缝合所经过的位置。

为什么不做环形缝合，而做"8"字缝合？因为"8"字形缝合可以防止穹窿软骨在顶部相互重叠。在固定好支撑移植物和 C' 点之后，也可以进行环形缝合。如果先做一个"8"字缝合，操作将会更顺利。修复穹窿之间的软组织也可以防止穹窿互相重叠。

（7）通过一个穿过穹窿三角头侧缘的环形缝合来固定支撑移植物，这样可以在穹窿之间插入支撑

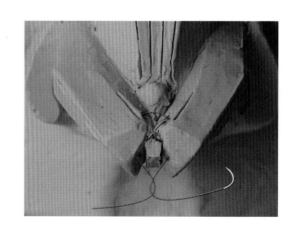

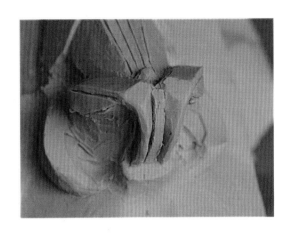

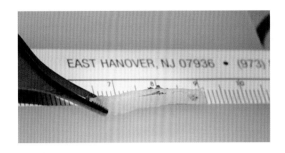

用一把薄的喙形手术剪分离一个合适的口袋，将支撑移植物穿过剪刀腿放置到隧道中。

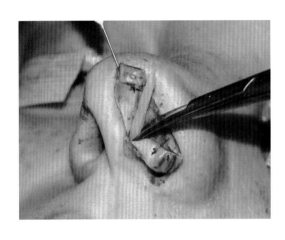

（8）一个从中间脚边缘穿过的垂直环形缝合可以防止支撑移植物的脱出。它还能稳定中间脚。

让我们看看另一个患者的支撑移植物是如何放置的。用 11 号刀片将从鼻中隔基底部切除的软骨进行塑形。

采用两次环形缝合修复分开的 Pitanguy 韧带。

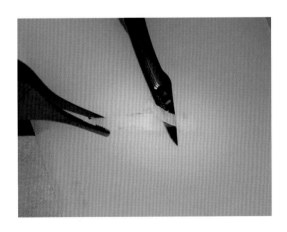

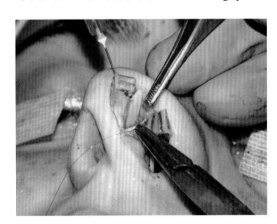

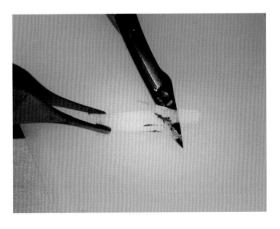

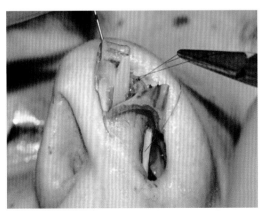

在进行 Pitanguy 韧带第 2 针缝合时，将支撑移植物固定到环形缝合内。也可以在该移植物的顶端通过一个"8"字缝合来固定。

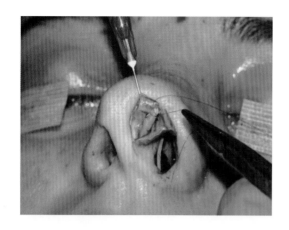

通过中间脚固定缝合，将支撑移植物嵌入并固定。该缝线不一定非要穿过支撑移植物。

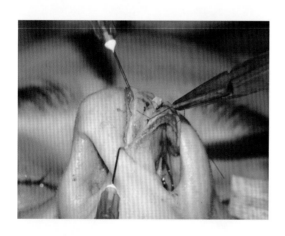

13.10.3　为什么不用环形缝合法，而是用"8"字形的水平褥式缝合

将缝线从下小叶多边形的中间脚边缘沿相同方向穿过，缝线尽量靠近头侧端。打结时使缝线在软骨上形成"8"字形，可固定该支撑移植物。这种缝合法可以防止支撑移植物向尾侧移位而填充下小叶多边形。支撑移植物的顶端避免使用经典的水平褥式缝合。

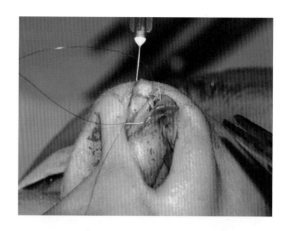

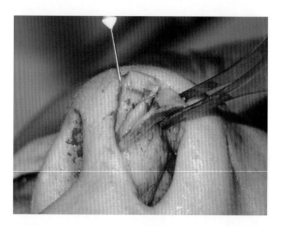

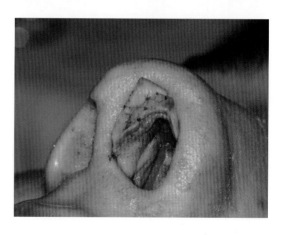

13.10.4　穹窿尾侧缘切除术

如果鼻尖的宽度比预想的宽，可以额外切除 1~1.5 mm 宽的穹窿尾侧端。注意，穹窿三角多边形的高度不要低于 5 mm，这样可以仿制出穹窿间凹陷。对于皮肤较薄的患者，进行穹窿尾侧缘切除应格外谨慎。若切除超过 1.5 mm，将会导致琢面多边形回缩。本例患者计划切除 1 mm 的穹窿尾侧缘。

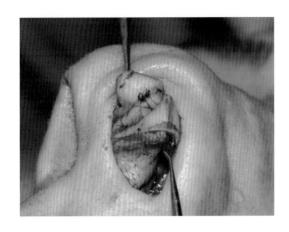

用 11 号刀片进行切除。

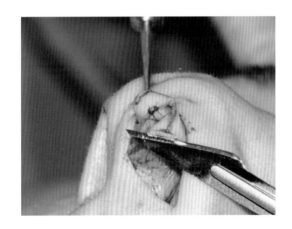

这样，就可以在不打开鼻尖缝线的情况下将鼻尖宽度缩窄 2 mm。

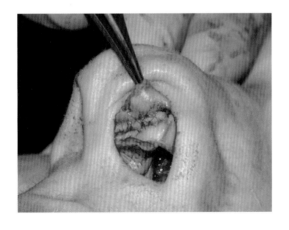

13.10.5　重建鼻小柱转折点

鼻小柱转折点（C' 点）是下小叶多边形和鼻小柱多边形的结合点。

（1）如果鼻小柱从鼻唇角到鼻尖是平滑的，那就会出现手术鼻外观。对于一个美观的鼻子，C' 点应该是清晰的。

（2）漂亮的鼻子其 C' 点应与鼻孔顶点处于同一水平线上。

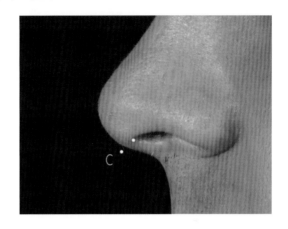

（3）如果 C' 点处于鼻孔水平，正面观就很容易看到鼻孔的内部。下图的病例就是这样的情况。

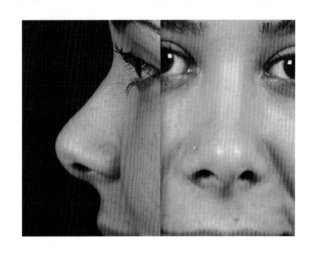

（4）如果把 C' 点放在鼻孔顶点的前方，就可以在不显露鼻孔内部的情况下获得一个更高的鼻子。

13.10.6　C' 点的缝合

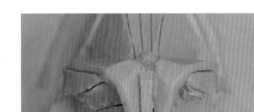
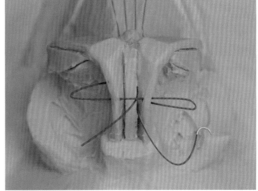

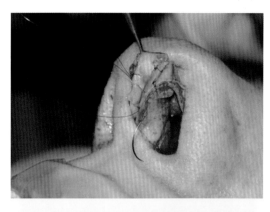

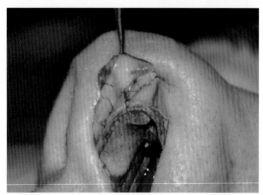

（1）首先，用6/0的PDS缝线穿过穹窿下方6～7 mm处的支撑移植物，然后从内侧脚头侧缘深面穿过，从尾侧缘穿出。注意不要使缝线穿透黏膜。

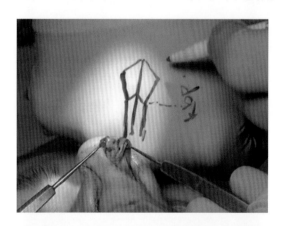

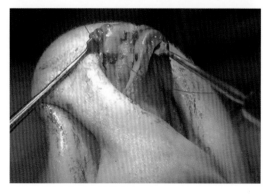

（2）原位折返，将缝线自内侧脚尾侧缘穿入。

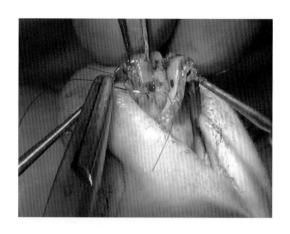

（3）缝线不穿过支撑移植物，将其从对侧的内侧脚尾侧缘附近穿出。

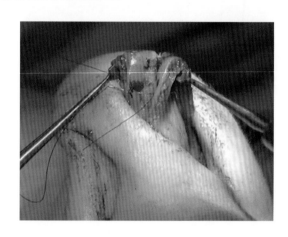

（4）缝针继续折返从内侧脚头侧缘附近穿出，使其再次接近支撑移植物。

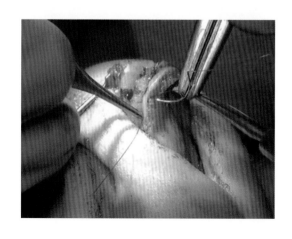

（5）打结时，支撑移植物会嵌入内侧脚间，并形成 C' 点。这样就会构建出一个看起来朝下的鼻小

柱多边形和一个看起来斜向下 45° 的下小叶多边形。

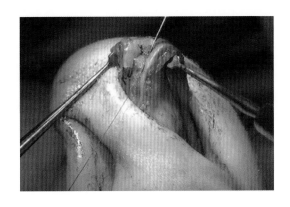

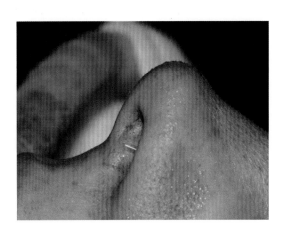

13.10.7 C' 点的移植物

有一些患者尽管进行了 C' 点缝合，但其 C' 点仍不够明显。在手术最后阶段，可以用压碎的圆形软骨移植物来解决 C' 点的问题。牢记，C' 点与侧面观中的鼻孔顶点处于同一水平。

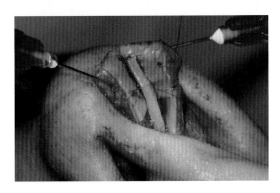

即使 C' 点缝线已经穿过支撑移植物，但如果下小叶多边形和鼻小柱多边形之间界线不清，还可以在 C' 点再进行一次单纯间断缝合。内侧脚尾侧缘间的缝线会阻止表浅 SMAS 组织进入内侧脚之间，但我们也可以把这个劣势转化成优势。在下面的病例中，表浅 SMAS 组织在原 C' 缝合点膨出，可以使 C' 点更加明显。

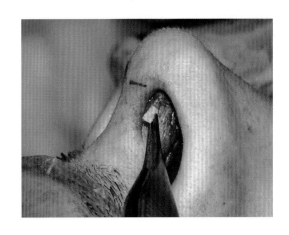

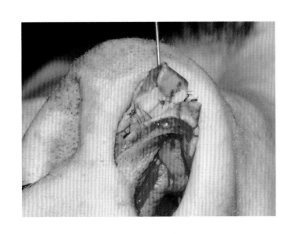

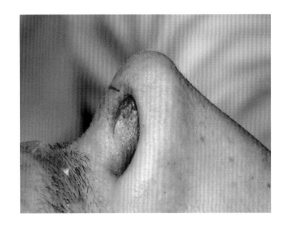

上图中的患者使用了一个 C' 点移植物，下图是其术后 45 天的效果图。

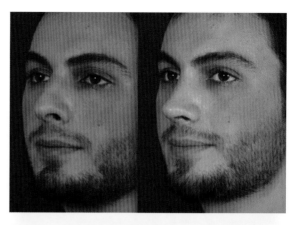

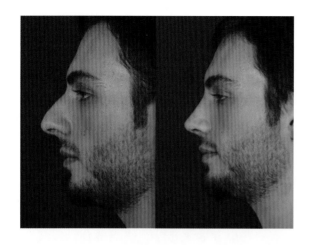

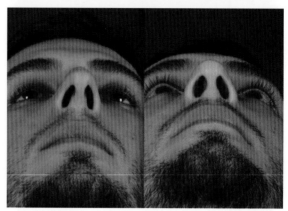

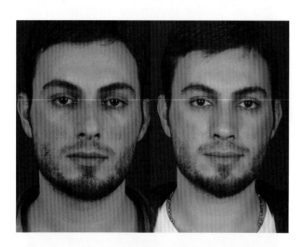

13.11 下小叶尾侧轮廓移植物

中间脚是下外侧软骨中最薄的部分。然而，即使是薄弱的中间脚，也能和软组织一起构建出一个支撑抵抗结构。但是剥离会使这一脆弱的区域更加薄弱。如果在软骨复位时发现有软骨折叠或软弱的现象，可使用下小叶尾侧轮廓移植物对其进行加强。这些移植物可用于软骨剥离过程的所有损伤区域。如果已经对穹窿间的连接进行了修复，那么使用该移植物的可能将小于 5%。

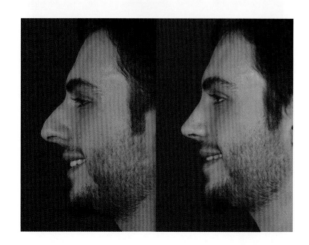

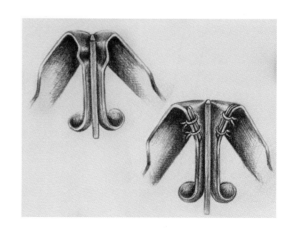

（1）手术进行到该阶段时，在雕刻板上应该有很多软骨，找出大小为（4~5）mm×1 mm 的细小软骨。

（2）将它们浸湿，放在薄弱的中间脚的尾侧缘。

（3）用 6/0 的 PDS 缝线从距中间脚边缘 2 mm 处穿过，注意缝线不穿过移植物。

（4）打结将软骨相互压紧。

（5）可以再做一次缩紧缝合。缩紧移植缝合技术也可应用于撑开移植物，我是从 Ismail Kuran 那里学会了缩紧缝合技术。

（6）切除延伸到鼻小柱多边形部位的软骨。

（7）将该移植物延伸到 Ti 点。

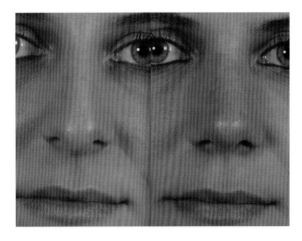

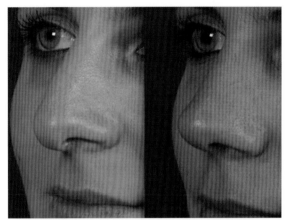

要点

（1）对于鼻部皮肤较厚的患者使用厚的移植物。对皮肤较薄的患者施行该操作时务必小心谨慎，要选择更薄的移植物，并尽可能将它们隐藏在下小叶多边形中。

（2）如果已经对穹窿间组织和 Pitanguy 韧带进行过解剖层面的修复，那么对于初次鼻整形的患者来说，几乎用不到鼻尖移植物。我通常在鼻修复患者中使用鼻尖下小叶尾侧轮廓移植物。如果你频繁使用鼻尖移植物，我建议你再次阅读鼻部韧带部分的相关内容。

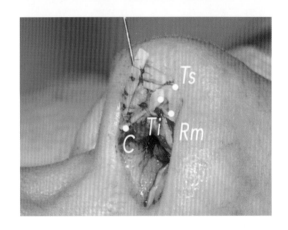

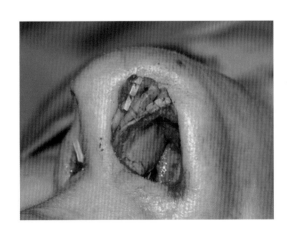

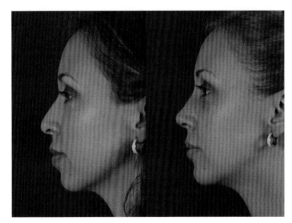

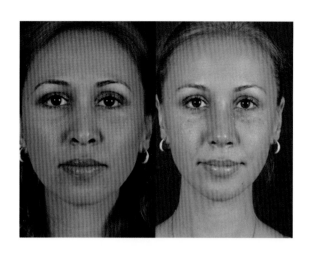

鼻尖高度因为下小叶尾侧轮廓移植物而有所增加。此外，在鼻尖上还放置了细小的游离移植物。

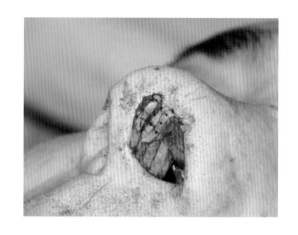

病例

该患者以前做过手术，他的鼻尖软骨已变形。

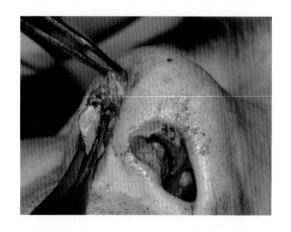

这是患者术前和术后 1 年的对比照片。

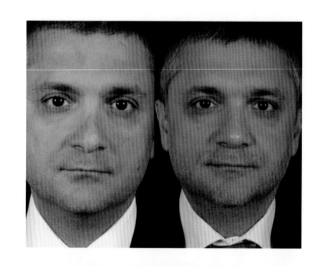

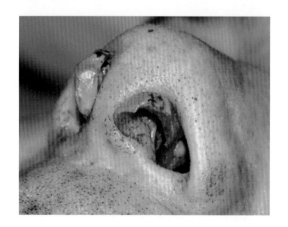

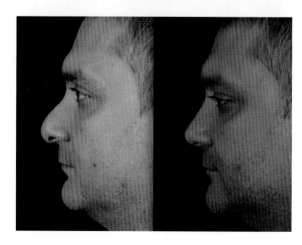

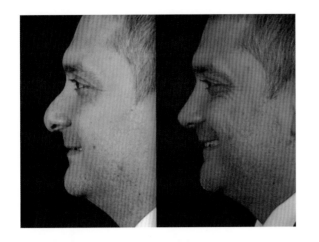

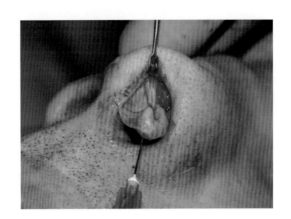

这是另一个初次鼻整形的病例。

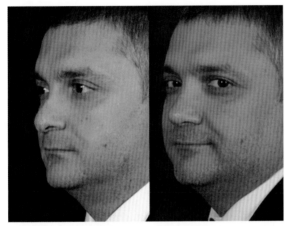

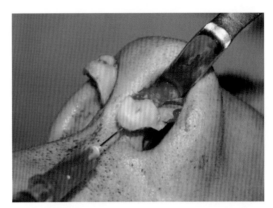

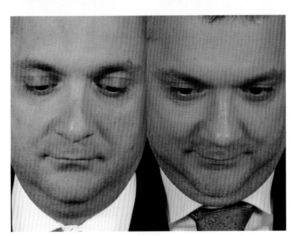

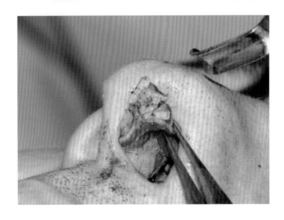

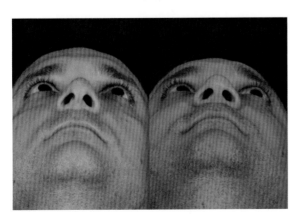

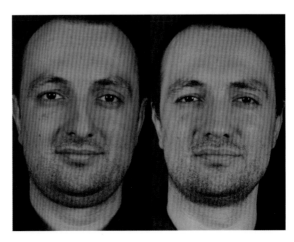

这是另一个初次鼻整形的病例。

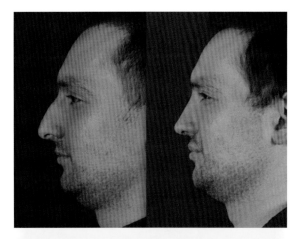

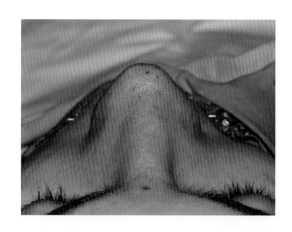

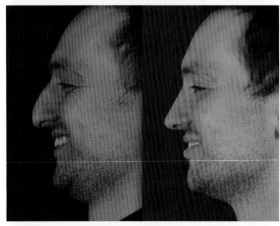

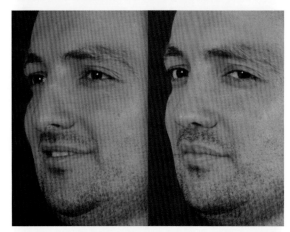

> **要点**
>
> 　　如果使 Ti 点处于 Ts 点的后方，那么鼻尖突出度就会变得不明显。这时，可以使用轮廓移植物将 Ti 点提升到 Ts 点的水平。

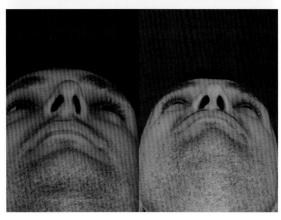

　　Erhan Eryılmaz 将中间脚软骨与黏膜分离，并将移植物置于软骨下方。我受到他的启发，发明了下小叶尾侧轮廓移植物，但我更喜欢把它放在软骨上方。

　　在侧面观中，虽然下小叶的高度是足够的，但鼻尖看起来像处于被过度旋转的状态，其原因可能是：

　　（1）这可能是因为没有去除 Ts 点的"猫耳"，可以切除"猫耳"。

　　（2）还可能是因为 Ti 点与 Ts 点之间相距太远。这时，可以使用中间脚尾侧轮廓移植物来抬高 Ti 点。

　　如果需要抬高鼻尖突出度 2 mm，可以将中间脚边缘移植物延伸至穹窿的尾侧缘，用 6/0 PDS 缝线固定。为防止术后软骨显形，可以将移植软骨的最末端斜行切除。

　　如果需要更高的突出度，可以将 Peck 移植物放置到轮廓移植物的后面，类似于构建穹窿三角形。

　　在闭合入路鼻整形术中，由于我们保护了 Pitanguy 韧带，因此几乎不需要鼻尖盖板移植物。Pitanguy 中央韧带宽度为 2 ~ 4 mm。这个宽度处在穹窿之下，起到垫子的作用。它也将鼻尖突出度抬高了 2 ~ 3 mm，并且保护了鼻尖的活动度。在下面的照片中，可以看到 Pitanguy 韧带的厚度。

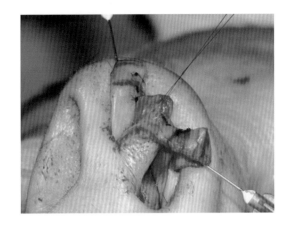

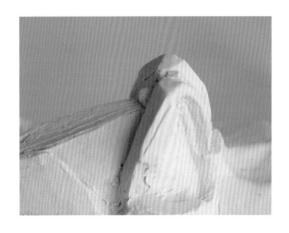

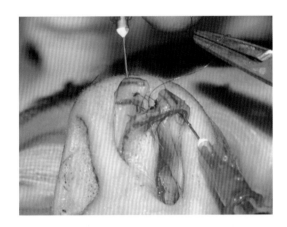

要点

　　如果你手术时切除了 Pitanguy 系统，并采用结构性鼻整形技术，如鼻中隔延伸移植术或榫卯技术，你实际上选择了简单的手术方式。你可以把鼻尖放置在任何你想要的位置上，但这样构建的鼻尖是不能移动的。

请不要让患者在亲吻或者挖鼻孔时为难。

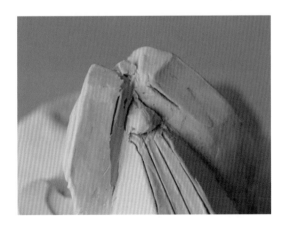

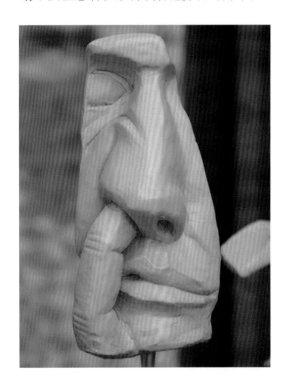

　　结构性鼻整形术是通过切除鼻中隔中的大部分软骨，然后放置一个更坚固的结构移植物来重建患者的鼻尖。不要使软组织与软骨之间的比例关系向软骨倾斜，这些患者的修复将会非常困难。

当你开始关注软骨在鼻部皮肤上形成的高光区时，你就是一位推崇闭合入路的鼻整形医生了。

病例

13.12 稳定鼻小柱多边形

术者还应该稳定鼻小柱多边形。可以用 6/0 的 PDS 缝线进行连续水平褥式缝合来稳定鼻小柱多边形。圆针在固定鼻小柱多边形时非常有用。

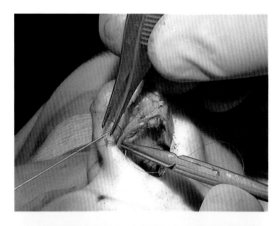

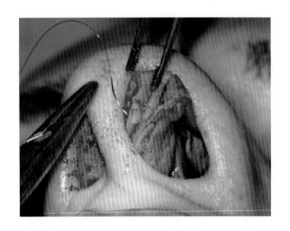

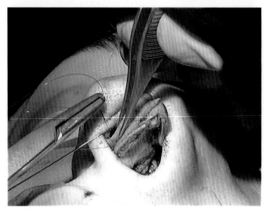

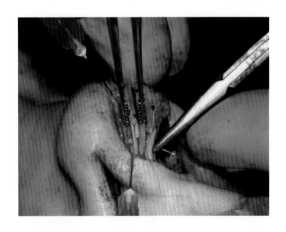

使用此缝合方法时，需要注意要让支撑移植物嵌入。由于我们在剥离时保护了鼻小柱皮下的表浅 SMAS，所以支撑移植物的头侧应该与内侧脚的尾侧缘至少保持 2 mm 的距离，这样为软组织留出容纳的空间。

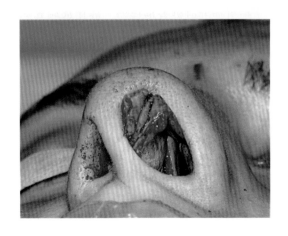

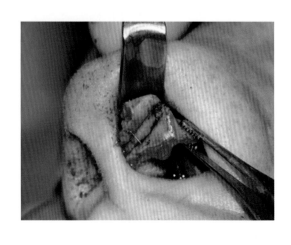

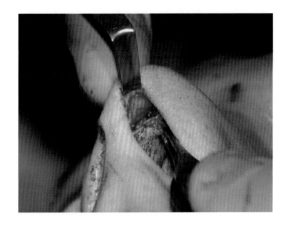

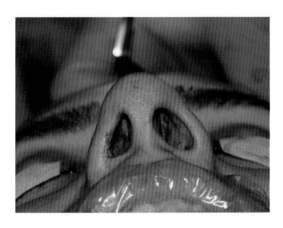

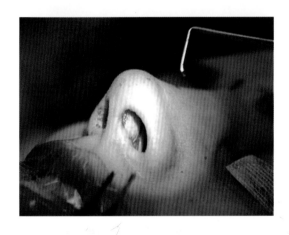

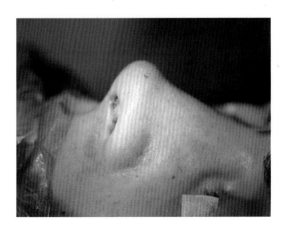

要点

（1）多年以来，我在鼻尖手术中一直使用
6/0 的 PDS 缝线。鼻尖手术中不需要使用不可吸
收缝线。即使用了 PDS 缝线，线结也应该留在软
骨之间。教会我开放入路手术的 Mithat Akan 医
生特别强调"线结应该留在里面"的观点。本来
术后好看的鼻子可能就因为组织对缝线的反应而
被破坏。

（2）可以切除 SMAS 层，以便使鼻尖琢面
更加清晰。但如果你认为琢面过于凹陷，也可以
用细小移植物来填充它们。

13.13 闭合鼻尖切口

当完成鼻尖部手术后，我们将完全关闭软骨边
缘切口，然后继续关闭顶板和重建鼻背。闭合式手
术的优势之一就在于鼻尖部手术完成后不影响接下
来的手术操作。如果患者鼻背比鼻尖高，鼻背可以
切除得更多一些。还可以再次进行鼻中隔尾侧端切
除术。如果没有软骨间切口，鼻尖切口要在手术结
束时才关闭。

（1）用 6/0 Monocryl 缝线至少缝合 7 针来关闭
两侧切口。

（2）首先缝合近穹窿处的切口。我们在该处做
了一个 3 mm 的垂直切痕，缝合时可以以此为参考。

要点

如果切开时没有做标记，就从外侧开始缝
合，向穹窿方向推进，针距 3 ~ 4 mm，这样做发
生错位的概率就会很小。

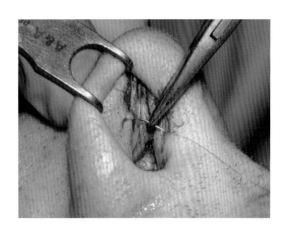

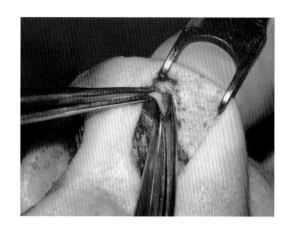

（3）如果做了自体鼻翼缘皮瓣，再度缝合后鼻尖将会更好看。因为外侧脚头侧切除后，外侧脚的位置将发生改变，会导致鼻翼退缩；以前，我们都是将患者的黏膜缝线切断，使切口二期愈合（切口裂开，瘢痕愈合，纠正鼻翼退缩）。如果使用自体鼻翼缘皮瓣，将减少外侧脚头侧缘的切除量，而且由于黏膜切口有软骨支撑，切口会更稳定。因此，我们几乎不再需要切断黏膜缝线。

（4）有时候自体鼻翼缘皮瓣太长，会导致琢面多边形的隆起。可以用双爪拉钩拉住并将其旋转，切掉尖端多余的部分。自体鼻翼缘皮瓣有时可能会比预想的要宽，这种情况下可以做自体鼻翼缘皮瓣的头侧切除。

（5）一旦做好了自体鼻翼缘皮瓣，缝合时只需穿过黏膜即可。如果缝合时穿过软骨，就会将自体鼻翼缘皮瓣再次固定在外侧脚上。我们期望自体鼻翼缘皮瓣可以自由旋转到琢面多边形中。

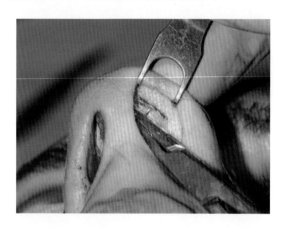

13.14 鼻尖不对称

采用闭合入路来矫正不对称鼻是可行的。我们来看一位鼻尖严重不对称患者的手术。她的左侧穹窿高且垂直，右侧穹窿低且斜行。

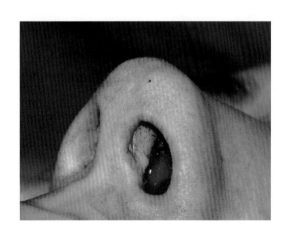

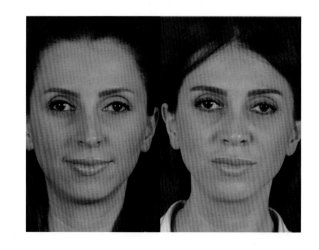

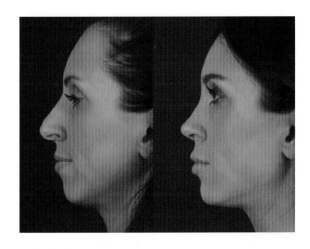

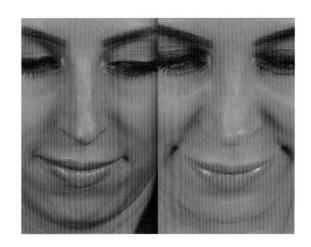

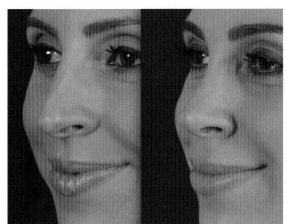

在软骨膜下进行剥离，分离出软骨。

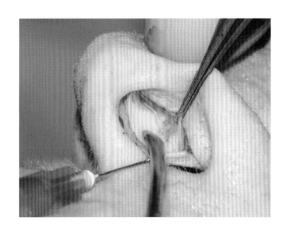

左侧中间脚悬垂在一个较低的位置。

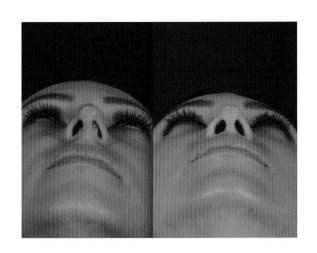

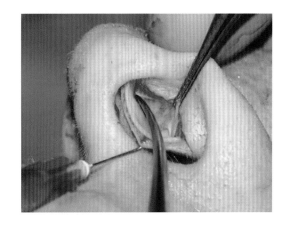

注意左外侧脚的曲线。

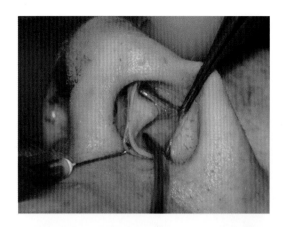

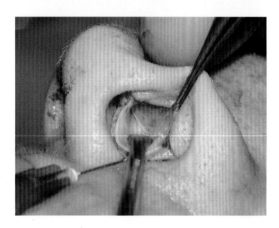

左外侧脚中部有一个隆起，又宽又长的畸形外侧脚无法适应其所处的腔隙。在矫正了外侧脚的长度与宽度后，术者可以通过穹窿头侧缝合矫正大部分的畸形。

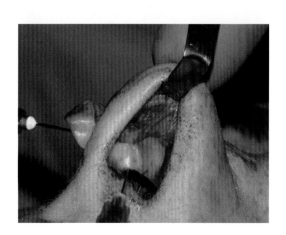

我们在软骨膜下平面进行广泛剥离以便矫正鼻尖不对称。

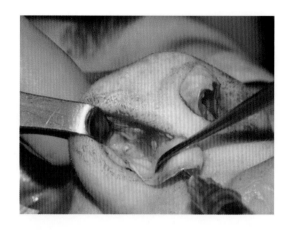

正如我们术前预测的那样，鼻尖两侧软骨不对称。

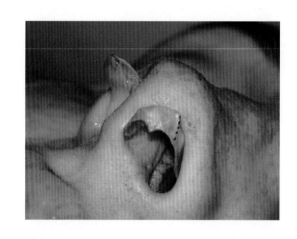

左侧穹窿比右侧高 2 mm，而右侧穹窿弯曲得更厉害。

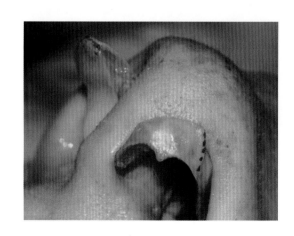

准备做 2 mm 的外侧脚窃取。

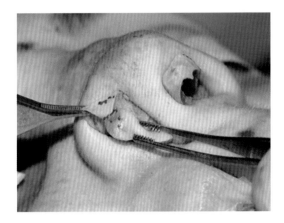

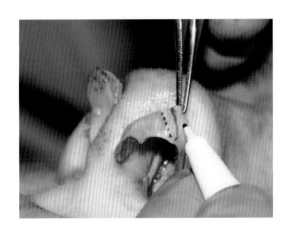

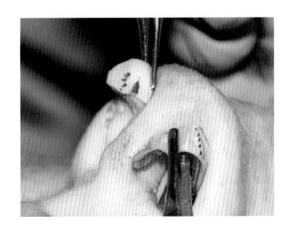

新的穹窿点参考对侧外侧脚而定，因为外侧脚会在中线上固定在一起。我们准备从右侧穹窿处窃取 4 mm。

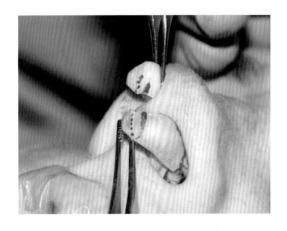

我们做穹窿头侧缝合。

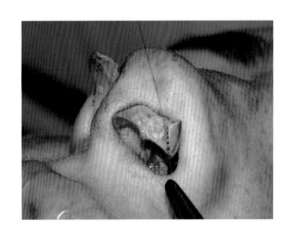

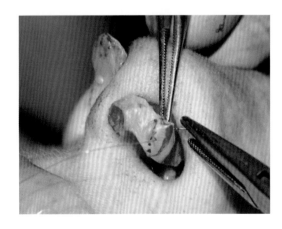

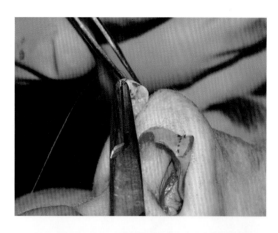

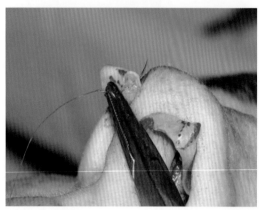

测试穹窿的位置是否合适，再将软骨回纳，检查鼻尖的旋转度是否合适。

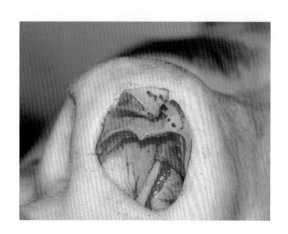

将内侧脚重叠 3 mm 以矫正左侧中间脚的隆起。

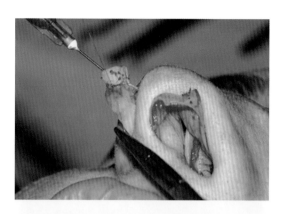

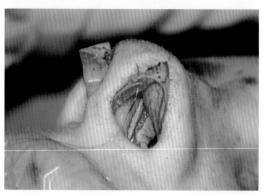

右侧中间脚同样重叠 3 mm。

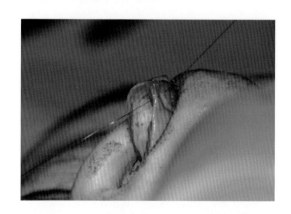

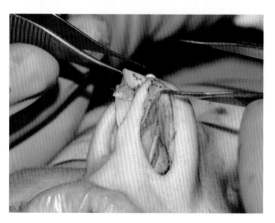

如果能保持新穹窿的位置不变，就可以控制中间脚和外侧脚的长度。再进行额外的穹窿头侧缝合，并修复 Pitanguy 韧带。

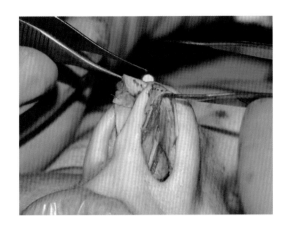

通过"8"字缝合法来平衡两侧穹窿。

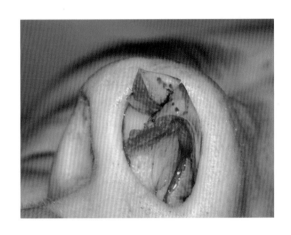

放置支撑移植物。通过鼻小柱多边形和下小叶多边形的缝合来调整 C' 点，去除穹窿头侧的"猫耳"畸形。

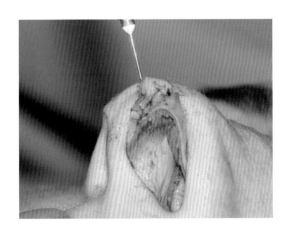

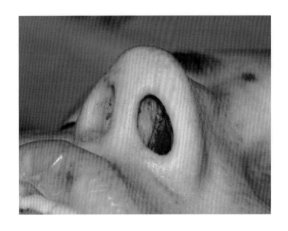

以下是患者术前和术后 6 个月的对比照片。

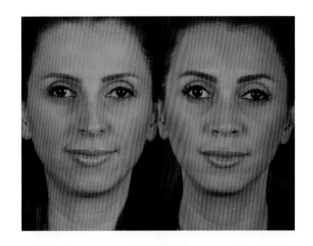

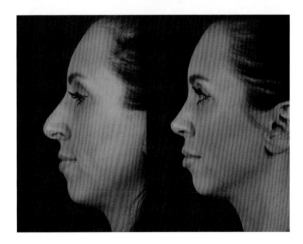

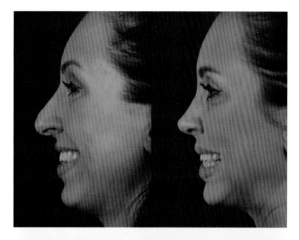

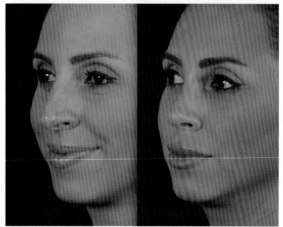

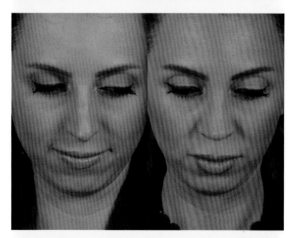

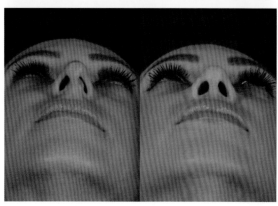

13.15 头侧错位

Ali Teoman Tellioğlu 给我传授过该畸形的相关知识。通常使用外侧脚复位技术来矫正该畸形。在外侧脚多边形的主题章节中，我们从鼻部形态学方面出发，讨论了该畸形的形成原因。我认为，矫正了外侧脚的宽度、长度、凸度、尾侧端冗余和静息角后，头侧错位也就自然而然矫正了。因此，没有必要游离外侧脚并将它再置入新的囊袋中。

头侧错位是指外侧脚的轴向处在一个垂直的状态。对于下垂的鼻尖，长的外侧脚其轴向也是垂直的。下图的这位患者就是一个名副其实的头侧错位病例。

- 患者不存在旋转度的问题。
- 其卷轴线位于正常解剖位置之上。
- 外侧脚尾侧缘与鼻翼缘之间无软骨的区域较正常宽。

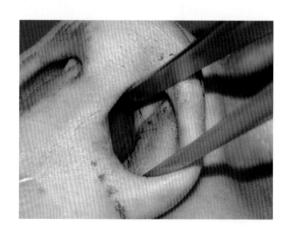

- 由于鼻孔皱褶形成一个较宽的弓形，使鼻翼看起来似乎比正常宽。

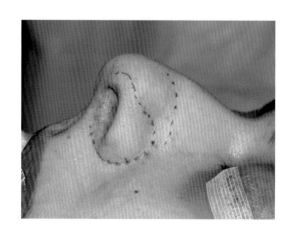

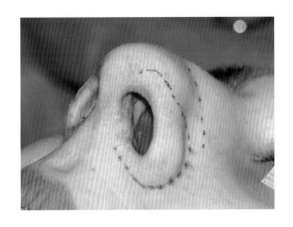

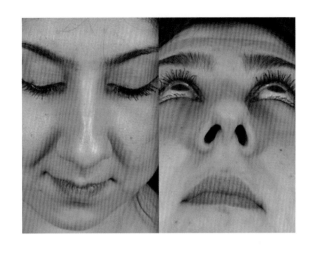

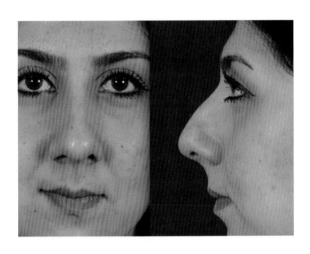

要点

　　尽管具有上述解剖结构特征，部分鼻尖形态姣好的患者还是因为外侧脚静息角的问题来找我求诊。对这些鼻子进行检查后发现，这些患者的外侧脚处在一个垂直的平面上。从基底位看，没有软骨的区域比正常要宽。

　　由于对外侧脚静息角影响不大，所以从基底位看，鼻翼缘凹陷并不是很明显。

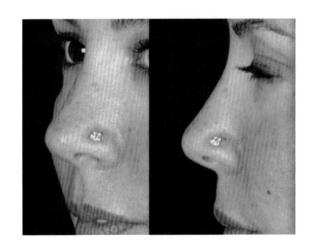

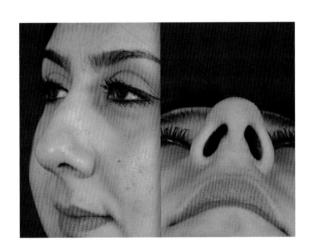

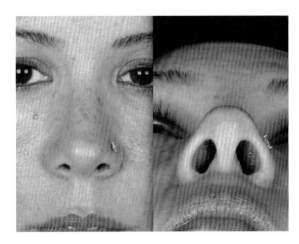

另一方面，在下面的病例中，虽然患者外侧脚的起点与终点相同，但静息角和解剖形态却是不同的。由于右外侧脚的静息角正常，从基底位看，它对鼻翼是有支撑力的。而左外侧脚的静息角受干扰而凸出，因此，它看起来像是发生了头侧错位。实际上，我们只需要修复外侧脚形态，而不需要对其重置。

为了更好地显示畸形，左边的照片是用双闪光灯拍摄的，而右边是用单闪光灯拍摄的。

病例

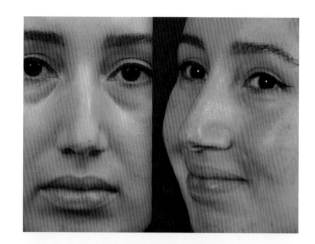

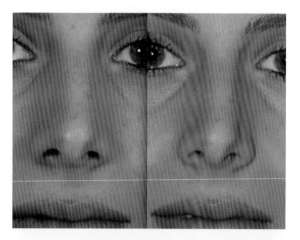

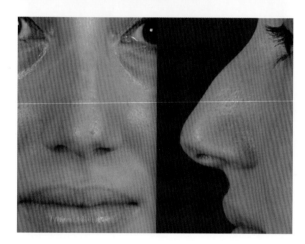

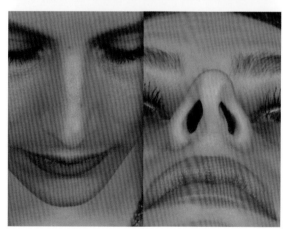

从下图可以明显看出，因为头侧错位，左侧外鼻阀是闭合的。

在用双闪光灯拍摄的照片中，患者头侧错位畸形不明显。下面是一位我近期手术中头侧错位畸形最明显的患者。从正面观看，由于外侧脚的凸出，凸出部位的后面形成一个阴影，这强化了其圆括号外形。

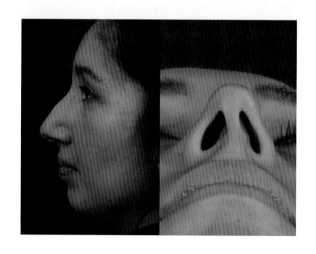

从俯视图中可以更好地观察外侧脚的解剖结构，且不受拍照闪光设备的影响。

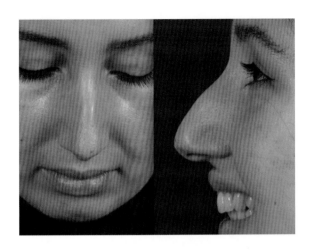

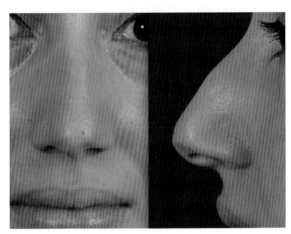

该患者下小叶多边形较短，琢面多边形较窄，外侧脚长且宽。此外，外侧脚是凸的。

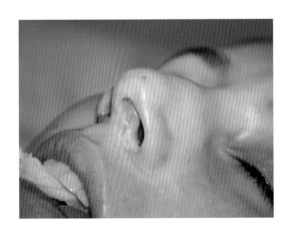

3 mm 宽的软骨留在自体鼻翼缘皮瓣上。

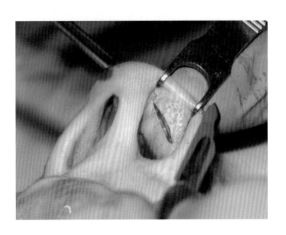

沿内侧脚尾侧切开 5 mm，然后把两个切口连接起来，在软骨膜下剥离并暴露鼻尖软骨。

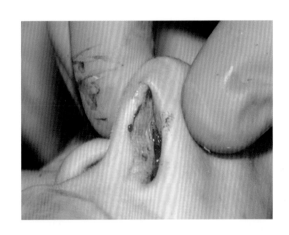

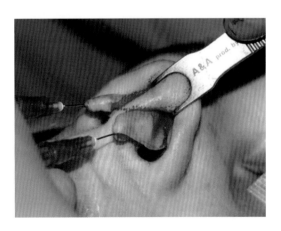

你可以很清楚地看到外侧脚表面的问题。由于过长且过宽的外侧脚和所处的空间不相适应，导致其在垂直和水平方向凸起。你可以想一想鼻子退化理论。

标记尾侧端多余的部分。

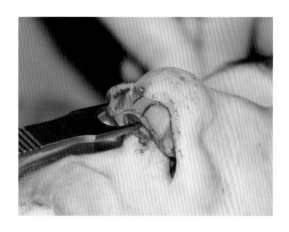

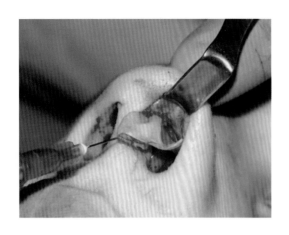

用镊子模拟静息角，这样我们就可以在鼻外更清楚地看到外侧脚的尾侧缘。我们将处理外侧脚的头侧缘，它是导致圆括号畸形的原因所在。这样我们将在水平方向产生阻力，这个阻力可以开放外鼻阀。

做过自体鼻翼缘皮瓣后让我们有信心只切除外侧脚尾侧端 2 mm。对于皮肤较薄的患者，可以切除 1 mm 宽的尾侧端软骨，并留在黏膜上充当自体鼻翼缘皮瓣的黏膜部分。

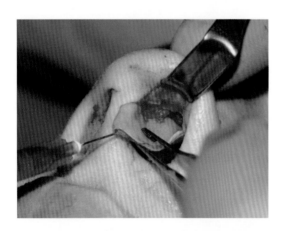

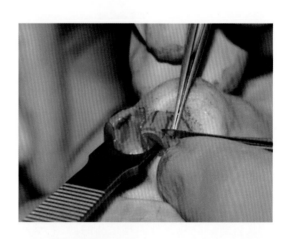

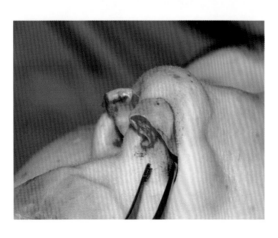

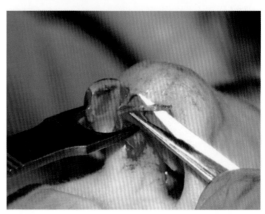

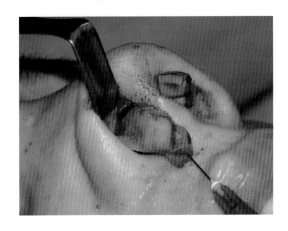

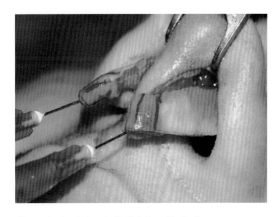

使用穹窿头侧缝合来矫正静息角。

3 mm 的自体鼻翼缘皮瓣和额外的 2 mm 尾侧端切除使外侧脚宽度减少了 5 mm。因此，头侧端再切除 2 mm 就足够了。

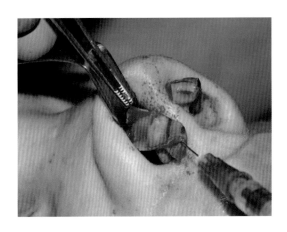

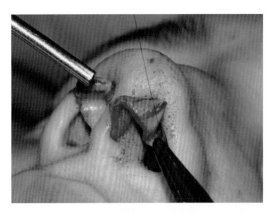

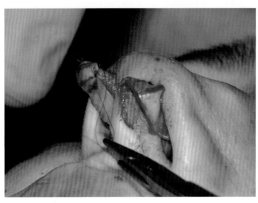

我们计划进行 3 mm 的外侧脚窃取，这样下小叶多边形的高度就会增加 3 mm。在软骨膜下平面广泛剥离外侧脚，可以使外侧脚变得松弛。倒向鼻孔的尾侧部分已用做自体鼻翼缘皮瓣，这样就能使用直的中间部分了。

修复被分开的 Pitanguy 韧带。

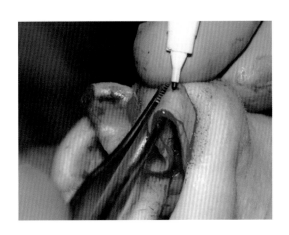

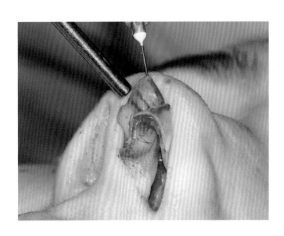

在软骨被完全固定之前拍摄的照片中可以看到，外侧脚多边形已经得到了矫正。当静息角被矫正，圆括号畸形就消失了。外侧脚窃取 3 mm，短的下小叶多边形抬高 3 mm，但因为下小叶旋转过度，所以计划将内侧脚部分重叠。内侧脚部分重叠可以在不缩短下小叶多边形的前提下解决这个问题。

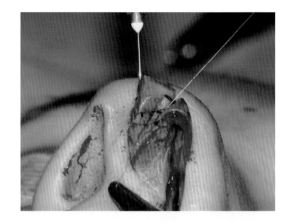

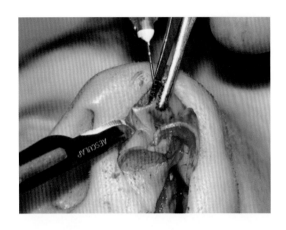

放置支撑移植物。

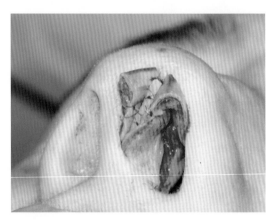

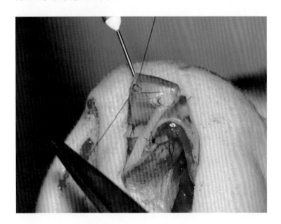

在外侧脚做两个 3 mm 的切口，使得头侧端的软骨片可以向内侧弯曲。

使用穿过中间脚的"8"字水平褥式缝合来固定支撑移植物。

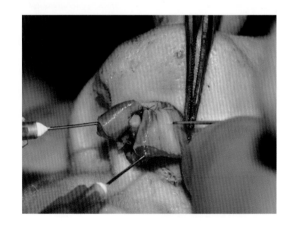

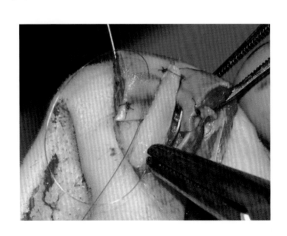

在外侧脚上做两个切口，该切口位置相当于多边形模型卷轴琢面的尾侧端。

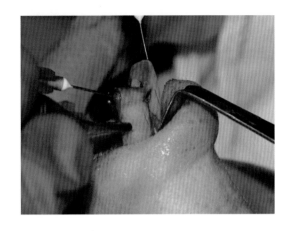

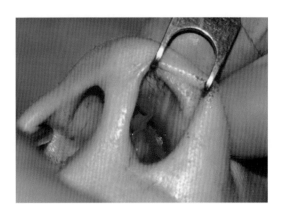

从基底位看，由于外侧脚转向水平轴方向，所以外鼻阀是开放的。

随着岁月的流逝，皮肤会形成自己的形状。为了改变皮肤的固有形状，仅对外侧脚进行处理是不够的。因此，为了控制皮肤愈合过程，我们放置了鼻翼缘移植物。

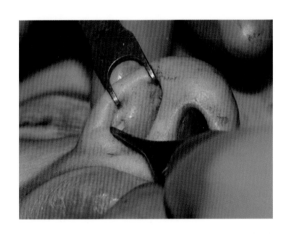

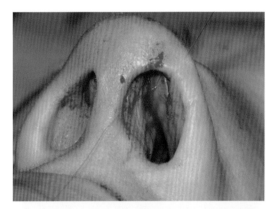

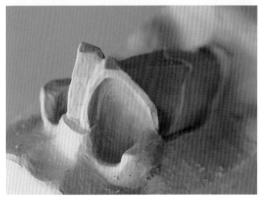

查看手术是如何矫正外鼻阀的。

关闭切口时，可以看到一开始向内侧弯曲的软骨片现在位于琢面多边形内。

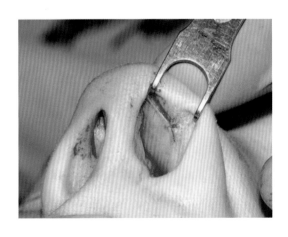

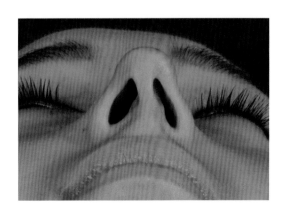

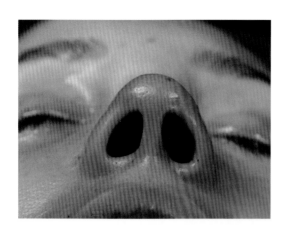

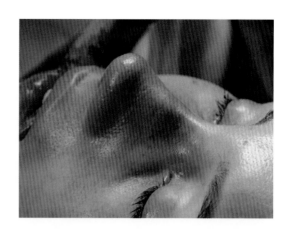

将卷轴韧带缝到鼻中隔软骨膜上。由于先前软骨凸出，所以皮肤也是凸出的。修复卷轴韧带后，皮肤被固定到软骨支架上，同时也稳定了新位置上的外侧脚，另外，鼻尖上区外侧皮肤上的膨出也一并得到了纠正。

注意自体鼻翼缘皮瓣会使琢面多边形的范围扩大。

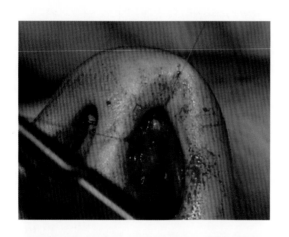

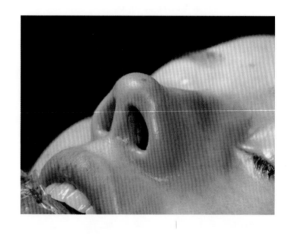

鼻尖上转折点是由 Pitanguy 韧带控制的。

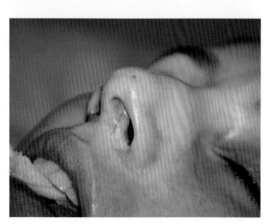

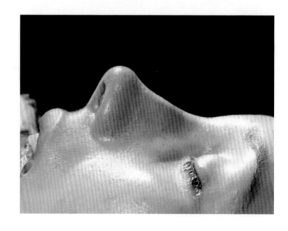

从头顶位可以清晰地看到卷轴区轮廓线。

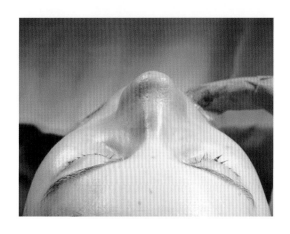

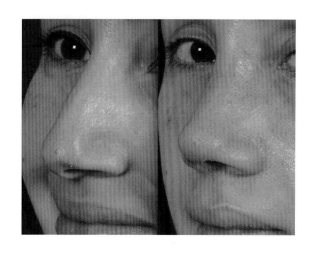

这是术前和术后 10 天的对比照片。

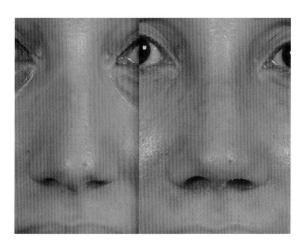

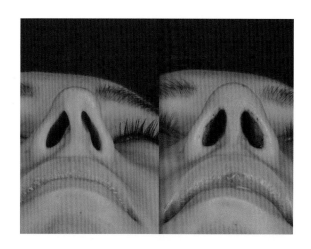

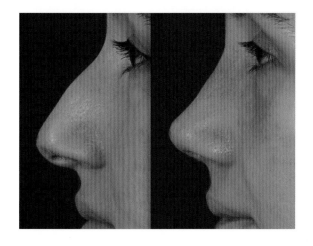

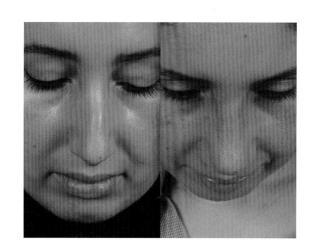

这是术前和术后 1 个月的对比照片。

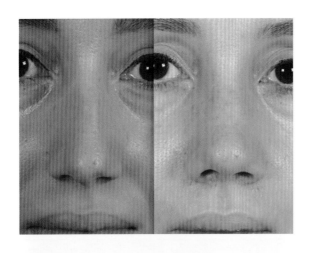

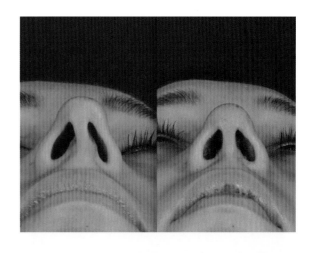

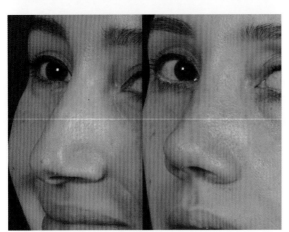

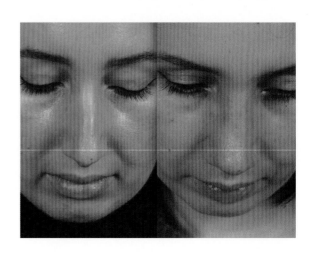

因鼻尖突出度过大，患者 1 年后再次接受了手术。这次手术我们缩短了鼻小柱支撑杆，并对后支撑杆进行了松解（降低突出度），同时又进行了鼻孔缩小及上睑脂肪移植术。

这是修复术前和术后 2 个月的对比照片。

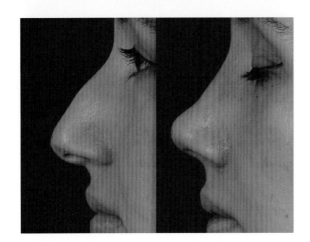

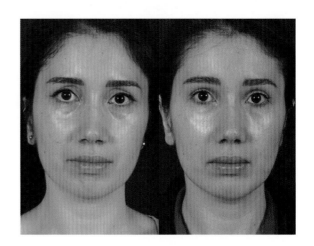

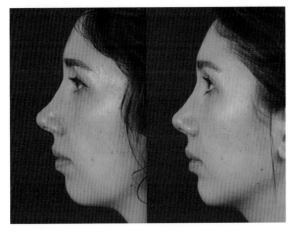

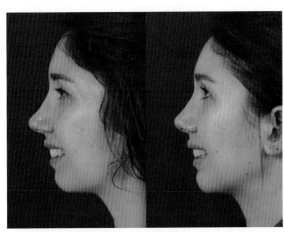

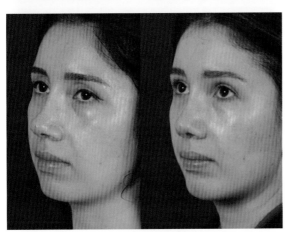

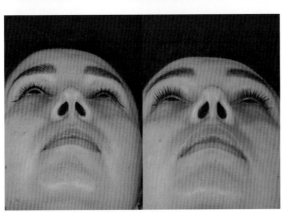

13.16　穹窿间移植物

如果穹窿头侧切除太多，鼻尖会变得比预期的要窄。此时可通过穹窿间移植物拓宽鼻尖。

拆开"8"字缝合线，用环形缝合来固定穹窿之间的支撑移植物。若上述操作仍不能充分拓宽鼻尖，可以在环形缝合线中额外插入穹窿间移植物。1～2 mm 宽、5 mm 长的移植物比较合适。

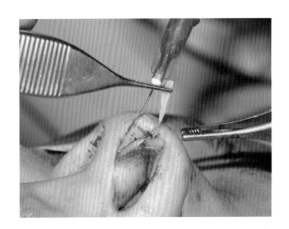

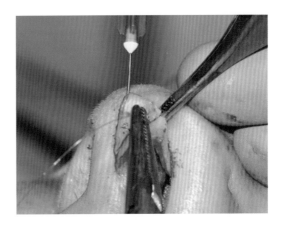

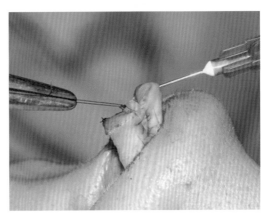

14 鼻背

14.1 确定鼻背高度

　　鼻尖手术前，我们做了鼻背切除术。在完成鼻尖手术后，要再次检查一下鼻背的高度。用手指检测鼻尖的位置，如果鼻背仍然高，就要尽可能降到预想的高度。

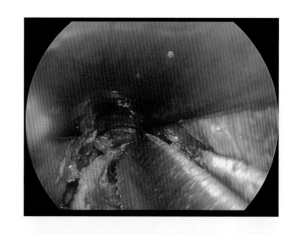

14.2 截骨术

　　进行广泛剥离，一直剥离到截骨线。为了减轻肿胀，在完成鼻尖手术后才处理鼻骨。

　　（1）在开放顶板的头侧去掉骨性三角，以确保顶板一直开放到鼻根处。对那些鼻部较宽的患者尤应如此，否则顶板很难闭合。可以使用4 mm的骨凿来完成该操作，如果你更喜欢用骨锯，操作时务必谨慎小心。

　　首先，应该完全剥离黏膜。

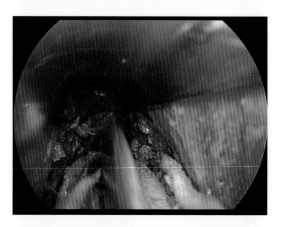

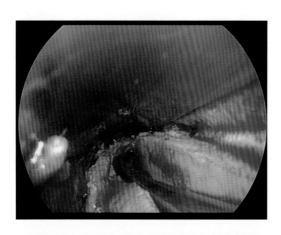

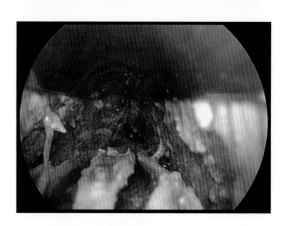

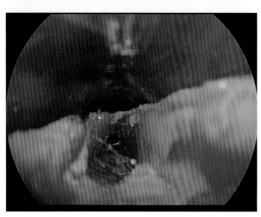

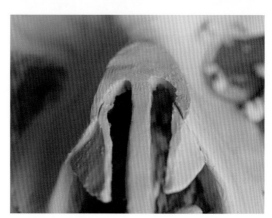

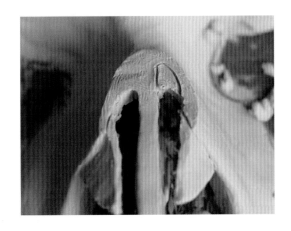

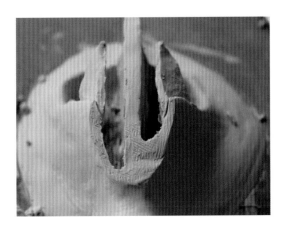

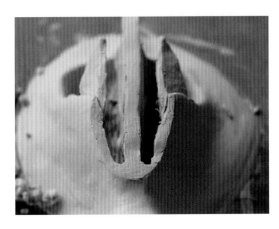

（2）考虑到塑造侧面美学线的需要，术中要保护好 Webster 三角。如果鼻根基底很宽，就选择高 - 低 - 低截骨术，否则就采用高 - 低 - 高截骨术。

（3）如果进行了广泛剥离，千万不要使用带侧面导向的骨凿进行截骨，否则骨头会游离。

（4）可以用一把 2 mm 的骨凿经由软骨间切口，在直视状态下进行截骨术。

（5）在鼻根处垂直于骨平面行截骨术，这样，鼻背就更容易闭合顶板开放。也可以用 1 mm 的骨凿进行操作。虽然内侧斜行截骨可以减少台阶畸形，但我们也必须充分松动骨瓣才行。

> **要点**
>
> 使用的骨凿应该保持锋利，可以用 Arkansas 磨刀石打磨骨凿，因为它不会产生灰尘，但是每次打磨后要彻底清洁骨凿，否则外截骨术后皮肤上可能会留下永久性的色素沉着。

Gryskiewicz JM. Visible scars from percuta-neous osteotomies. Plast Reconstr Surg. 2005 Nov; 116(6): 1771-5.

> **要点**
>
> 如果在内眦水平的外侧截骨不充分，而且没有截到鼻根部，就会出现键石区穹顶过度闭合而鼻根仍然保持开放状态的情况。如果不使用撑开移植物，就可能出现倒 "V" 畸形。如果在剥离过程中损伤了软组织，两三年后才能恢复。

14.3 骨切除术

自 2012 年以来，我就没有做过外侧截骨术了。我喜欢用 Çakır 90 型骨凿削薄截骨线。下面我会介绍该方法，你也可以选择自己喜欢的方法进行操作。

> **要点**
>
> 与截骨术相比，我感觉骨切除术更可控。但骨切除术需要花费更多的时间（5 ~ 10 min）。我正在设计一些工具来简化该操作过程。目前我使用的是一把 90°、5 mm 的骨凿，以及一把可更换镶齿的锉刀。

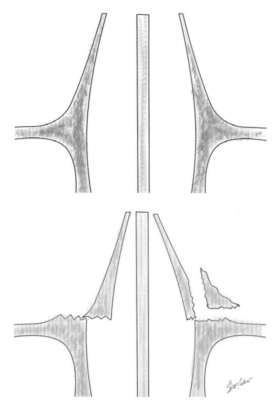

你可以看到右侧鼻骨表面的情况。

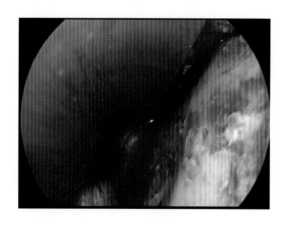

我用的是一把 8 mm 的骨凿。

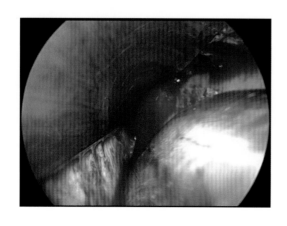

用 8 mm 的骨凿在骨头上轻推 5 下，可以看到骨头上有划痕和碎骨颗粒。进行该操作不是为了完成手术，是为了展示骨切除术对骨骼最凸出部分会产生什么样的影响。

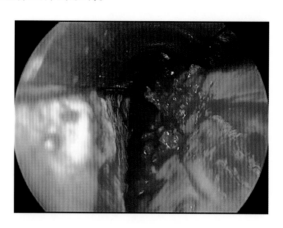

我们可以使用骨锉吗?

使用骨锉操作会花费更多的时间，并且很难进行鼻根和内眦的减薄。对于那些不规则的地方，我才会使用骨锉。

14.4 骨切除技术

（1）将骨膜一直剥到截骨线处。这比我们之前的剥离范围要大 3~4 倍。切勿将骨凿插入非剥离区域。下图中可以看到剥离区域和骨切除区。

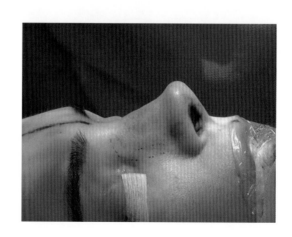

（2）首先用骨锉矫正骨表面的不对称。

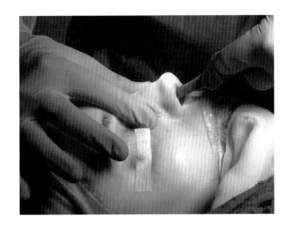

（3）然后将骨凿的边缘对准截骨线。

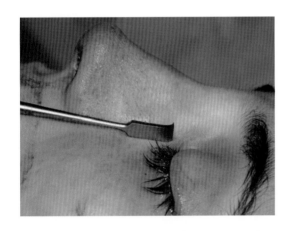

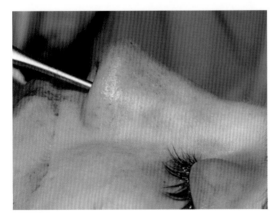

（4）在下颌 - 前额线水平，压紧骨凿。用另一根手指检查骨凿的方向，同时保护患者眼睛。用手指轻轻压住骨凿，就可以控制它的方向了。

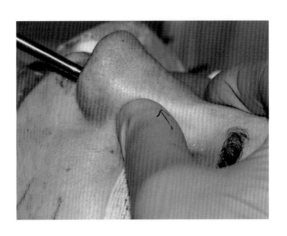

（5）用骨凿的边缘在外侧截骨线处刮擦，来减薄骨的厚度，但不能在盲视下操作。直骨凿不适合做骨切除术。

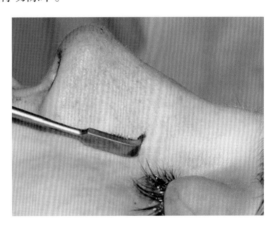

（6）在骨凿推进到鼻根附近时，骨凿尖端会有骨屑积累，用枪状镊取出并收集起来。这些骨屑可以用来填充上颌骨前部或者用于修饰鼻背的不规则。

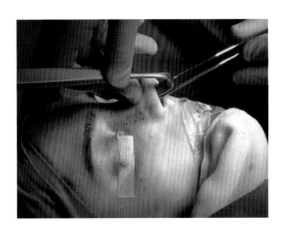

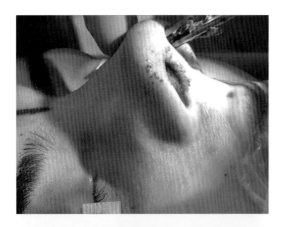

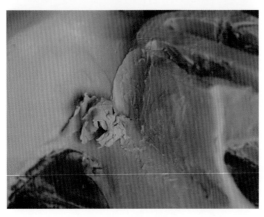

超声波刀在操作的过程中会产生热量，必须用水来冷却；用90°角的骨凿进行骨切除术就像刮骨，在向前和向后的刮擦过程中会产生较细的骨屑。

用这种方法得到的骨屑更适合做移植材料。下图可以看到90°角和120°角的骨凿。

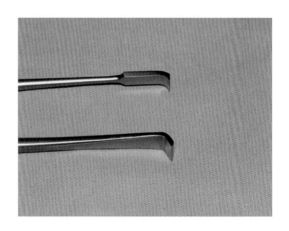

下图可以看到借助一个90°角、5 mm的骨凿进行骨切除术时产生的骨屑。

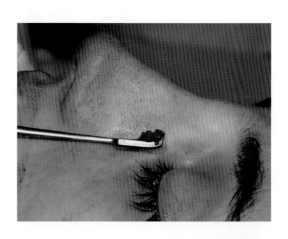

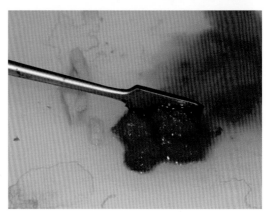

下面你可以看到一位接受了骨切除术患者的内镜照片。基底位观察时可以看到右侧鼻骨。左侧可见其外侧骨切除区，而右侧可见其横向骨切除区。在进行了大约4 mm的骨切除术后，鼻骨就松动了。如果进行截骨术，就必须做4 mm的不全骨折才能达到同样的基底宽度。

下图可以看到左外侧骨切除区和左侧横向骨切除区。注意观察鼻骨的宽度（吸引器头的直径是4 mm）。

14.4.1 适合骨切除术的器械

我已经在200名患者身上使用过120°角、8 mm宽的骨凿。我的同事都不用这个工具，因为他们觉得不可靠。弯曲的8 mm骨凿在回抽的同时进行骨切除，术者在操作时必须十分用力。因此，这不是一个可控的工具。因为这个原因，我开始使用90°角、5 mm的骨凿。我分别用20°角骨凿、90°角骨凿和超声波刀在羊肩胛骨上做骨切除术，发现

病例

该患者中轴左偏，右侧鼻骨基底较宽，所以右侧要做更多的骨切除。由于左侧鼻骨基底不是很宽，给了 8 mm 的骨凿较大的旋转空间，并且仅需少量的骨切除就可以获得所需的移动度。

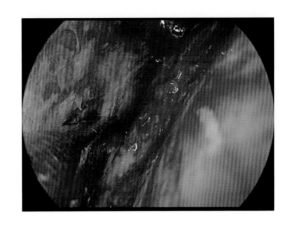

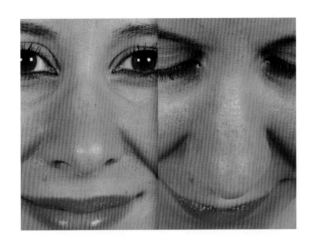

逐步检查左外侧骨切除术和横向骨切除术。

图示为右外侧骨切除线和横向骨切除线。

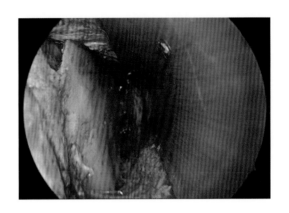

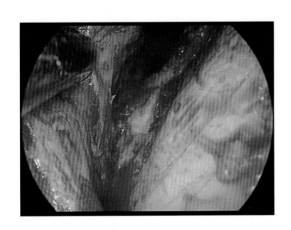

行外侧骨切除 2 mm。

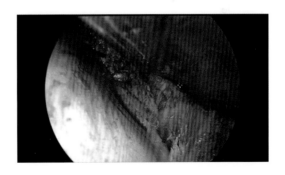

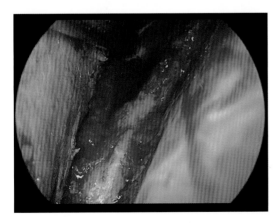

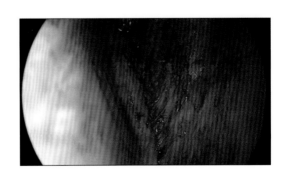

可见骨屑颗粒。

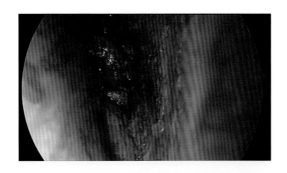

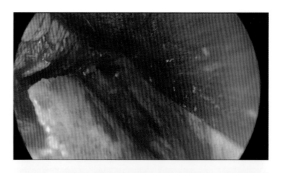

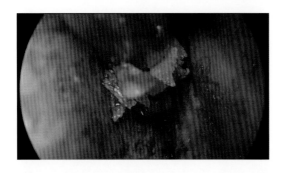

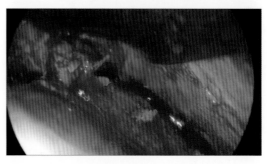

顶板闭合后，鼻腔通畅了。

在进行外侧骨切除术时，加深骨表面上的凹槽可以减少外侧骨需要切除的量；另外，小范围的骨折就能使鼻骨移动。

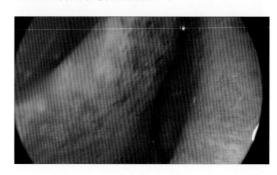

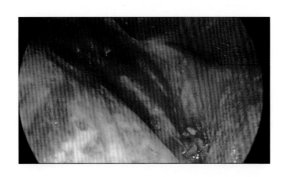

（7）将骨凿向鼻背移动，并将 90° 角骨凿的整个刀面压到鼻骨上，而不仅仅将边缘压上。在 1 cm 范围内前后移动，打薄鼻根外侧壁（横向骨切除术）。该操作减少了由于骨移动而形成的阶梯样畸形。

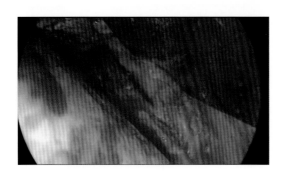

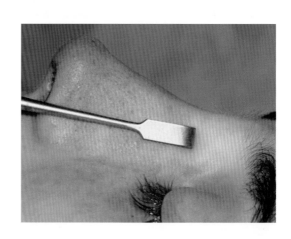

在下面的模型中可以看到骨切除的位置。

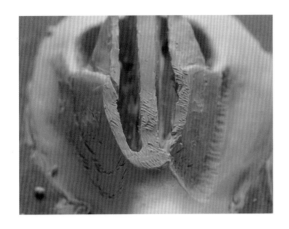

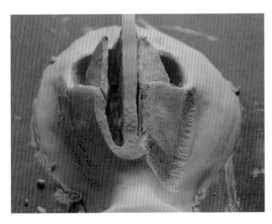

在多边形模型中观察骨切除的区域。

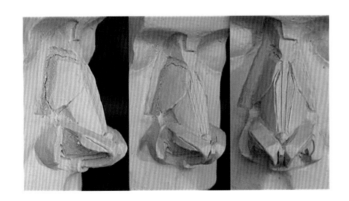

（8）继续施行横向骨切除术，用手指轻轻移动鼻骨，直到顶板闭合。我们经常会再进行内侧斜行或横向截骨术。

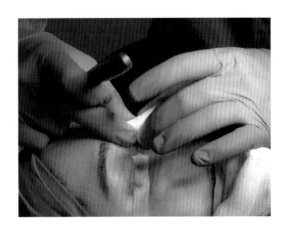

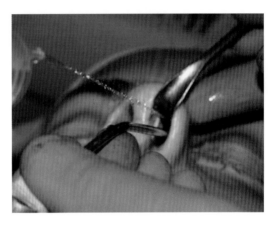

要点

不要用手指按压开放顶板附近区域，这样可能会损伤鼻骨与上颌骨之间的连接。我们可以按压上颌骨。

要点

（1）将薄的骨锉向外侧面旋转 10°~15° 可以削减基底的厚度。Doğan 一直在用骨锉做骨切除术，而我是在看过他手术后开始使用骨锉的。不过比起骨锉，我更喜欢骨凿。外科医生可以为该部位设计一些电动的手术器械或是专用的手术锯。目的是减少骨的厚度而不是切除它。这样就可以在不进行骨折内移的情况下将顶板闭合。

（2）如果患者的鼻背切除量较少，那么顶板要到鼻根才会开放。对于这些患者，需要使用一把4 mm的骨凿或骨锯将顶板一直开放到顶部头侧端区域。如果我们不去除这个区域的骨头，就不能缩窄鼻根。

14.4.2 为什么选择骨切除术可控性较高

在我看来，截骨术是鼻部手术中最难控制的手术操作。一个操作非常顺利的鼻部手术往往在开始截骨术时变糟，手术时间也因此被延长。我以前做截骨术时会非常焦虑，因为这是一个在盲视下操作的手术步骤。一直以来，我都在寻找一个更可控的操作方法。大多数患者的骨厚度都会有所不同，同一个人的鼻骨厚度也会沿着截骨线而发生变化。因此在进行截骨术时，实施青枝骨折也是有难度的。通过骨切除术，可以在任何我们需要的地方削减骨的厚度。内眦水平的鼻骨特别厚，而且容易出血，我们在此处施行截骨术时可能会有所顾忌。因此，就可能会出现鼻根和内眦处的鼻骨移动不足，而键石区和尾侧缘处的鼻骨移动过度的情况，这可能会导致顶板开放畸形和倒"V"畸形。

功能

截骨术所伴随的呼吸问题令我十分困扰。虽然多年来我都会在术中对Webster三角进行保护，但是仍有一部分患者因为骨折内移出现了呼吸方面的问题。上颌骨基底部的骨厚度变化幅度介于2～5 mm。为了使基底部缩窄4 mm，在截骨时必须做4 mm的骨折内移。而在骨切除术中，我们可以用3 mm的骨切除和1 mm的骨折内移达到同样的结果。鼻骨参与构成内鼻阀的外侧壁。在我看来，骨折内移是一项最容易影响呼吸功能的手术操作。

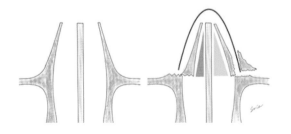

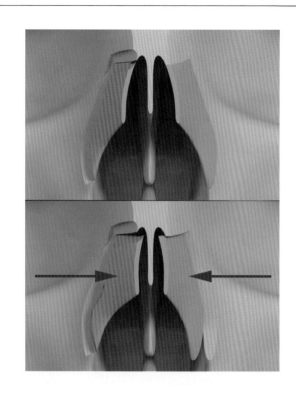

下面这个患者的顶板是通过骨切除术闭合的，可以看到这个患者的内鼻阀是开放的。

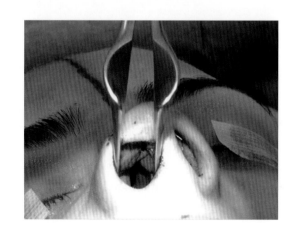

阶梯样畸形

由于进行骨切除时已经将那些能够形成阶梯样畸形的区域打薄了，所以阶梯样畸形很少发生。

失败的截骨术

对于鼻骨基底较厚的患者，可能会出现截骨不成功的情况。有些患者的鼻骨长且凸。尤其是在Webster所描述的区域，该区域的鼻骨尾侧端会弯向鼻中隔。截骨术会影响这些患者的呼吸，甚至可能导致手术失败。因此，对于这部分患者，可以使用骨切除术。

鼻骨表面的问题

鼻骨表面的问题很难通过截骨术来矫正。截骨术将骨作为一个整体进行移动，就像一个骨瓣一样。使用一个薄的锉刀将骨面上凸起的部分打薄来修整鼻骨是可行的，但我没有十足的把握控制好双平面截骨术。

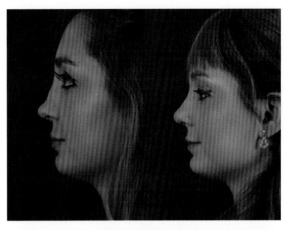

挫伤

由于截骨术需要大范围移动鼻骨，所以我们无法剥离全部骨膜。损伤穿过截骨线的内眦动脉是个很常见的问题，这会导致严重的挫伤和水肿。但如果通过剥离骨切除线表面的骨膜来保护血管，就很少会发生挫伤，术后甚至不需要用冰块冰敷。

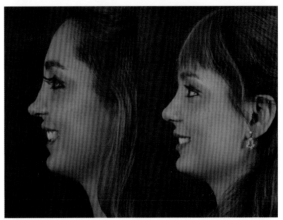

皮肤再覆盖的问题

只要剥离范围有限，皮肤罩再覆盖的问题是不会经常发生的。从长期来看，再覆盖的问题会形成鼻部皮肤皱褶，广泛的剥离可以将鼻子的大小缩减很多。

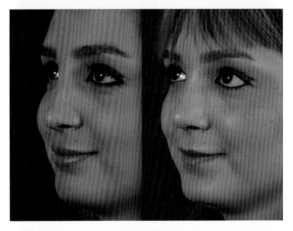

病例

该患者接受了两次手术，都是由高水平的鼻外科医生施行的，但顶板开放的问题仍然存在。

患者鼻骨基底部厚度为 5 mm，下图中可看到骨切除术的骨屑。进行长距离的骨折内推，进而引起气道缩窄的手术操作是不合理的，因此常规截骨术不适用于如此厚的鼻骨。

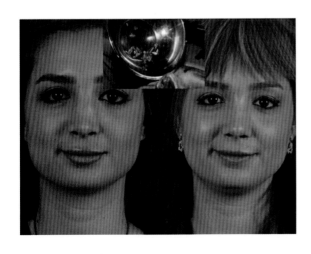

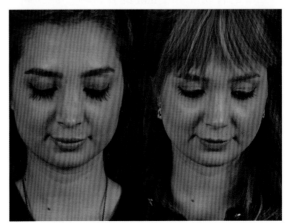

鼻骨骨折外移联合骨切除术

有时为了解决呼吸问题，有必要拓宽鼻基底。如果使用截骨术外移鼻骨时鼻基底变宽，就需要再做骨切除术。

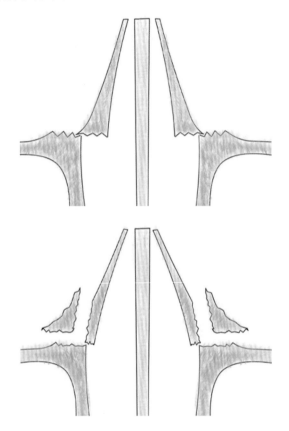

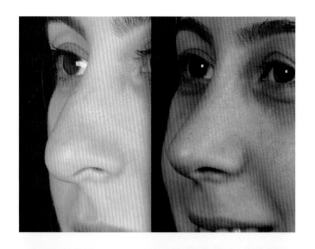

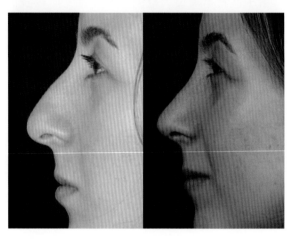

注意观察从患者身上取出的骨屑的量。

由于鼻尖偏斜，该患者在 2 年后又做了手术。患者表示术后她的呼吸状况越来越糟糕。因此，我们用 90° 角的弯凿减薄截骨线，将鼻骨基底部向外侧撑开。这样就可以在不拓宽外侧美学线的情况下开放患者的气道。

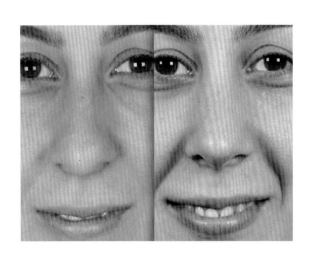

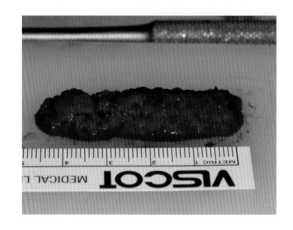

病例

该患者以前做过手术。因为鼻轴左偏，这次手术我采用了截骨术。1 年半后复查时，她对鼻基底不满意，并抱怨呼吸不顺畅。因此，我对她进行了双外侧骨切除术，在 Webster 区实施骨折外移术。

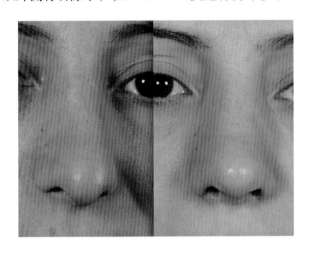

在下面的内镜照片中，你可以看到左外侧骨切除线。

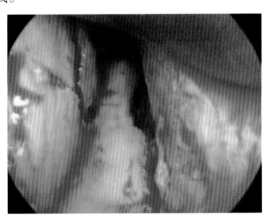

在外侧骨切除线处测量的鼻骨宽度是 4 mm。

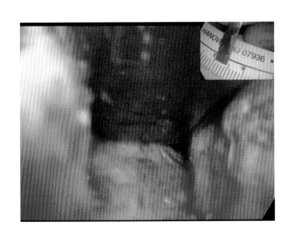

骨按摩

使用了截骨内推的患者的鼻骨不易张开。由于进行骨切除术时没有进行骨折内推，鼻骨可因为黏膜水肿而被开放。我嘱咐患者每天按摩鼻骨 10 min。从术后第 10 天开始，持续 1 个月。

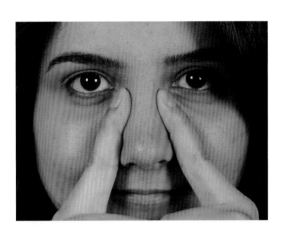

鼻背重建术

我们将重建鼻背的梭状外形。通过利用从鼻背切取的软骨，我们能够重建与原始解剖结构相似的鼻背，而不需要从鼻中隔额外取软骨移植物。

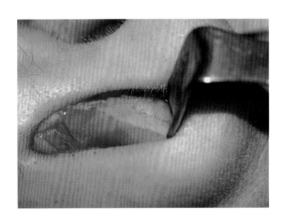

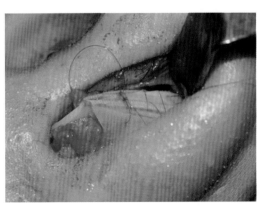

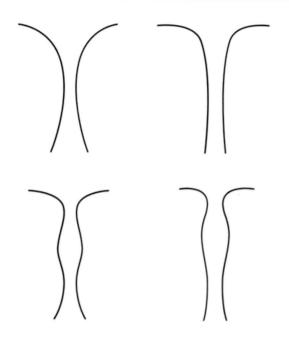

Gürsel Turgut 首次发表了切取鼻背软骨作为撑开移植物使用。

(Turgut G, Soydan AT, Baş L. A new technique for creating spreader and septal extension grafts. Plast Reconstr Surg. 2010 Nov; 126(5): 252e–254e).

（1）我们之前提到过，在正常形态的键石区，鼻骨两侧都存在凹槽区。一直延伸到键石区上方3~4 mm 的软骨构成了鼻背美学线，我们要仿制出相同的解剖结构。

要点

剥离过程中，要把位于键石区凹槽部分的软骨膜留在皮肤上，这样可以很好地修饰该区域。使用钝的剥离子来剥离该区域，可以顺利进入骨平面下并能很好地保护软组织。

（2）驼峰切除后，鼻骨的前尾侧端就会形成骨游离缘。由于局部发育的原因，该骨游离缘甚至可以向内侧弯曲。若骨游离缘弯曲度太大，就会阻碍顶板闭合。对于正常解剖结构的鼻子，骨游离缘并不存在。键石区的两侧均有骨性凹槽，这些凹槽被软骨填满。

（3）可以用骨剪去除这些骨游离缘，去除的骨

三角大小约为 3 mm×3 mm×5 mm。如果不去掉这个棱角，在鼻背美学线上，鼻骨就显得十分突兀。处理鼻骨是个比较困难的操作，仿照原始解剖结构来重建鼻骨框架更合理。我们将 Libra 移植物的翼插入到鼻骨凹槽中，这些凹槽是在移除骨棱角后形成的。通过下面的绘图可以看出键石区的解剖结构，中间是骨架，两边是鼻骨凹槽。而鼻背梭形软骨正好可以放入鼻骨凹槽中。

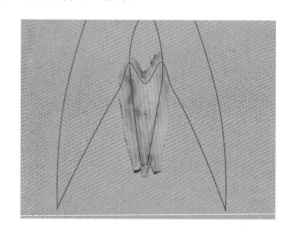

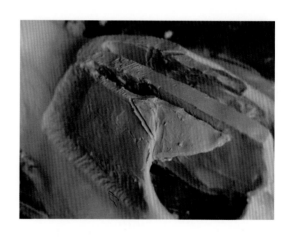

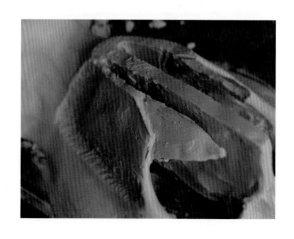

Libra 移植物

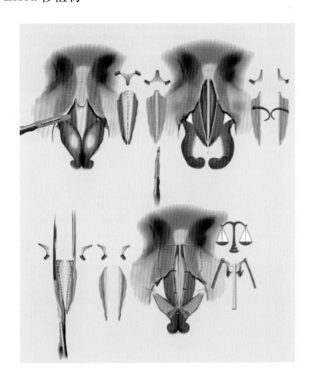

（1）从鼻背取出的整块软骨放在桌面上，鼻背侧朝向桌面。

（2）用 15 号刀片削薄鼻中隔，将其雕成如飞机机翼的侧面形状。

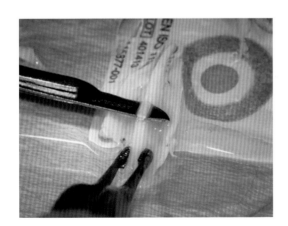

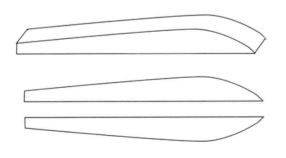

（3）用刀片将软骨劈成两半。

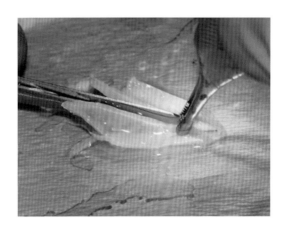

（4）用软骨镊将上外侧软骨和移植物夹在一起。

（5）为保证两侧棱形的对称，可以通过额外的切除来调整。由于鼻中隔软骨位于两个移植物的中间，所以还应将鼻中隔的宽度考虑进去。

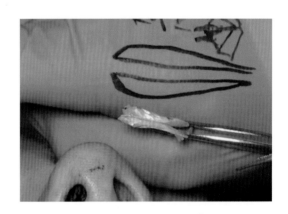

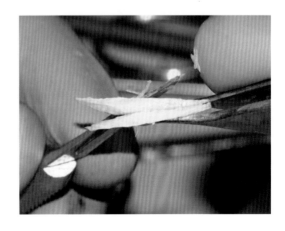

（6）如果嵌入鼻中隔两侧的由上外侧软骨片做成的 Libra 移植物较宽，应该将其缩窄，但是不要窄于 4 mm。

（7）切除即将嵌入鼻中隔两侧的 Libra 移植物

头侧端边缘。如果移植物的尾侧端过宽，也要适当修剪。

（8）将撑开移植物的尖端放在骨缘切除后形成的间隙中。

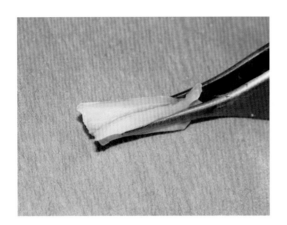

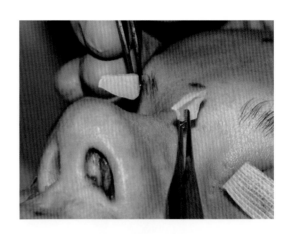

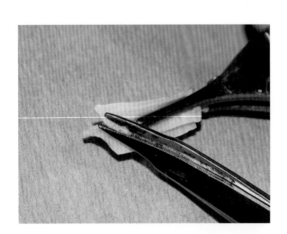

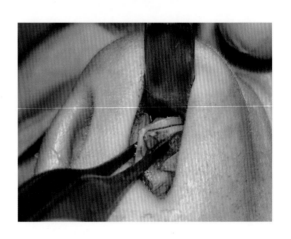

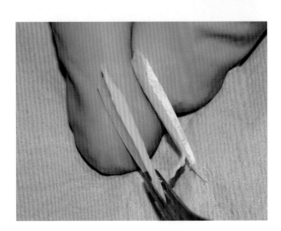

要点

移植物翼部在键石区附近的厚度为 2 mm，它向前形成一个角度，这个角度能使鼻背抬高 1~2 mm。因此，键石区的鼻中隔应该多去除 1~2 mm，从而形成一个鼻背凹槽，以便容纳鼻背软骨膜。

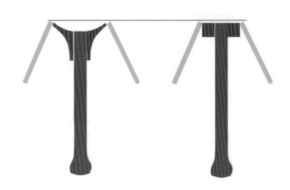

要点

    如果不切除骨缘，Libra 移植物可能无法放置得恰到好处，可能会在鼻背形成突起。同样的道理也适用于 Sheen 撑开移植物。

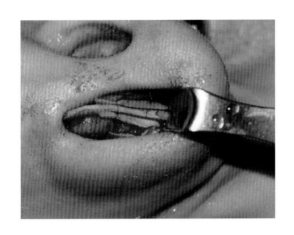

鼻背调控

    此时，坐下来仔细检查鼻背轮廓，看看 Libra 移植物的放置是否适合。Libra 移植物放置好的标准是侧面看不到驼峰。抬升自己的高度直到视线跟患者的鼻尖和脸颊连线对齐。从斜面看，确保两侧由 Libra 移植物形成的小驼峰位置对称且大小相等。这个角度可以给我们提供一些与鼻背美学线相关的信息。必须在鼻背看到一个抛物线，在鼻根处下降，在键石区上升，然后在鼻尖上区再次下降。

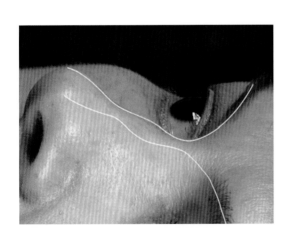

（9）如果对鼻背宽度和移植物的位置满意，就可以缝合固定了。

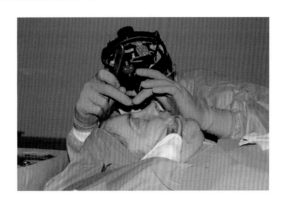

（10）一般来说，固定两个点就足够了。首先在鼻中隔前角附近做一个环形缝合，然后在其尾侧端再做一个水平褥式缝合，这种缝合方法能让你在必要时可以做额外的切除，比如想从 Libra 移植物或鼻中隔上切除软骨，而不必切断任何缝线。

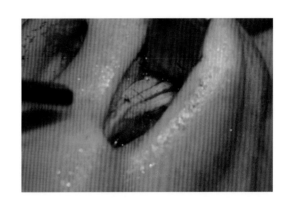

要点

    第一针环形缝线只穿过鼻中隔软骨而不要穿过 Libra 移植物，这样在打结时，软骨被挤压固定。这是一个非常好的固定小移植物的方法。

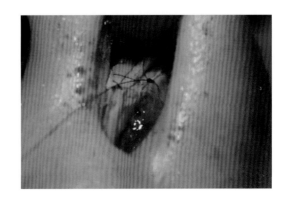

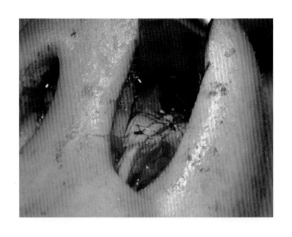

对照多边形模型，观察 Libra 移植物与上外侧软骨是否协调。

（11）再次检查上外侧软骨的高度。

（12）用 6/0 PDS 缝线从尾侧向头侧将上外侧软骨缝合到 Libra 移植物上，然后再折返缝合另一侧并打结。如果分别从左右两侧连续缝合，缝线会更稳定。因为是连续缝合，所以就不需要在隧道深处打结了。

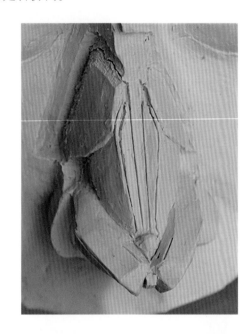

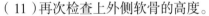

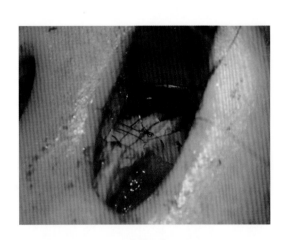

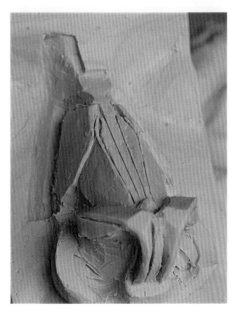

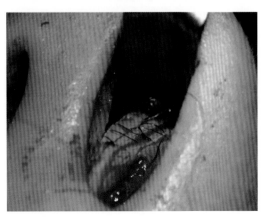

要点

　　在第一篇关于这种软骨切除再利用的文章中，软骨是在原位切开再利用的。再植入时，该软骨的上外侧部分与鼻背相吻合；而使用 Libra 移植物时，该软骨的鼻中隔侧与鼻背相吻合。

为什么我们要将其旋转 90°，而不是把它直接插入到原始的解剖位置？

　　在有驼峰的患者中，从侧面看鼻背软骨通常不是直的。如果在原来的位置将软骨拆分，就可能出现与直的鼻中隔两侧不能完全匹配的情况。此外，上外侧软骨也会因拆分而变得非常薄。

当使用鼻背软骨的鼻中隔侧时 ...

　　（1）从侧面看，我们获得了直的撑开移植物。

　　（2）由于鼻中隔软骨较厚，所以我们得到了一个更为稳定的鼻背。Libra 移植物的上外侧软骨部分固定在鼻中隔的两侧，可以保持移植物的稳定性。因为它们不像嵌入的 Sheen 撑开移植物那样厚，所以在挤压鼻部水肿时，它们不会弹出来。

　　此外，它们不像 Sheen 移植物那样，在内鼻阀区有额外的增厚。下图显示的是嵌在鼻中隔旁的左侧 Libra 移植物的上外侧软骨部分。

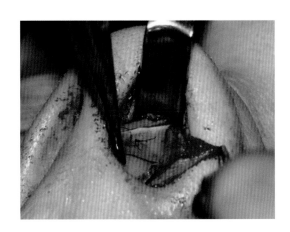

　　如果你习惯了使用撑开移植物，那么请试试 Libra 移植物，这是个很简单的技术。

　　Sheen 撑开移植物也可以雕刻成类似于 Libra 移植物的形状，Alan Landecker 已在这方面进行过探索。请记住，软骨驼峰是该移植物的最佳供区。将驼峰软骨雕刻成如下图的形状会更为简单。

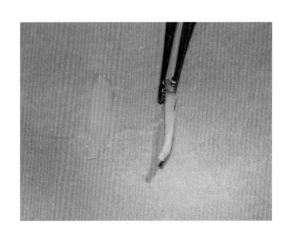

病例

　　下面是一位接受 Libra 移植物患者的术前和术后 1 年对比照片。注意观察斜视图中抛物线形的鼻背美学线。手术构建出的鼻背美学线看上去非常自然。

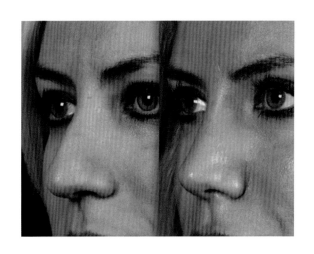

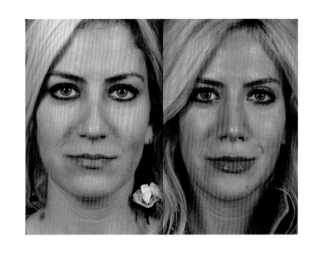

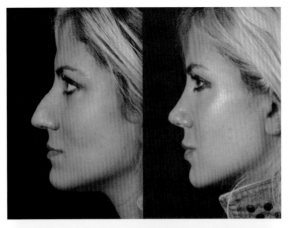

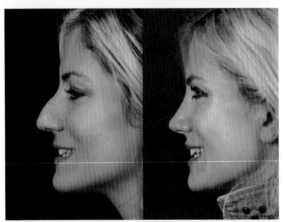

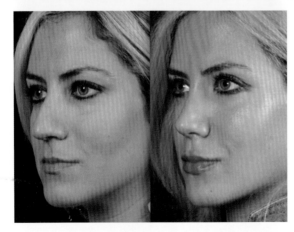

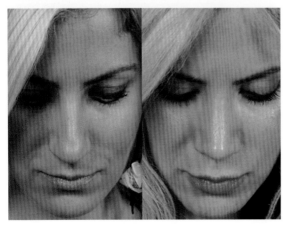

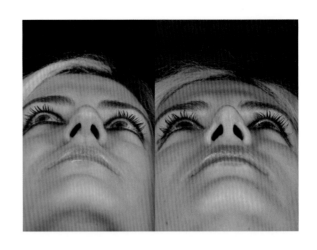

14.5 骨屑和软骨泥

长期随访来看，在我的患者当中，有部分患者的骨性鼻背多边形出现了塌陷和不规则的情况。如果在剥离骨性鼻背的过程中损伤了骨膜，就更容易出现鼻背不规则现象。

（1）进行鼻骨剥离时一定要保护好骨膜，不要想当然以为你已经进行了保护。如果选用了不恰当的工具（圆尖头的剥离子不适合用于鼻骨剥离）且进行盲视下剥离的话，再去谈保护骨膜就是"痴人说梦"。使用弯曲直头剥离子在直视下，从侧面进入到骨膜下平面并在正中贯通，可以更好地保护骨膜。Daniel-Çakır 剥离子就是一个特别好的选择。

（2）即使我们闭合顶板，也会有 1~2 mm 的骨间距。手术过程中由于皮肤水肿，我们无法观察到这些骨间隙，但它们会在 1~2 年后显露出来。

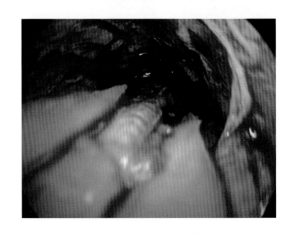

用 11 号刀片刮擦从鼻背取出的鼻骨，获得骨屑，并将其与血液混合。如果用纱布把水吸干，就

抵消了骨屑吸水膨胀的量（Volkan Tayfur 报道），这样可以看到骨屑的真实数量。自从我从 Fethi Orak 那里了解到它的用法后，我已经可以得心应手地使用骨屑了。

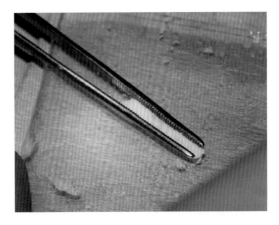

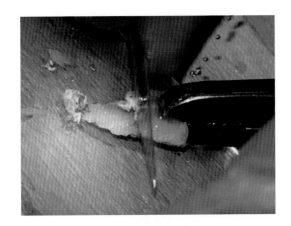

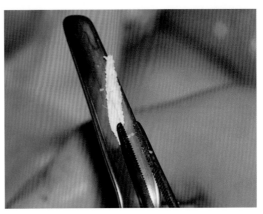

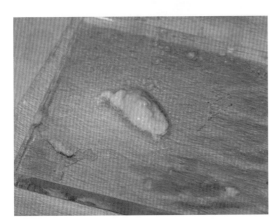

这是另外一位患者，图中显示的是通过外侧骨切除术获取的骨屑。

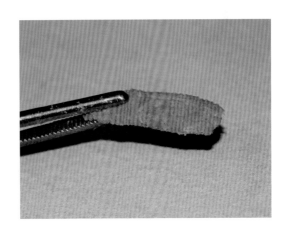

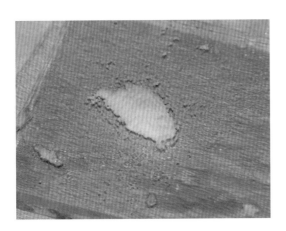

要点

　　在用刀刮擦鼻骨时把骨表面打湿，便于骨屑黏合在一起。

（3）要选择在手术结束时放置骨泥，否则，骨泥可能会分散到鼻骨的两侧。

（4）如果骨泥体积不够，可以通过将软骨切成软骨丁来增加骨泥的体积。

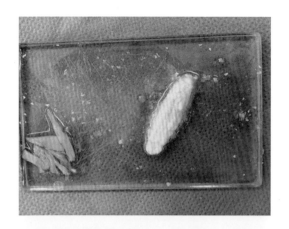

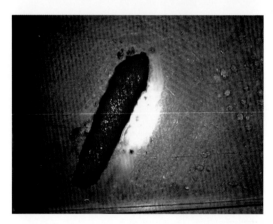

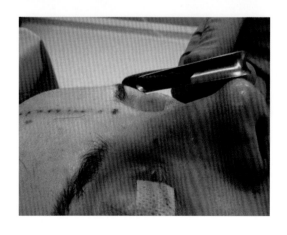

（5）如果想要更稳定的移植物，可以利用血液的凝固功能，把骨泥放在鼻背拉钩里，定型后再插入。Mithat Akan 医生通过将骨屑与血液混合而获得了一个单片的移植物。

Öreroğlu AR, Çakır B, Akan M. Bone dust and diced cartilage combined with blood glue: a practical technique for dorsum enhancement. Aesthetic Plast Surg. 2014 Feb; 38(1): 90-4.

下图所示为通过用 90° 角的骨凿进行骨切除术的过程中收集到的骨屑颗粒。由于这些骨屑中的骨碎片非常细小，所以可以将它们用在鼻背部。如果用骨切除术代替截骨术，那么从两侧收集的骨屑就足够掩饰鼻背。

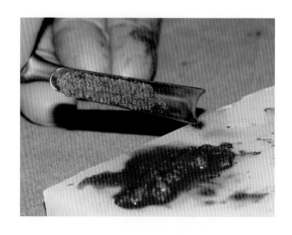

要点

（1）如果没有使用正确的方法来剥离软骨膜，软骨膜只在某些点保留在皮肤软组织罩上，这样会导致鼻背不平整。在鼻中隔软骨与鼻骨形态都较好的情况下仍无法获得平整的鼻背线条时，就应该查看皮肤软组织罩腹侧面是否有问题。

（2）如果我们要对那些有明显鼻轴偏斜的患者进行鼻背塑形，想要获得满意的鼻背外形将非常困难。如果鼻骨存在严重畸形，可以先将畸形的鼻背切除 1~2 mm，再利用骨和软骨移植物将该区域抬高 1~2 mm，这样就会使鼻背塑形变得容易些。

14.6 鼻骨短小

对于鼻骨短小的患者，其鼻背大部分结构是由软骨构成的。这些患者切下的鼻背软骨较长，由切下的软骨制备而成的 Libra 移植物也会较长。这样，术者在应用 Libra 移植技术时在撑开移植物长度方面的压力就会减小。在鼻骨短小的患者中，键石区的大部分都是由 Libra 移植物构成的。这样就没有必要再进行骨与软骨间的过渡。由于短小的鼻骨在顶板关闭时所起的作用有限，所以，术者可以在不进行截骨术和骨切除术的情况下完成该手术。

由长软骨制备而成的 Libra 移植物也会较长。骨性鼻背多边形是由鼻骨构建的，我们也可以用软骨来仿建该解剖结构。

病例

通过进行鼻背切除术，不难发现鼻背的大部分都是由软骨构成的。因此，尽管只是切除了极少量的鼻骨，患者的鼻背驼峰还是得到了矫正。

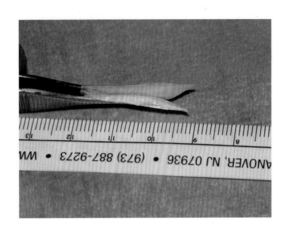

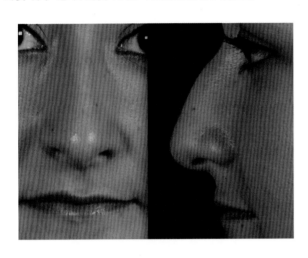

下图显示的是软骨性驼峰。注意，它比正常的驼峰更长。由于患者的骨性顶板没有开放，所以我们没有对其进行骨切除术。

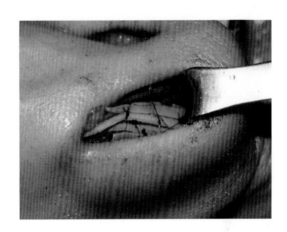

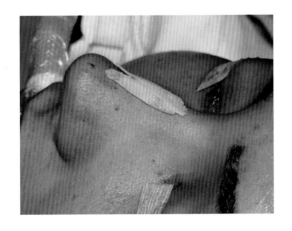

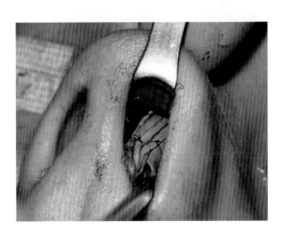

这是患者术前和术后 1 个月的对比照片。

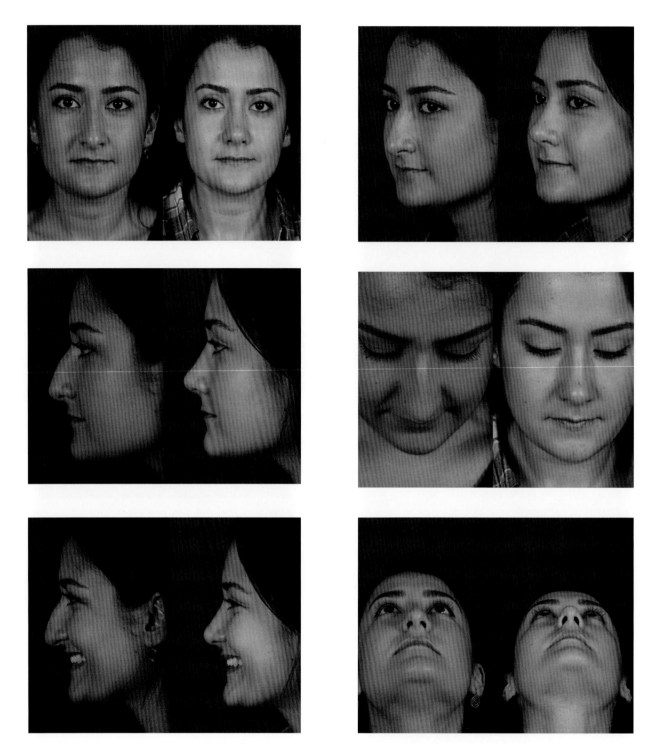

14.7 男性的鼻背重建

与女性相比，男性键石区要宽得多，而且更接近鼻根部，这一话题已经在美学章节中讨论过了。在男性患者身上可以采集到更长的鼻背软骨，这一点类似于鼻骨短小的患者。在男性患者可以制备出较长的 Libra 移植物。Libra 移植物最宽的部分将被用于构建患者的键石区，因此，它最宽的部分必须宽于女性患者。

病例

观察键石区的位置和形状。

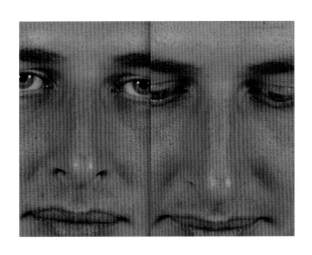

下图为患者的软骨驼峰。

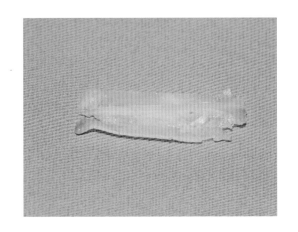

将该软骨结构劈开后，我们发现构成软骨性鼻背多边形的 Libra 移植物要比正常的更长。

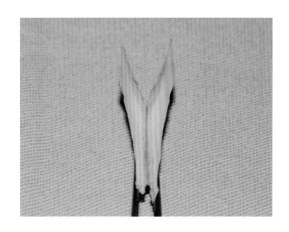

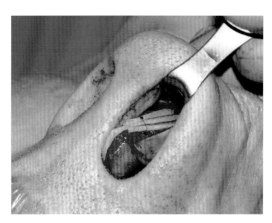

14.8 鼻尖稳固

我们会根据鼻尖的位置来调整外侧脚高度。由于要保护鼻尖的活动性，我们会将其固定在鼻中隔上。

（1）从鼻中隔尾侧端切下 1 mm 宽的软骨，该软骨附着在 Pitanguy 中央韧带上（后支撑杆）。

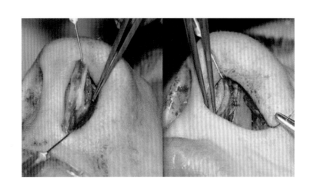

要点

Pitanguy 系统可调节鼻部皮肤的外形。对于鼻尖上区饱满的患者，我会通过缩短 Pitanguy 韧带来构建鼻尖表现点。如果采用开放入路，可使用重叠技术对其进行修复。缩短 Pitanguy 韧带是个很有效的技术，但该操作难度很大。因为该韧带折叠术是在软组织中施行的，所以很难预测其长期效果。此外，缩短后的 Pitanguy 韧带有可能会堆积在鼻中隔的左边或右边。因此，虽然该手术方法效果极佳，但想要普及该手术方法并不容易。

自从我开始使用后支撑杆技术以来，我再也没有使用过 Pitanguy 韧带折叠技术了。如果经鼻中隔做一个贯穿切口，Pitanguy 系统的完整性就会得到较好的保护，就不需要再使用折叠技术了。

（2）使用 5-0 PDS 或 6-0 PDS 的缝线将后支撑杆缝合固定到鼻中隔尾侧端上。

（3）坐下来，再从侧面检查一下。

（4）如有必要，可以在鼻中隔尾侧端进行一个额外的切除。

（5）根据患者的鼻尖突出度情况，可以将该后支撑杆固定在更靠前或更靠后的位置上。通常后支撑杆最高点与新构建的鼻中隔角处于同一水平。因此，鼻尖突出度要降低多少，鼻中隔角处鼻背就切除多少。需要注意的是，后支撑杆与鼻尖上区的 SMAS 是相连的，因此，我们还需要降低鼻尖上区的突出度。

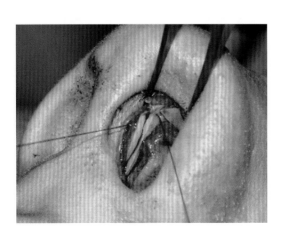

注意

鼻中隔角的平分线应指向鼻尖的位置。可以根据脸颊上画出的指向新鼻尖的线条来指导鼻中隔尾侧切除。

6.将后支撑杆放置在一个合适的位置之后，再额外地缝上 3~4 针。

要点

如果后支撑杆的宽度大于 1 mm，就很难再将其固定到鼻中隔上。它还可能滑落到鼻中隔的左侧或者右侧。在行贯穿切口后，我们将后支撑杆减薄至 1 mm。在进行环形缝合时，将后支撑杆和鼻中隔软骨之间保持 1 mm 远的距离，这样 1~2 mm 宽的后支撑杆将不会向鼻中隔的左侧或右侧移动。

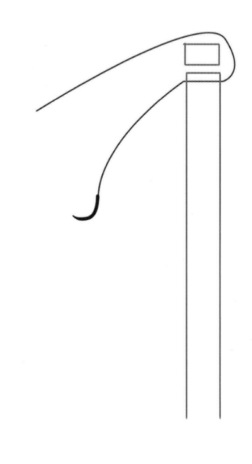

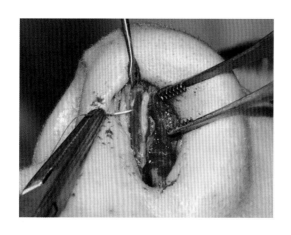

　　（7）确保冗余的黏膜位于膜性鼻中隔处。拉伸鼻中隔黏膜，用 5/0 Monocryl 缝线将鼻中隔黏膜和鼻中隔软骨环形缝合固定。

　　（8）切除多余的黏膜。

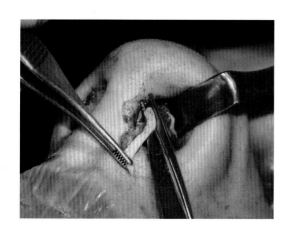

一样将鼻尖固定到鼻中隔上，就应该保证黏膜长度与新鼻相匹配。照片中的患者以前做过一次手术，他主诉左侧的鼻气道通气量较少。可以看到该患者的膜性鼻中隔、内鼻阀以及过长的上外侧软骨上都存在过剩的黏膜。

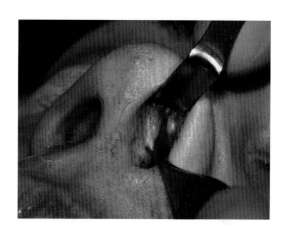

14.9 卷轴线的重建

　　使用 5/0 Monocryl 缝线缝合鼻中隔软骨膜的顶点。用小拉钩暴露卷轴韧带和 Pitanguy 韧带的接合点，在该区域会看到一个 1.5 mm × 3 mm 大小的籽状软骨，用 6/0 PDS 缝线缝合该软骨并打结。如果手术中保持了 Pitanguy 韧带的完整性，缝合卷轴区的籽状软骨时，会在鼻尖上转折点的两侧形成一些小凹点。卷轴区缝合可以将黏膜顶点在高位固定，并能将鼻尖上区外侧的皮肤固定到基底。

　　修复患者右侧的卷轴韧带。

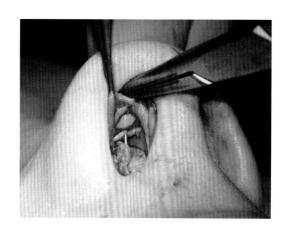

注意下面的内镜视图，在 11 点处将籽状软骨短段缝合到鼻中隔的软骨膜上，并将其长段置于中间，用来修复卷轴区。

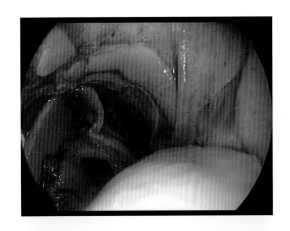

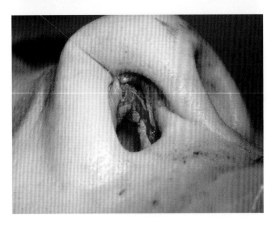

修复患者左侧的卷轴韧带。

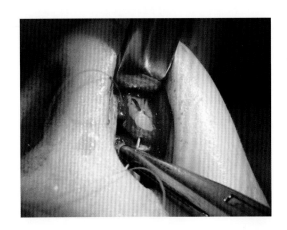

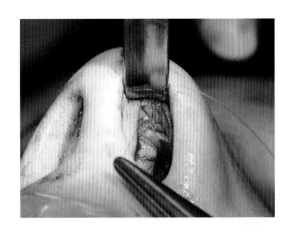

14.9.1 卷轴区的籽状软骨

大多数患者在卷轴韧带和 Pitanguy 韧带的连接处都会存在一个 1.5 mm × 3 mm 大小的软骨，我们应该对该软骨进行解剖学上的研究与探讨。籽状软骨中有两块体积够大，更加值得关注。籽状软骨属于 Pitanguy 韧带的一部分。通过将这些软骨缝合到鼻中隔的黏膜上，并将其嵌入穹窿和鼻中隔角之间的间隙中，可以将鼻尖突出度再额外抬高 1 mm。

通过另外一个病例，你可以看到缝线是如何穿过卷轴韧带的最高点来影响鼻尖上区皮肤的。可以观察到，穿过卷轴韧带的缝线可以使鼻尖上区的皮肤凹陷。如果剥离时对卷轴韧带进行了妥善的保护，就不可能出现缝合不对称的情况，因为只要将缝线穿过附着在卷轴韧带上的籽状软骨就可以了。如果籽状软骨在剥离时裂成碎片，可以将缝线穿过上外侧软骨和外侧脚的软骨膜。

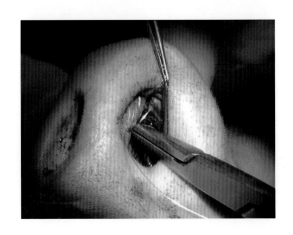

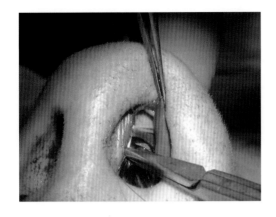

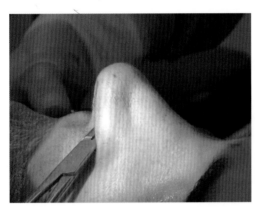

卷轴韧带的修复也可以通过软骨边缘切口进行。

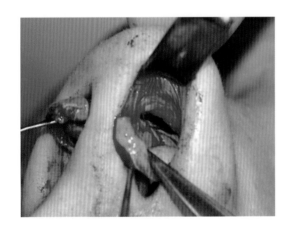

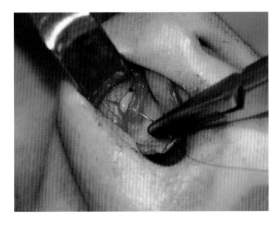

要点

　　如果由 Pitanguy 韧带所形成的鼻尖上转折点过于明显，可以切断 Pitanguy 韧带。但如果按照 Pitanguy 建议的方式去切断，就会失去我上面所讲的额外益处。我建议不必切断 Pitanguy 韧带，而是在 Pitanguy 韧带和 SMAS 之间做 0.5 cm 的分离，这样可以在不影响 Pitanguy 韧带功能的前提下，削弱其所产生的影响。

要点

　　如果没有行软骨膜下剥离，将缝线从真皮或 SMAS 内穿过，就可能出现难看的凹坑，甚至会导致皮肤坏死。附着在卷轴韧带和软骨膜上的籽状软骨是最适合穿过缝线的组织。

　　（9）用 5/0 Monocryl 缝线采用连续缝合从贯穿切口远端缝合到顶端，以闭合贯穿切口。在闭合软骨间切口前，先将骨泥放入鼻背骨性多边形内。

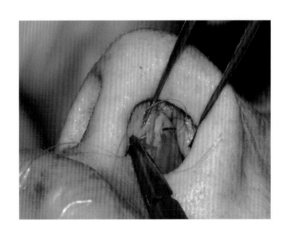

　　（10）此时，我们已经固定好鼻尖。如果还想缩短或旋转鼻子，就需要行上外侧软骨尾侧端切除。很容易确定需要切除的量，多余的部分就是超出卷轴区的那部分组织。如果我们切除了多余的部分，就使卷轴区的重建显得更加有用。如下图所示，在切除多余的膜性黏膜过程中，可以看到上外侧软骨的过剩部分。

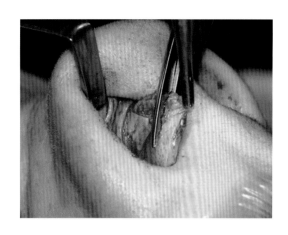

上外侧软骨多余的部分会和多余的黏膜一并切除。

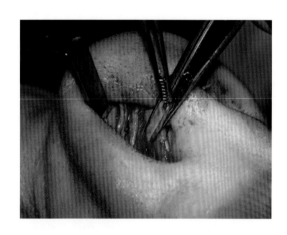

过剩，该患者的内鼻阀也变窄了。鼻部肌肉的功能退化也会加剧鼻阀狭窄。

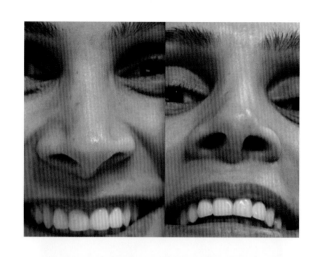

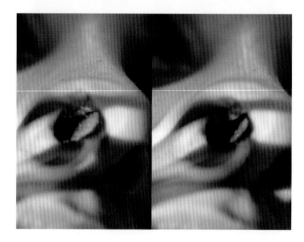

> **注意**
>
> 　　我检查了许多接受过开放式手术的患者，他们中大部分人的内鼻阀区的尾侧端都存在过量的软骨和黏膜，其原因是闭合入路手术切口较多所致，还是开放入路手术切口较少所致，还需要进一步讨论。

病例

　　下图的患者接受过两次开放入路鼻整形手术。由于肌肉功能退化、外侧脚保留过长以及静息角异常，导致患者的外鼻阀变窄了。此外，由于在卷轴区没有进行基本的修复，以及上外侧软骨的尾侧缘

　　（11）切除上外侧软骨和外侧脚上的多余黏膜。

　　（12）当用 5/0 Monocryl 缝线缝合 2～3 针闭合软骨间切口时，将卷轴韧带也放在中间，这样就可以同时调控鼻尖上区外侧的皮肤。

> **要点**
>
> 　　对于做过剥离的鼻子，鼻尖皮肤容易发生肿胀，内鼻阀也容易塌陷。如果在缝合软骨间切口时将卷轴韧带放入切口中间，那么内鼻阀中点就会开放。内鼻阀的中部是由上外侧软骨的尾侧缘和外侧脚的头侧缘构成。使上外侧软骨尾侧缘保持悬空的最重要因素是外侧脚的头侧缘。如果在外侧脚的头侧缘和上外侧软骨的尾侧缘之间造成了软骨缺损，就不能重建出解剖意义上的卷轴

区。厚的撑开移植物只有在靠近鼻中隔角及内鼻阀的顶点区域使用才有效。鼻中隔角是鼻背最狭窄的部位。按照美学原则来说，使用撑开移植物来增厚这个区域是不合适的。撑开移植物只能在鼻背部撑开上外侧软骨，而对于内鼻阀中部的影响较小。在我看来，撑开移植物对于呼吸功能的影响被夸大了。内鼻阀结构中最重要的部分是上外侧软骨的尾侧缘。卷轴区解剖结构上的软骨缺损，以及由外侧截骨术所致的内鼻阀外侧缘的缩窄，才是造成内鼻阀功能受损的主要原因。

15 内夹板

完成鼻整形手术后，放置鼻中隔成形术时使用的夹板，并用 5/0 Prolene 缝线或 5/0 PDS 缝线将它们固定在鼻中隔上。关闭贯穿切口后使用该夹板，可以更好地对齐切口边缘。不要将线结拉得太紧，否则会引起术后疼痛。不要使用丝制的缝线来进行缝合固定，因为丝线不够顺滑，术后拆线时会引起疼痛。

16 内鼻阀的功能

（1）进行软骨膜下剥离以保护肌肉组织。

（2）不要使用外侧截骨术进行骨折内移。行骨切除术时，鼻气道缩窄程度最小。

（3）切勿在卷轴区行外侧脚头侧端最大限度切除，会造成软骨损伤。

（4）如果上外侧软骨的尾侧缘保留过长，它就会阻塞内鼻阀，因此必须将过量的软骨切除。

（5）如果这个区域的黏膜过多，可能会导致内鼻阀区增厚。因此，如果已经切除了多余的软骨，也需要将多余的黏膜切除。

（6）上述操作完成后，应该对卷轴区进行修复，这样可以将上外侧软骨和外侧脚连接。

（7）鼻部肌肉借助卷轴韧带附着于卷轴区。关闭软骨间切口时，要将由于携带卷轴韧带而增厚的 SMAS 一起缝合。

（8）要避免截骨术引起鼻骨的尾侧缘缩窄，而尾侧缘正是上外侧软骨起始的部位。

17 套管

用 11 号刀片将绿色的静脉套管劈开，保持注射针继续留在套管里，并保持其顶端 3 mm 的管壁完整。如果未在其尖端保留 3 mm 的完整管壁，在将套管插入鼻内时，其外部的塑料套管就会弯曲，这样，它就会无法顺利进入鼻内。从软骨间切口的最外侧点向内眦方向插入该套管。将该套管的开口侧转向鼻骨，以免堵塞。取下针头，将其切断，留 2 cm 在黏膜内。2 天后，将其同内夹板一起取出。

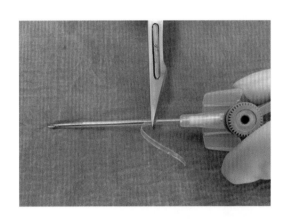

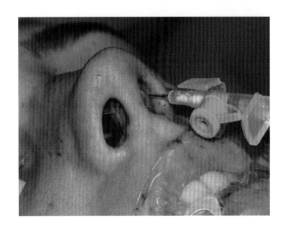

切开静脉套管。

> **要点**
>
> 你应该将套管留得长一点，以免将它们遗忘在鼻内。

18 Pitanguy 韧带

采用开放入路时，在 Pitanguy 韧带被切断前，应做好标记。手术结束时，按标记修复 Pitanguy 韧带，使其进入穹窿和鼻中隔角之间。

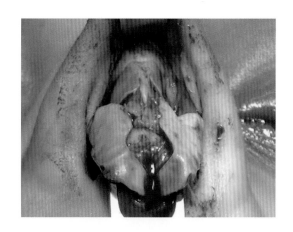

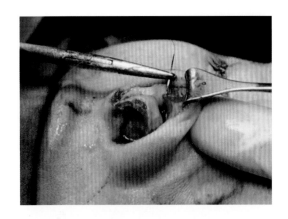

缝合时，将缝线穿过鼻尖上区皮下的 Pitanguy 韧带标记点。

这种缝合可以减少鼻尖上区的隆起，也可以通过增加鼻尖突出度来矫正该鼻尖上区的隆起。

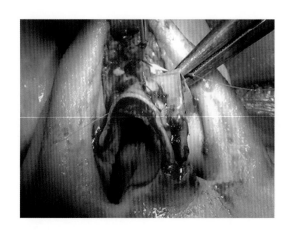

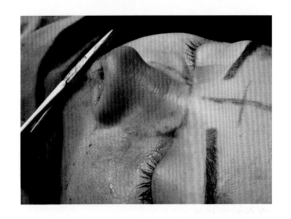

将缝线穿过穹窿下的 Pitanguy 韧带。

下图中的患者已经进行了软骨膜下剥离。其 Pitanguy 韧带已被标记并切断。

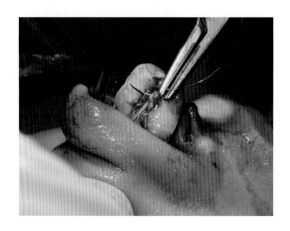

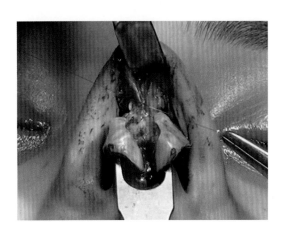

修复 Pitanguy 韧带后，鼻尖上区的皮肤会得到固定。

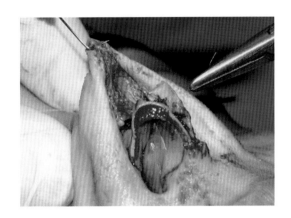

在开放入路手术中，在 Pitanguy 韧带的两侧修复卷轴韧带可使其保持在中间轴线上。因此，在开放入路手术中要缝 3 针来进行内固定。

Pitanguy 韧带修复后，两侧的卷轴韧带也得到了修复。

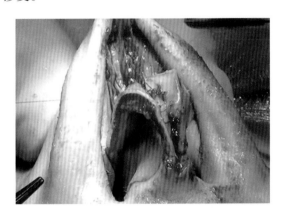

19 表浅 SMAS

为了避免下小叶多边形和鼻小柱多边形内形成凹坑，应该对填充这些区域的表浅 SMAS 进行修复。

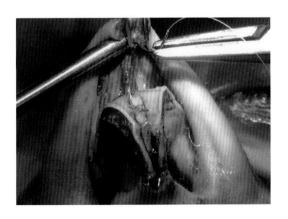

因为该手术操作减小了切口的张力，所以它能减轻瘢痕。

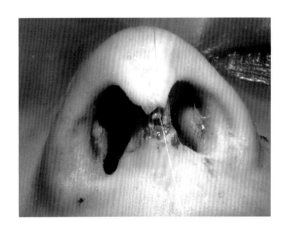

为了避免出现鼻尖偏斜，可采取以下措施：

（1）修复 Pitanguy 韧带，而不使其缩短。

（2）在开放式手术中同样可以使用后支撑杆技术，该技术可将 Pitanguy 韧带固定在中线上。

（3）使用 2～3 种缝合方法或者水平环形缝合，而不要仅仅使用 1 种。

（4）如果对卷轴区的籽状软骨也进行了修复，那么应该使 Pitanguy 韧带达到原来宽度，防止它滑到鼻中隔角的右边或者左边。

20 内固定

由于 Pitanguy 韧带和卷轴韧带的重建是新概念，对此将会有更详细的讨论。

20.1 SMAS 解剖新发现

随着 Daniel 和 Saban 在解剖学上的新研究发现，我们对 Pitanguy 韧带和卷轴韧带有了更多的认识。Pitanguy 将这一韧带定义为真皮软骨韧带，指出该韧带是起源于真皮。他对于外科医生的建议是："为了改变鼻子的旋转度，可以将其切断；如果它是过量的，也可以进行切除。"

SMAS 在鼻尖上区增厚，可将其划分为深层SMAS 和浅层 SMAS。深层 SMAS 穿行在鼻中隔角和穹窿之间，并向内侧脚和上颌骨鼻嵴延伸。该韧带被命名为 Pitanguy 中央韧带。它在穹窿与鼻中隔角之间的厚度为 2~3 mm。Pitanguy 中央韧带不仅固定了鼻尖位置，还使其可轻微移动。此外，由于它自身的厚度为 2~4 mm，它还能增加鼻尖突出度。在开放入路手术中，我们必须从鼻中隔角处切断该韧带，这时 Pitanguy 中央韧带回缩到鼻尖上区的皮肤下。在剥离软组织后，鼻尖突出度会下降2~4 mm，主要原因是 Pitanguy 韧带的完整性遭到破坏。

浅层 SMAS 会从穹窿上方以及穹窿和内侧脚之间的间隙穿过，然后与口轮匝肌相连。

鼻的组成成分不仅有软骨、骨头和皮肤，还有韧带。如果在软骨膜下进行手术，那么软组织不仅可以充当一个覆盖物，它们特殊的构成还有助于鼻子成型。我们已经提到过，SMAS 通过在鼻尖上区和鼻尖上区外侧的增厚而形成韧带，这些韧带会进入软骨中间，形成软骨的间隔。

在下面的模型中，可以看到软骨之间的空隙以及其间软组织的增厚。

要点

我们必须了解这些填充在皮肤和软骨间隙中韧带的解剖结构，并在手术中好好利用这些韧带。如果我们没能合理地处理这些韧带，就可能会出现鼻尖突出度丢失或者韧带异常积聚的现象。反之，我们可以更好地控制鼻尖突出度和鼻尖上区的皮肤再覆盖。

下图所示为 Pitanguy 韧带、卷轴韧带与软骨之间的关系。

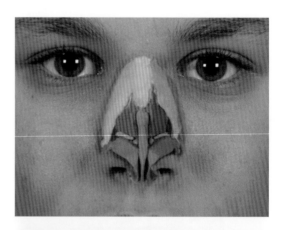

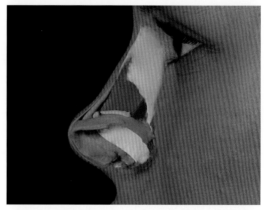

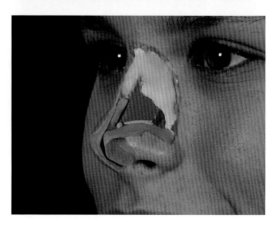

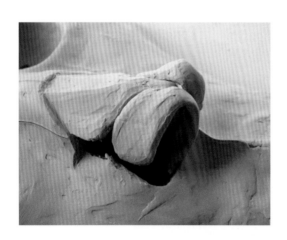

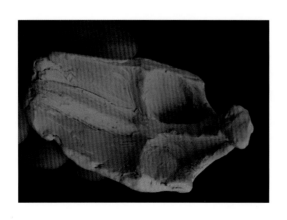

20.2 Pitanguy 韧带在鼻尖上区的重要作用

Pitanguy 韧带位于穹窿下并像一个垫子一样使鼻尖突出度动态增加。另外，它从双侧的外侧脚之间穿过，并像隔板一样将它们隔开。

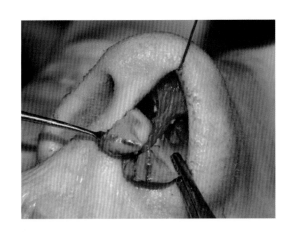

在开放入路手术中，我们经常能看到双侧的外侧脚在中间轴线上互相接触，但是解剖学研究与这一观察结果并不相符。Pitanguy 韧带进入双侧的外侧脚之间，并继续延伸至穹窿下方。该韧带能阻止外侧脚向内侧移动。如果外侧脚向内侧移动，就会出现头侧错位。从下面的模型中我们可以观察到，穹窿的下方存在一个间隙，这个间隙内走行着 Pitanguy 韧带。如果我们没有修复 Pitanguy 韧带，这个间隙就会闭合，这是由于鼻中隔角处的穹窿塌陷造成的，然后鼻尖突出度就会降低 2 ~ 4 mm。

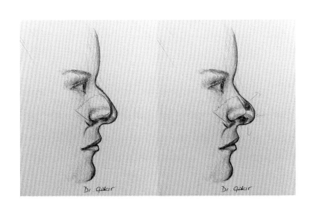

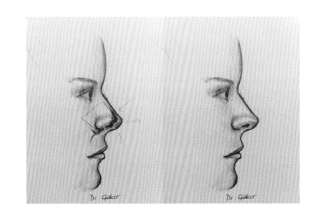

你可以切除 Pitanguy 韧带并插入一个鼻中隔延伸移植物，这样你将在鼻整形手术中使用非解剖结构的移植物，这会构建出一个外形看起来生硬、不自然的鼻子。在闭合式鼻整形中，如果手术时没有切断 Pitanguy 韧带，你可能不需要使用鼻中隔延伸移植物和榫卯技术。

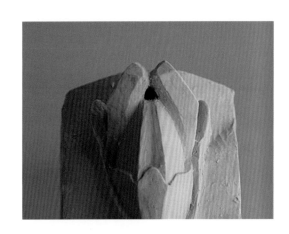

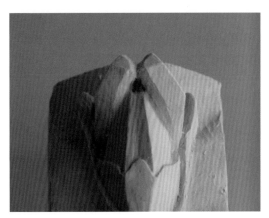

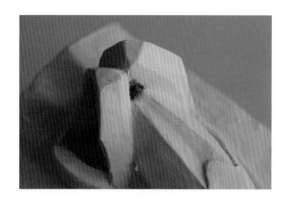

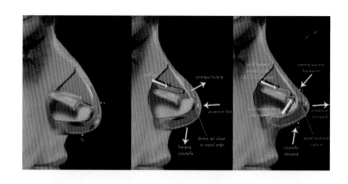

注意

我们可以通过重建鼻部韧带来实现鼻尖的动态稳定。结构性鼻成形术所致的鼻部僵硬会引发患者的焦虑。下面可以看到一位患者动态固定后鼻尖的活动度。

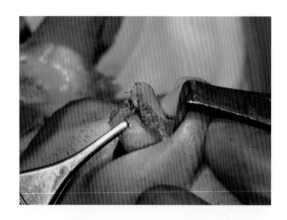

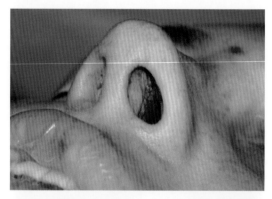

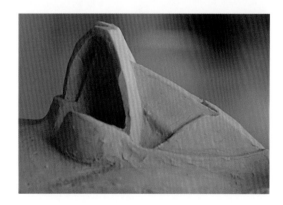

仔细观察我的绘图，它展示了 Pitanguy 韧带对于鼻尖突出度的影响。

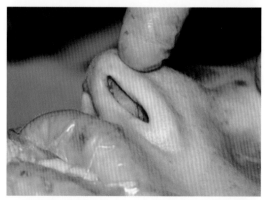

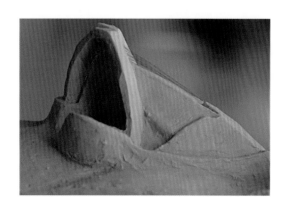

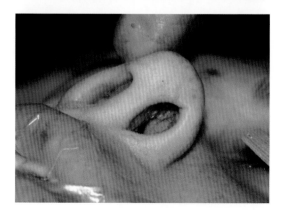

21 再覆盖

用"再覆盖"来形容皮肤适应重组的鼻部骨架的过程再合适不过。为了控制再覆盖的过程，我们唯一进行的干预措施就是包扎鼻部。即使我们给鼻子塑造出了较好的骨和软骨解剖结构，但如果未能对皮肤进行正确的处理，手术仍然是不成功的。对于鼻部皮肤中等厚、较厚、存在鼻部驼峰或鼻部过度切除的患者，皮肤再覆盖的过程中可能会发生一些问题。皮肤剥离区都存在皮肤再覆盖的过程。

21.1 剥离缘

（1）传统的剥离方法仅限于 SMAS 下的剥离以及广泛的 SMAS 下剥离，再覆盖仅限于被剥离区。如果采用的是软骨膜下剥离，为了获得同样的效果，则需要进行更广泛的剥离，这是因为皮瓣的厚度增加了。

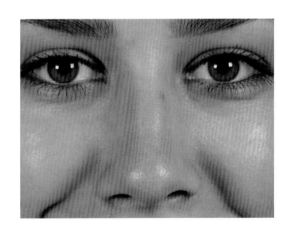

（2）可以将剥离的范围一直拓宽到截骨线，但在这种情况下，应该改变截骨术方法，这样也扩大了再覆盖区域。

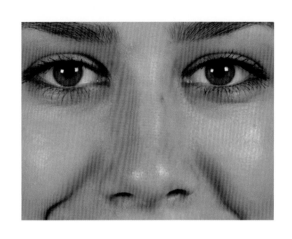

这两种类型的剥离都存在损伤鼻尖上区及其外侧区的风险。如果在这些区域堆积了过量的皮肤组织，鼻尖可能会变得圆钝，并且可能会出现鼻尖表现点的丧失。进行这样的剥离尤其是第一种类型的剥离时，会遇到一些困难，因为剥离太小，不能对鼻子的外形做很大的改动。虽然可以通过拉伸皮瓣使之变薄来增加皮肤再覆盖的范围，但这样就失去了软骨膜下剥离带来的所有优势。如果在鼻尖上区皮肤堆积太多，就会出现鼻尖上区畸形。这时，可以利用卷轴韧带和 Pitanguy 韧带来调控皮肤再覆盖。Pitanguy 韧带调控鼻尖上区的皮肤再覆盖，卷轴韧带调控鼻尖上外侧区的皮肤再覆盖。这样，我们就可以在鼻尖上转折以及卷轴线上的区域对过量的皮肤组织进行再覆盖。

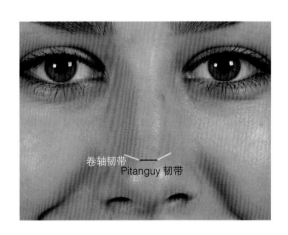

卷轴韧带
Pitanguy 韧带

下面，我将分享一个对皮肤再覆盖过程进行调控的病例，我们计划大幅度地削减这位患者的鼻子尺寸。如果我们未能妥善处理好多余的皮肤，那么它们很容易在鼻尖上区堆积。可以在患者术后第 10 天的照片中看到使用 Pitanguy 韧带进行再覆盖调控的效果。尽管这时出现了过量的皮肤组织和水肿，但 Pitanguy 韧带仍然将鼻尖上转折点构建出来了。患者术后第 1 个月和第 1 年的照片也可以看出 Pitanguy 韧带调控所带来的效果。患者术后第 10 天的照片显示其鼻部出现了多余的皮肤，这些多余的皮肤堆积在鼻尖上区以及鼻尖上外侧区。在术后 1 年的照片中可以看到，患者已经拥有了一个清晰的鼻尖表现点。

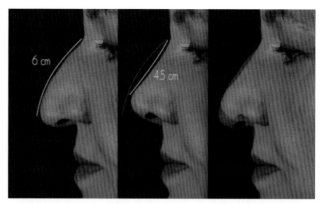

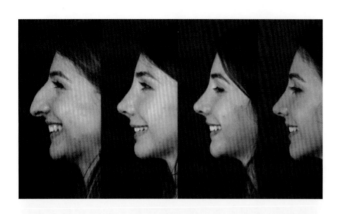

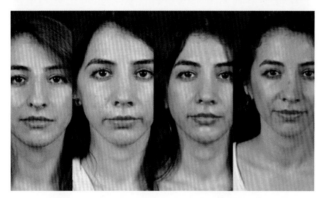

21.2　如何在皮肤再覆盖过程中使用 Pitanguy 韧带

当对一位鼻尖下垂的患者进行鼻尖旋转时，会产生多达 1.5 cm 长的多余皮肤组织。如果不对这些皮肤组织进行处理，它就会堆积在鼻尖上区及其外侧区。如果只是把 Pitanguy 韧带切断而没有将其固定，那么，原本填充在鼻中隔角和穹窿之间腔隙中的 Pitanguy 系统就会回缩到鼻尖上区的皮肤之下。Pitanguy 韧带的厚度为 2 ~ 4 mm，宽度为 4 ~ 5 mm，长度约为 1 cm。

> **要点**
>
> 如果不进行修整处理，就会存在 1.5 cm 的多余皮肤组织，以及 2 ~ 4 mm 厚、4 ~ 5 mm 宽、1 cm 长的 Pitanguy 韧带。如果不对这些皮肤和韧带进行处理，它们将会堆积在患者的鼻尖上区。

鼻尖上区畸形会使我们做出组织纤维化的诊断。为什么其他区域没有出现纤维化，而单单这一区域出现了呢？

我们试图通过注射类固醇来减薄纤维组织增生，而不是将纤维化的组织溶解掉。

我甚至已经不记得上次我进行类固醇注射是何时了。如果能够很好地调控皮肤再覆盖的过程，就不会出现鼻尖上区畸形。进行类固醇注射操作会比调控皮肤再覆盖更加困难。我有一个患者进行了类固醇注射，他在注射类固醇后出现了脂肪萎缩，其他潜在副作用还包括毛细血管扩张和白色的类固醇囊肿。

21.3　为什么要进行内固定

进行鼻部固定可以减轻水肿并使皮肤黏附在软骨上，这样就不会产生解剖死腔。外固定并不能使韧带固定在原本的位置上，且外固定最多只能保持两个星期（在伊朗，外固定会保持 3 个月）。采用 Pitanguy 韧带和卷轴韧带来固定鼻尖上区及其外侧区的皮肤，可以使这些区域的皮下不遗留解剖死腔。通过这种手术方式，还可以将多余的皮肤组织推到鼻尖上转折点和卷轴线上。

在现有的专著中，有许多案例都存在鼻尖上区畸形，他们皮肤的再覆盖过程本来都可以通过卷轴韧带和 Pitanguy 韧带的内固定来调控。

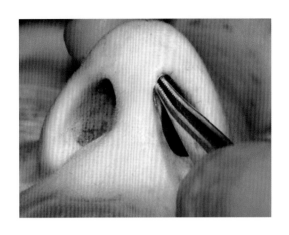

> **要点**
>
> 我认为，鼻部皮肤较厚的患者应该进行内部的韧带固定，而不是移除他们的肌肉组织，这个过程被称为"去脂"。在外侧软骨和鼻骨的顶部进行广泛剥离会使皮肤再覆盖变得更加容易。如果你遇见一个在 1 年前做过去脂手术的患者，请她深吸一口气，这时你就会理解我的意思了。

对于进行过软骨膜下广泛剥离以及韧带内固定的患者，我们不需要再通过手指按压来塑形了。

22 额外的移植物

22.1 额外的鼻小柱支撑移植物

如果将手指按压在鼻尖上但感觉不到鼻尖支撑，可以插入额外的支撑移植物。

21.4 掩饰修整

在手术快结束时，如果发现患者存在一些小的不对称的地方，可以在其表面放置一些细碎的或者薄片状的软骨来进行修整。但是，对这些移植物的效果期望值不要太高，只能用它们来调整一些小的不对称或者凹陷。有 2%～3% 的首次手术患者会用到这些移植物。我一般最多会使用 2～3 块。谨记，对于皮肤较薄的患者，这些移植物在术后有可能会显形。

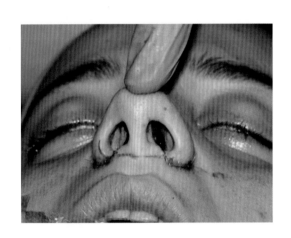

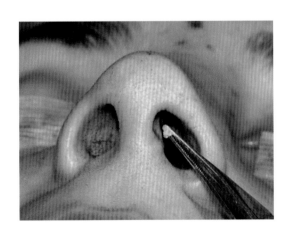

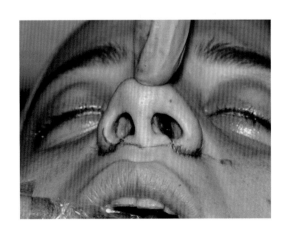

我的患者中有 10% ~ 20% 的人额外使用了鼻小柱支撑移植物。我更倾向于使用薄的移植物。如果植入移植物后仍发现鼻尖支撑力不足，我通常会选择再加用一个，但很少同时使用 3 个额外的支撑移植物。

22.2 鼻翼缘移植物

如果已经闭合了所有的切口，但发现鼻翼仍有些薄弱或不对称，可以使用额外的鼻翼缘移植物，而无需拆除缝线。可以用绿色的注射针和一个 1 mm 的骨凿做一个囊袋，然后置入该鼻翼缘移植物。

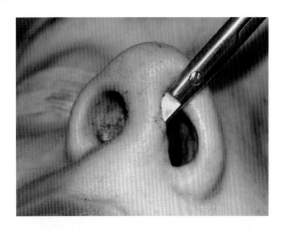

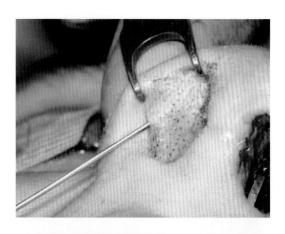

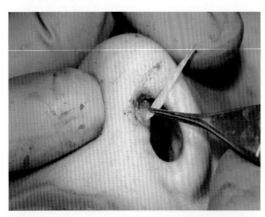

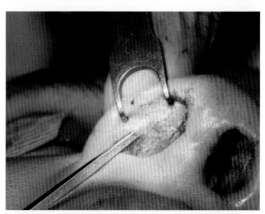

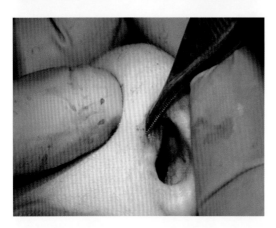

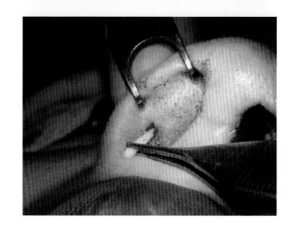

要点

对于那些准备进行大角度的鼻尖旋转的患者，放置一个朝向唇部方向的额外支撑移植物可以调控旋转度。

23 鼻孔手术

23.1 手术中的问题以及解决方法

（1）鼻翼基底厚。

解决方法：单纯的鼻翼基底椭圆切除。

（2）鼻孔大。

解决方法：撕裂推进皮瓣。

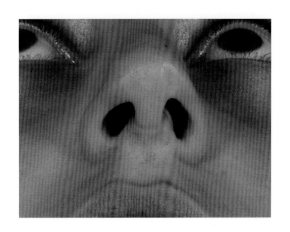

> **要点**
>
> 如果患者的鼻槛是悬垂的，可在推进时加上内旋。

（3）鼻孔大，合并鼻翼基底过厚。

解决方法：撕裂推进皮瓣联合鼻翼基底椭圆切除。

（4）鼻翼悬垂。

解决方法：鼻翼缘切除。

（5）鼻槛悬垂。

解决方法：在鼻孔内部行皮肤切除。

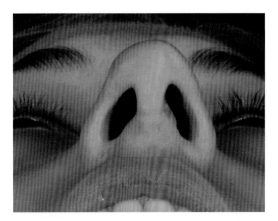

> **要点**
>
> 进行切除前，切记先进行标记。

23.2 鼻翼基底厚：单纯的鼻翼基底椭圆切除

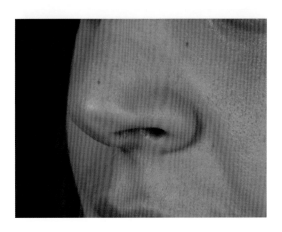

当患者鼻孔正常而鼻翼基底厚时，我们会进行单纯的椭圆形切除。

（1）在希望变薄的区域画一个椭圆形标记，必须将切口放在鼻翼沟处，不需保留 1 mm 的边距。根据我的个人经验，鼻翼沟处的瘢痕并不明显。

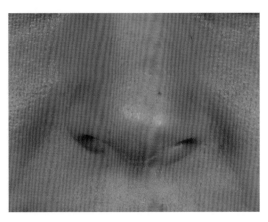

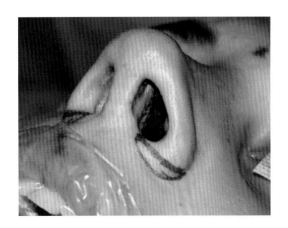

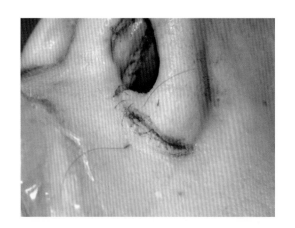

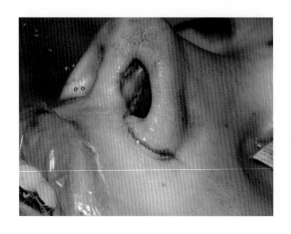

> **要点**
>
> 　　切除和缝合是手术过程中很简单的部分，最重要的是标记位置要精确。

（2）鼻翼基底部切除应该平行于颊部。

（3）切除的组织量以使切口严密闭合为度。尽量保护好肌肉组织。

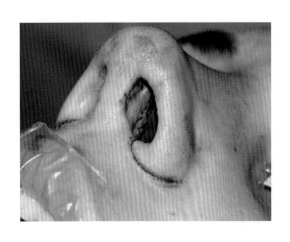

> **要点**
>
> 　　如果鼻槛较厚，可同时在鼻槛部进行椭圆切除，但切口不要进入鼻孔内。否则，鼻孔也会变小。

（6）术后第 10 天拆线。

这是该患者术前和术后 10 天的对比照片。

（4）使用 1～2 根 6/0 的 Monocryl 缝线进行皮下缝合，试着穿过深层的真皮组织。由于存在许多皮脂腺，该区域可能会形成一些小的囊腔。如果未能充分地把缝线埋在皮肤下面，就会引起皮肤反应并形成囊腔，这些囊腔会蓄积污垢。

（5）使用 6/0 圆针 Prolene 缝线进行连续疏松缝合来闭合皮肤切口。如果把缝线拉得太紧，会使缝线陷入皮内，导致缝线痕迹。由于该区域术后容易发生水肿，所以，即使是进行正常紧张度的缝合，术后缝线也会变得很紧，并会产生瘢痕。

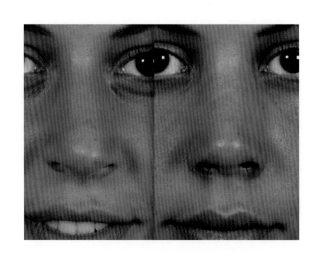

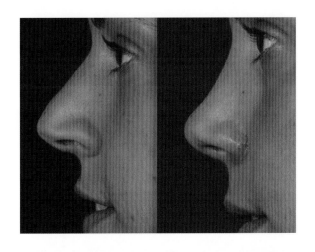

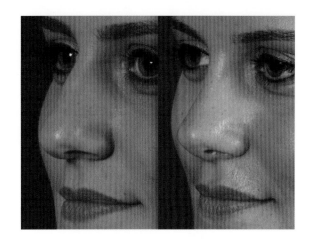

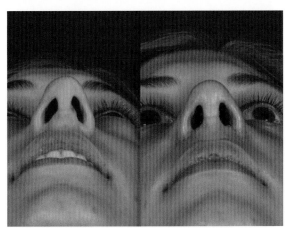

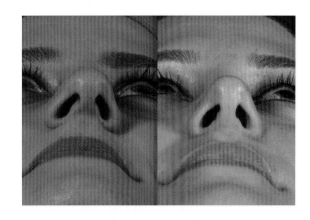

这是患者接受鼻翼基底椭圆切除术前和术后 9 个月的对比照片。

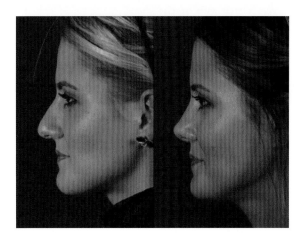

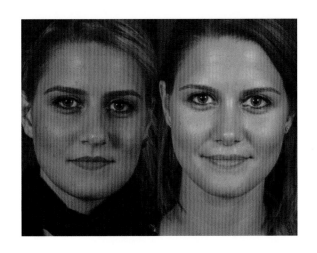

23.3 鼻孔过大：撕裂推进皮瓣

在进行该手术操作之前，一定要掌握鼻槛的解剖结构。再仔细看看鼻部的解剖结构图。绘制鼻孔基底部时使用的轮廓线和手术时手术刀切割的位置是相同的。

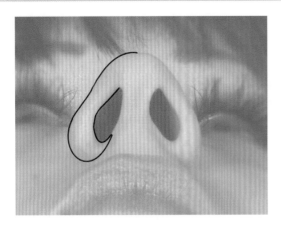

　　我们应该将切口瘢痕置于这条线上。要知道，临床上并没有太多的外科医生实施解剖意义上的手术切口，我从 Nuri Çelik 那里学到了这一手术技术。Jack Sheen 将手术切口放在了鼻翼沟上方 1 mm 处。Millard 与 Sheen 的观点存在分歧，他认为手术切口应该与鼻翼沟重合。由于鼻翼与唇部的解剖结构是毗邻的，我不得不更倾向于 Millard 的观点，毕竟他是唇裂修复的权威。

　　（1）画线：对于鼻孔过大的患者，其鼻槛和踏板之间的距离一般也会很大。我们手术的目标就是缩窄这一区域。

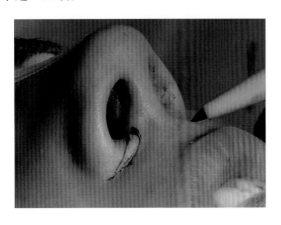

　　牢记鼻槛是如何进行绘制的。鼻槛进行减薄和缩窄后仍然应该距离踏板 2 mm。手术切口应该从鼻翼沟延伸到踏板处，标记出将要切除的组织。

　　（2）切口：沿标记线平行于唇表面切开，注意不要切得太深，保证鼻槛上仍有组织和上唇相连。在这个切口中，皮瓣的尖端看起来就像被撕脱了一样。该皮瓣的尖端很薄，越往外侧越厚。

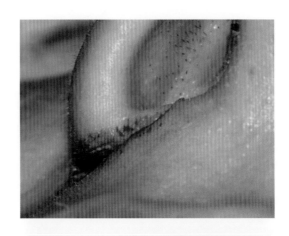

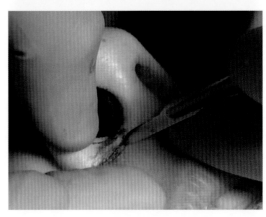

　　（3）用手术镊夹持皮瓣，牵拉到正确的位置，并做好标记。

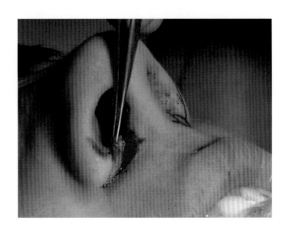

（4）用手术镊夹持住皮瓣的尖端并将其伸展开，然后将它铺在基底部并固定好。用手术刀对皮瓣进行切割，使其撕脱，然后再将多余的部分去除。

（6）使用两根 6/0 的 Monocryl 缝线进行皮下缝合。用 6/0 的圆针 Prolene 缝线从内向外连续缝合闭合切口。

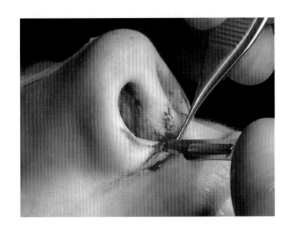

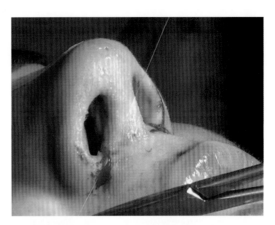

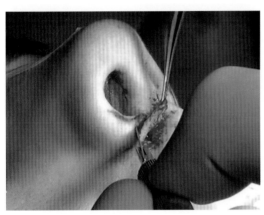

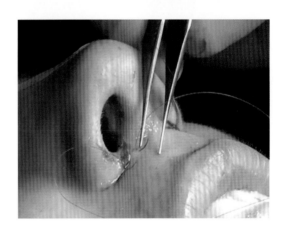

（5）使用定位缝合固定皮瓣的尖端。对侧的鼻翼复制相同的手术操作。

下图是一位使用撕裂推进皮瓣技术缩小鼻孔的患者术前和术后 1 年的对比照片。

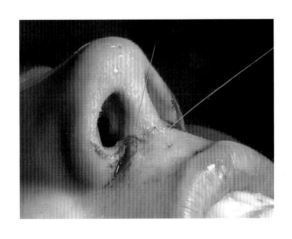

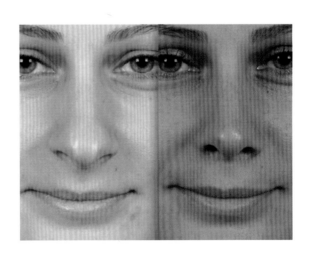

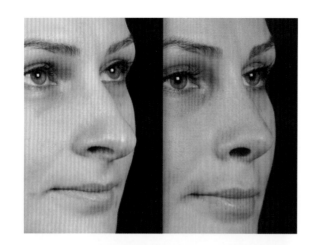

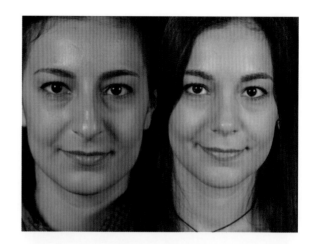

另一个病例

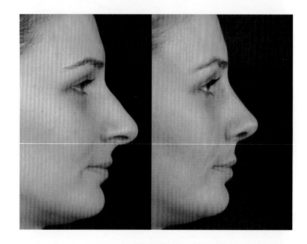

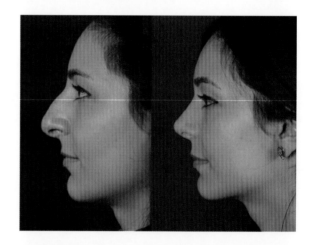

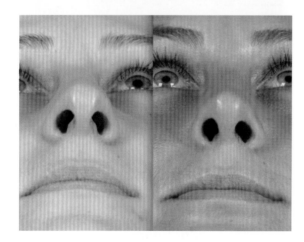

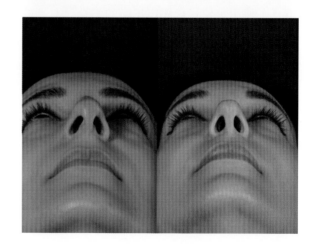

下图是一位使用撕裂推进皮瓣技术缩小鼻孔的患者术前和术后 1 年的对比照片。

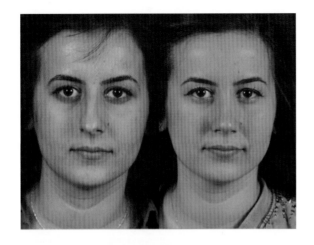

> **要点**
>
> 鼻翼基底部手术的切口不应超过 8 点钟至 4 点钟的位置，在这个区域内进行手术可以解决大部分的问题，难点在于需要标记出 8 点钟和 4 点钟的位置线。画图能提示我们，鼻翼沟在超出 9 点钟和 3 点钟后位置变得平缓。环绕鼻孔圆周一圈，能够发现鼻唇沟在一个小的三角形凹陷附近终止，该三角形凹陷位于外侧脚 RL 点上方 5 ~ 6 mm 处。如果手术切口超过 3 点钟到 9 点钟的范围，就会损坏解剖结构，从而形成一个丑陋的鼻孔外形。在 9 点钟到 3 点钟以外的范围隐蔽切口瘢痕是非常困难的。

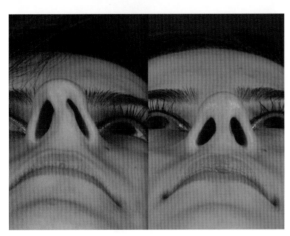

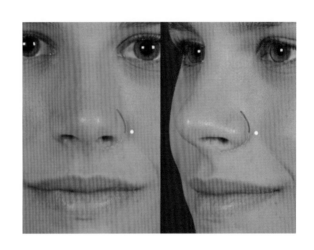

切口瘢痕存在于天生的鼻部线条上，因此，在患者术后 1 年的特写照片中，看不出该手术切口的痕迹。

23.3.1　鼻槛复位

如果患者正面观发现鼻孔悬垂，就需要进行该手术操作。撕脱皮瓣会抬高鼻槛，向鼻孔内侧做内旋转并设置切除平面。这是一个推进联合内旋转的手术操作。

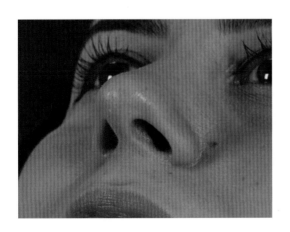

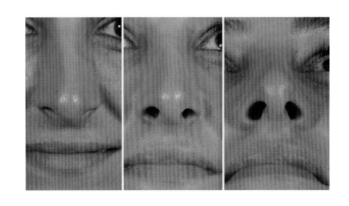

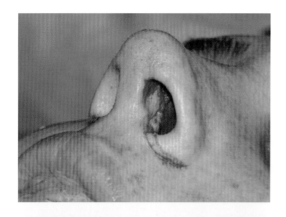

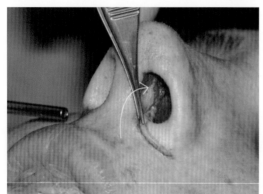

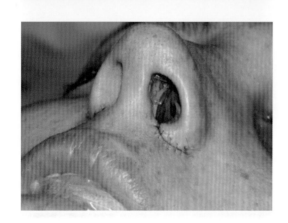

这是该患者术前和术后 1 年的对比照片。

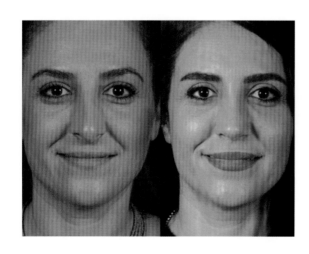

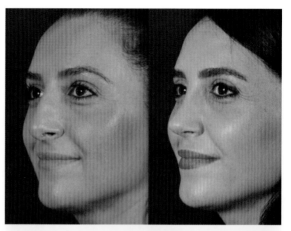

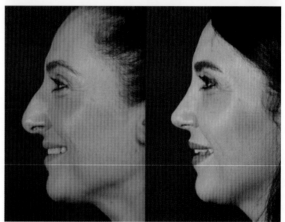

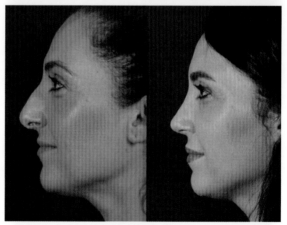

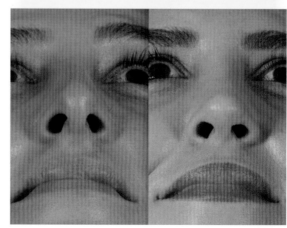

要点

依据鼻槛解剖结构进行恰当的切除。思考一下我们在唇裂手术中是如何将鼻槛皮瓣安置在唇部的。

23.4 鼻孔过大合并鼻翼基底过厚：撕裂推进皮瓣联合鼻翼基底部椭圆切除

下图中的患者已经降低了其鼻尖突出度。患者的鼻翼较厚。

在降低鼻尖突出度时，患者的鼻孔也会随之变大。该患者需要进行撕裂推进皮瓣联合鼻翼基底椭圆切除。

先行鼻翼基底椭圆切除，然后再行皮瓣推进，这样便于进行手术规划。

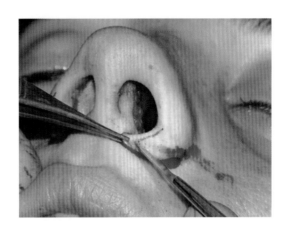

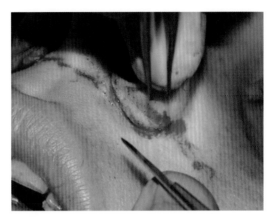

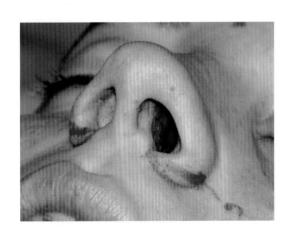

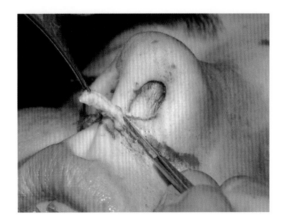

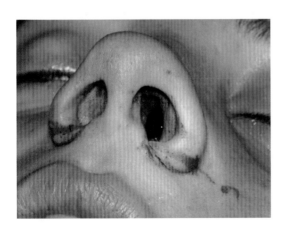

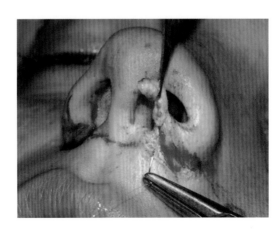

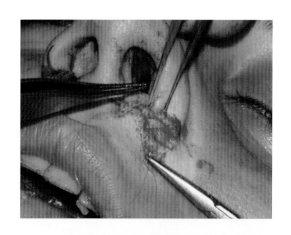

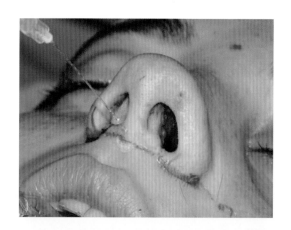

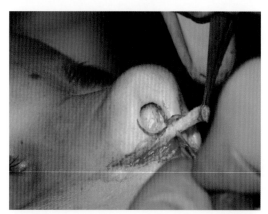

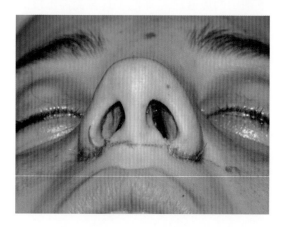

这是患者术前和术后 10 天的对比照片。

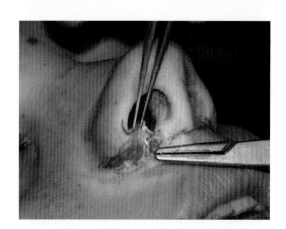

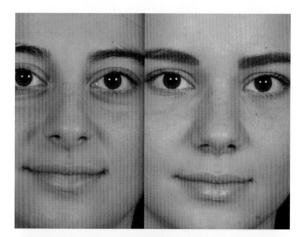

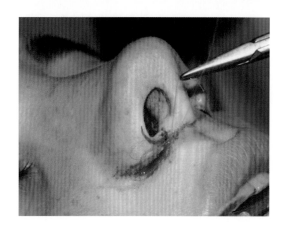

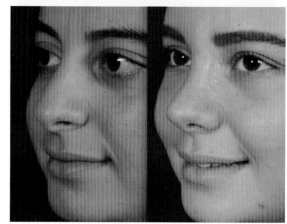

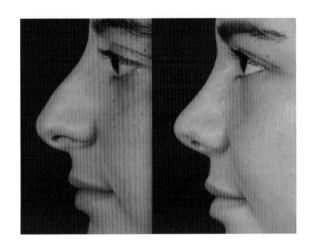

病例

　　这是术前和术后 2 年后的对比照片。

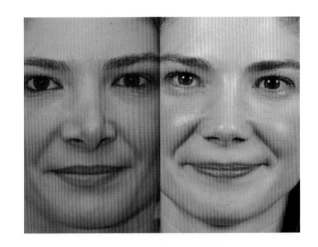

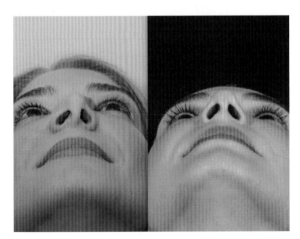

23.4.1　常见错误

　　（1）手术切口中断了鼻槛的连续性。

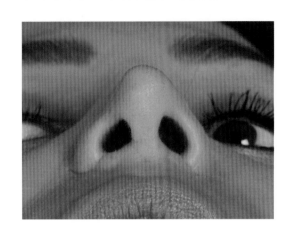

　　（2）在鼻槛上行手术切除。

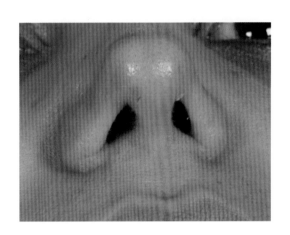

23.5　鼻翼悬垂：鼻翼缘切除

> **注意**
>
> 　　不要在你前 100 名患者身上进行该操作。有些患者是皮肤过多，而非软骨量过多。这种情况会造成鼻翼松弛。患者自身也想摆脱这种肉肉的鼻部外观。只进行软骨的修整，手术效果是不可能令患者满意的。鼻翼缘切除是个彻底的手术方式。

23.5.1　标记

　　在悬垂鼻翼最底缘的外侧 1~2 mm 处标记一个点。对多余的皮肤进行标记。在完成上端和下端标记时，将标记笔稍稍转向患者的鼻孔。如果没有这样做，该切口瘢痕末端的折角在术后会显形。

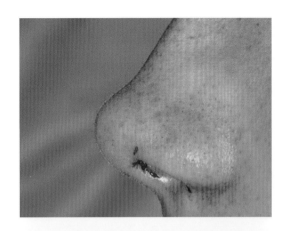

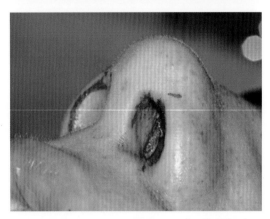

23.5.2 切口

使用 15 号刀片沿着标记线切开鼻翼，这样可以确保鼻翼是从中间裂开的。手术切口在中部时要切得深一些，而在顶端和末端要切得浅一些。在最开始的 2~3 mm，需要朝向外侧斜行切开，以使外侧皮瓣变得较薄。这样，缝合时就能更容易翻转该外侧皮瓣。

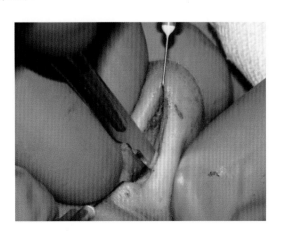

23.5.3 切除

用手术镊牵拉皮瓣，用组织剪缩短该皮瓣。我现在进行该操作时依然要屏住呼吸。在进行该操作时一定要非常仔细。如有必要，还可以再进行额外的切除。切除后，患者的鼻翼将会提升。

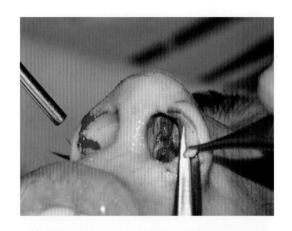

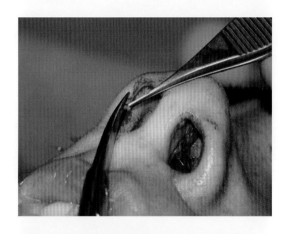

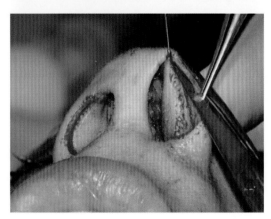

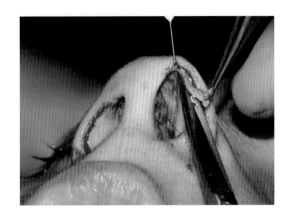

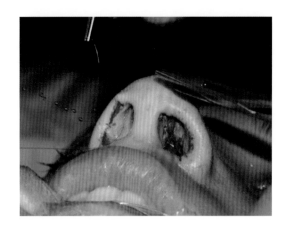

23.5.4　缝合

不进行任何皮下缝合，用 6/0 圆针 Prolene 缝线进行疏松的连续缝合，并使切口边缘内翻。缝合时，针轴应该朝向鼻孔的中央。这样，就不会从外面看出手术切口末端。如果在缝合结束使用 1 ∶ 5 稀释的皮质类固醇溶液冲洗手术切口，那么切口会愈合得更好。在术后第 10 天拆线。闭合手术切口后，鼻翼会看起来比较直挺，鼻孔也好像变得更大了。这只是一个短暂的手术效应。不要因为出现这种现象而去进行鼻翼基底部切除，不要忘了手术切口还会发生挛缩。

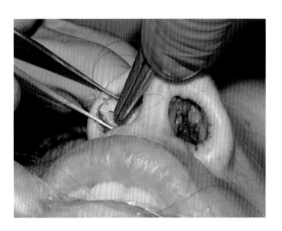

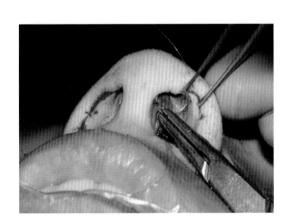

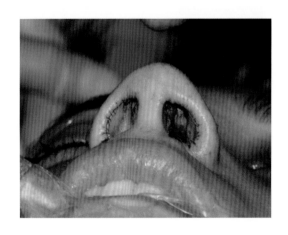

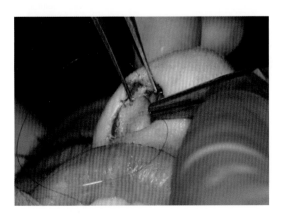

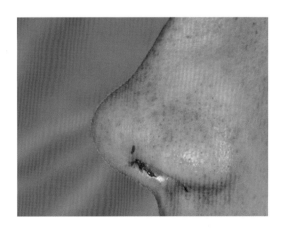

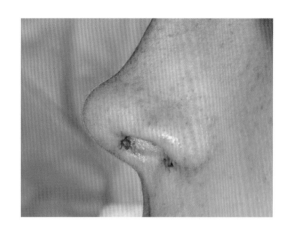

使用曲安奈德冲洗缝线。

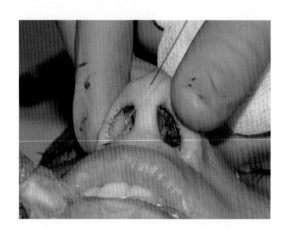

这是患者术前和术后 10 天的对比照片。该患者术后 1 年的效果请看第 22 页照片。

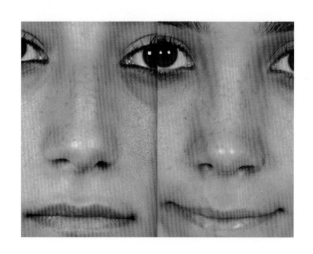

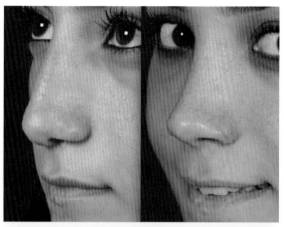

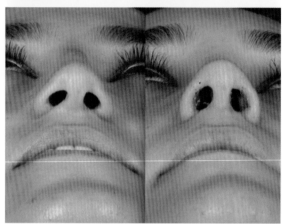

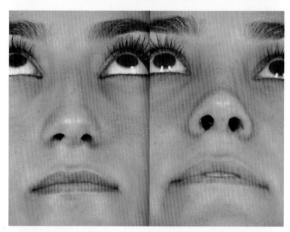

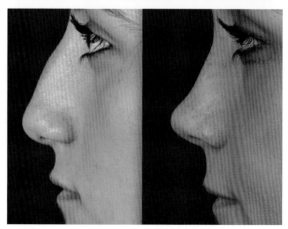

病例

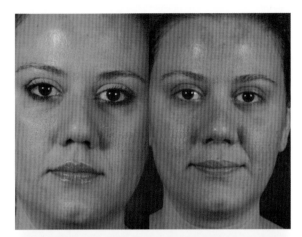

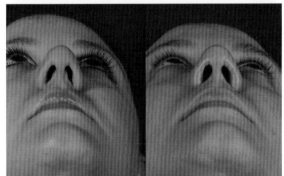

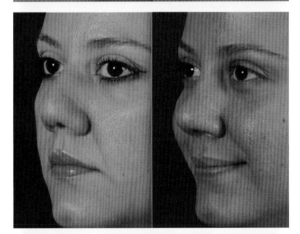

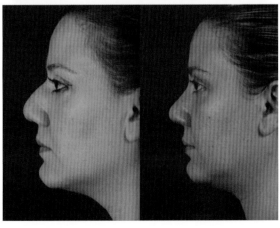

另一个病例

该患者由于琢面多边形悬垂而进行了皮肤切除术，这是她术前和术后 1 年的对比照片。

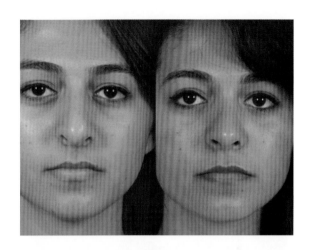

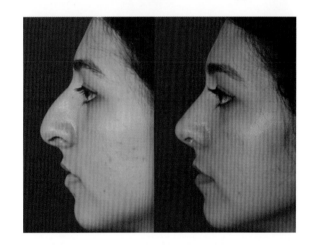

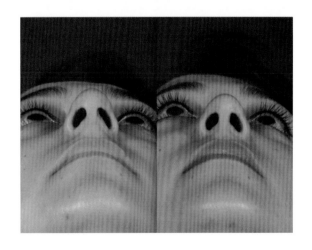

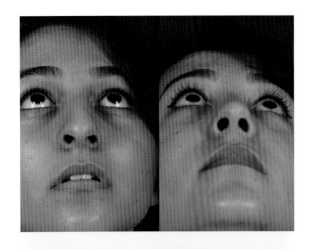

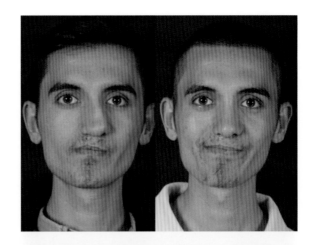

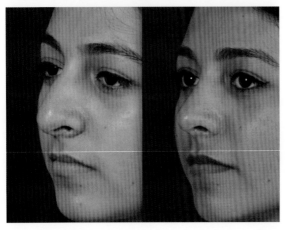

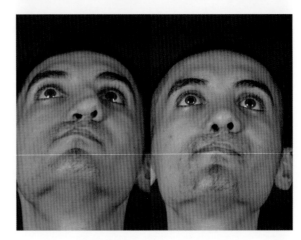

病例：唇裂鼻

在右侧鼻孔的顶部直接进行皮肤切除，以改善鼻孔的不对称。

病例：复合移植物

患者右侧鼻孔因外伤而导致挛缩。从左侧鼻翼基底部移除的组织可以构建成一个复合移植物，然后将该移植物放置在右侧鼻孔的挛缩区。这些是患者术前和术后 7 个月的对比照片。

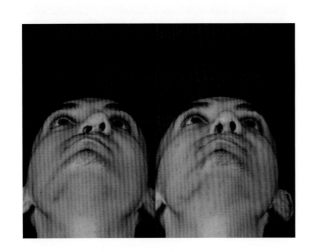

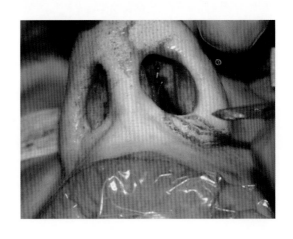

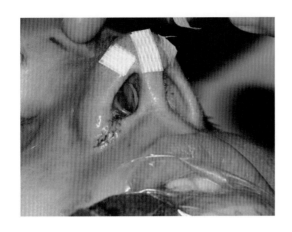

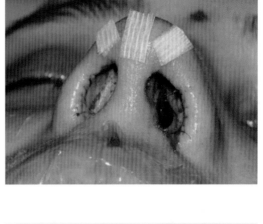

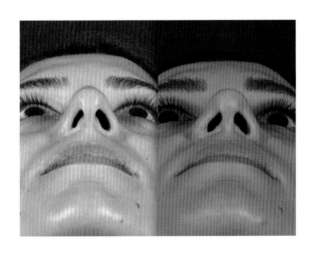

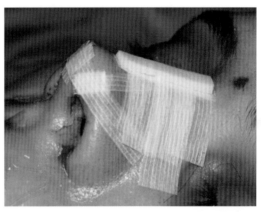

24　固定

为了避免形成夹捏畸形，不要让胶布挤压到患者的鼻尖。为了避免形成正面观的管状鼻，不要挤压夹板的底部，这也是为了避免骨折内移。我们运用胶布和夹板对鼻子进行固定，是为了不让术后的水肿影响手术效果。一般根据鼻尖轮廓来选择适当的胶布进行固定。可以通过先粘贴一些小块胶布来保护患者鼻部的琢面多边形。同时使用夹板来闭合鼻子的顶板。但若胶布粘贴过紧，则会导致皮肤坏死，还会破坏软骨的形状，所以我在粘贴胶布的时候会避免让它挤压到鼻子。

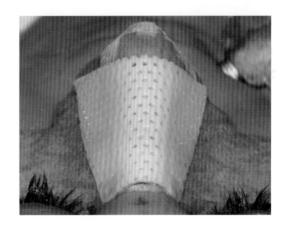

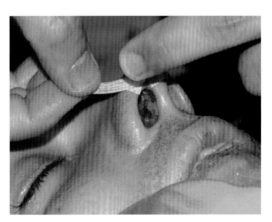

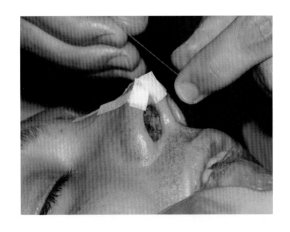

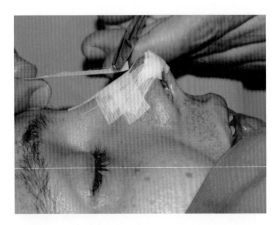

25 术后护理

一般来说，术后让患者保持头部抬高 30° 就足够了，没有必要进行冷敷。如果术中留意了手术操作中的细节，术后一般不会出现淤青。只要运用了正确的操作技术，术中切断大血管的情况几乎不可能发生。但如果使用 4~5 mm 的外侧截骨凿刀，就很难做到不伤及血管。为了控制水肿，我们会在手术结束后用胶布固定下眼睑。如果切口的边缘没有撕裂骨膜，一般不会发生上眼睑的淤青和水肿。在去除内固定夹板后，可以同时缩短放置在下眼睑的胶布长度。术后第 10 天可拆除外固定夹板，再过 5 天可拆除胶布。

病例

下图的患者接受了截骨术，她鼻子的驼峰被切除了。这是术后第 2 天的照片。

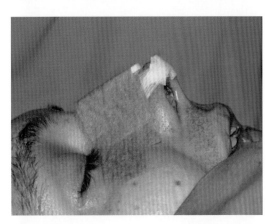

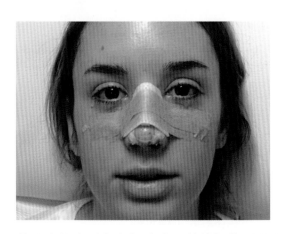

将患者的内固定夹板移除，并缩短其下眼睑胶布的长度。

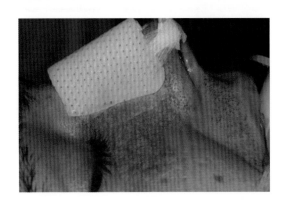

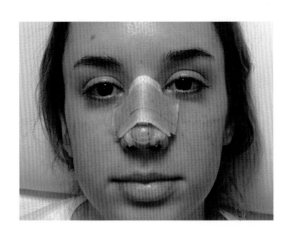

这是患者术后第 10 天的照片，这时已经拆除了外固定夹板。

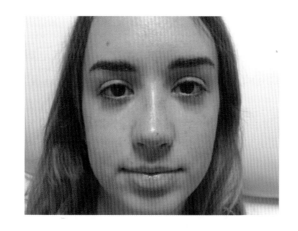

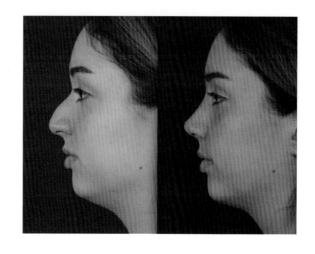

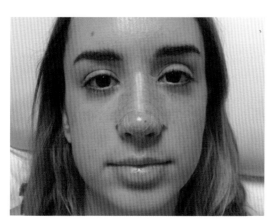

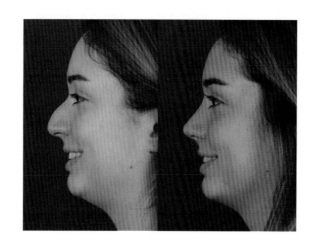

这是患者术前和术后 10 天的对比照片。

这是同一位患者术前和术后 1 个月的对比照片。

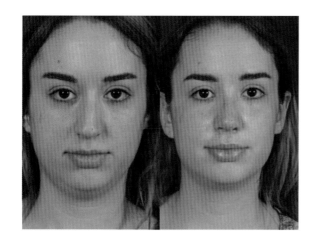

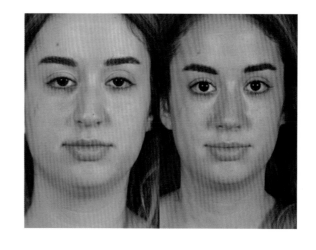

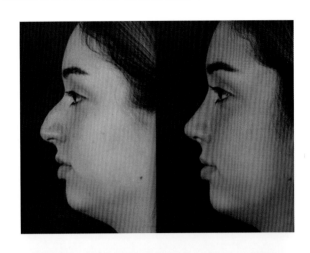

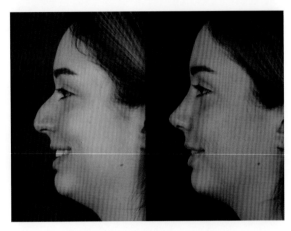

26　如何矫正歪鼻

我的患者中有 65% 的人存在鼻轴偏斜。其中鼻轴向左侧偏斜更常见一些。鼻轴偏斜是一个很常见的问题，而且很难进行矫正。

26.1　鼻子是如何发生偏斜的

形成鼻轴偏斜的主要原因是鼻中隔偏曲，鼻中隔和其所处的空间不相适应会使鼻子偏向一侧。由于青春期前的创伤会影响鼻子的发育，因此鼻软骨的大小也可能存在差异。

鼻轴左偏带来的问题

（1）右外侧脚较对侧长。
（2）右外侧脚较对侧宽。
（3）右上外侧软骨较对侧高。
（4）右上外侧软骨较对侧长。

（5）右侧的鼻骨较对侧高。
（6）右侧的骨性鼻基底（侧面美学线）较对侧宽。
（7）骨表面的问题通常会与鼻轴偏斜一起出现。我们通常会在鼻轴偏斜的患者身上看到骨表面的凸起或凹陷。
（8）鼻中隔后角右偏，前角左偏。
（9）上颌骨前鼻棘在前部左偏，在后部右偏。
（10）左侧的鼻甲肥厚。
（11）软组织也会发生偏斜。如果一个鼻子在发育过程中就出现了偏斜，那么附着在这个鼻子上的肌肉长度也是不对称的。Ali Teoman Tellioğlu 报告说，提上唇肌的一部分是与外侧脚相连的，并在一篇文章中提到，这种连接应该在手术中切除。对于严重偏斜的鼻子，如果在软骨膜下平面进行从外侧脚到梨状孔的广泛剥离，我认为会出现类似的效果。

如果术后出现偏斜的软组织向同侧牵拉鼻部的情况，我会要求患者自己用手掌按摩或按压他们的鼻子，以使偏斜得到矫正。我要求患者每天这样做 10~15 min。在术后的头 2 个月定期进行这样的按摩可以矫正 1~2 mm 的偏斜。患者还需要通过练习微笑来拉长提上唇肌。

为了纠正鼻部偏斜，我们应该逐步解决上述所有常见的问题。

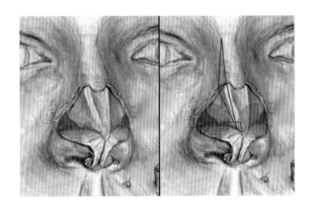

26.2　参照点

在手术治疗鼻轴偏斜的患者时，需要在两侧进行不对称的手术。我们需要在手术操作中借助一些参照点。我们不能根据经验粗略地来给鼻部定位，需要在术前就标记出患者面部的中线。在眉间和头顶画出面部的中线。由于患者的鼻根不一定位于其面部的中线上，因此鼻根不能作为参照点。

　　对于面部不对称的患者，我们拿什么作为参照点呢？

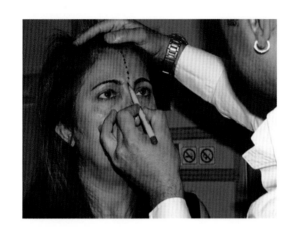

　　下颌骨的不对称很常见。下巴的中线和前额的中线可能不会在一条线上。我通常以眼睛作为参照点。因为人们在交谈时通常会看着对方的眼睛。

　　让我们来探讨一个歪鼻矫正的病例。

　　该患者的皮肤非常薄，鼻轴向左偏斜，鼻中隔向右偏曲。术前进行了局部浸润麻醉，当完成术前准备时，她的鼻子已经发白了。

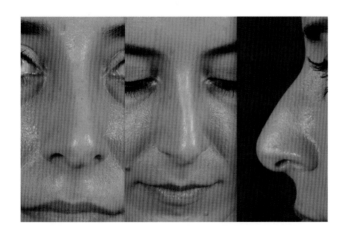

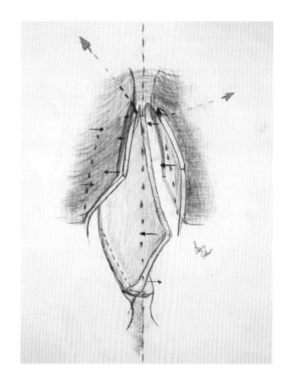

行左侧鼻甲黏膜下切除。由鼻中隔角进入软骨膜下平面，然后进行横向剥离。

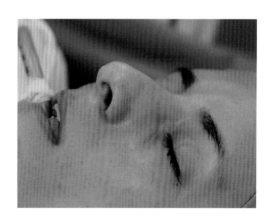

剥离范围超过上外侧软骨，到达鼻骨处。

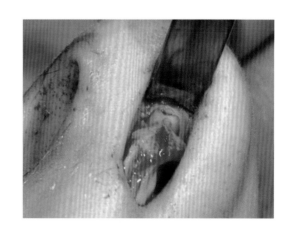

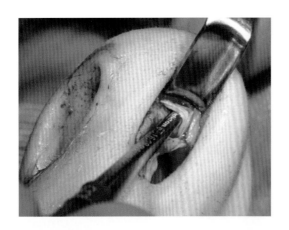

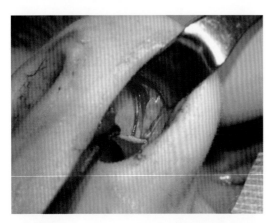

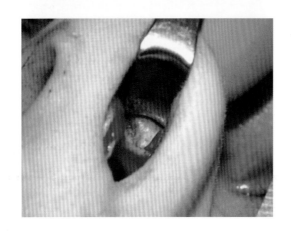

使用刀片切开，进入鼻骨的骨膜下（我们也可以通过使用剥离子刮划鼻的边角来找到骨膜平面）。进行广泛剥离，一直到截骨线处，这样剥离范围就覆盖了所有偏斜的区域。

26.3 鼻背切除

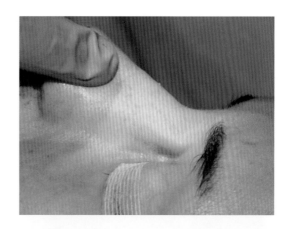

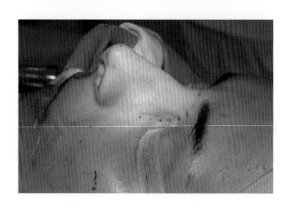

在进行了软骨膜剥离后，会暴露患者的鼻背部。用手指将鼻软骨推到中线上，然后进行软骨切除。采用这种方法，我们可以从过长的右上外侧软骨上切除更多的软骨。如果患者的鼻背软骨比较薄弱，可使用撑开皮瓣技术对其进行加固。

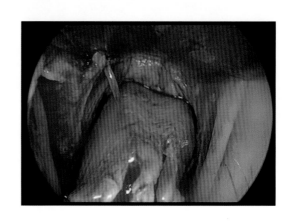

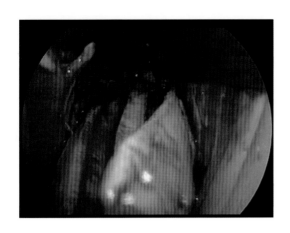

这样就会在鼻中隔和上颌骨鼻嵴之间留下 2 mm 的间隙。该间隙将由软骨膜和骨膜来填充。

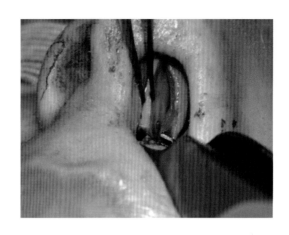

> **要点**
>
> （1）截骨术后一般都需要进行额外的 1～2 mm 切除，以达到双侧的对称。谨慎进行该切除术是很有道理的。在上外侧软骨水平，也需要进行鼻骨的不对称切除。右侧的鼻骨需要进一步切除。
>
> （2）对于鼻轴偏斜的患者，应该不对称地开放其鼻部顶板。如果对称地开放双侧的顶板，那么在截骨术之后双侧的顶板又会变得不对称。因此，如果不对称地开放双侧的顶板，在截骨术之后它们反而是对称的。

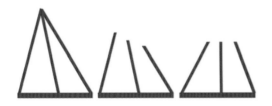

26.4 鼻中隔成形术

使用软骨膜下剥离暴露患者的鼻中隔基底部。切除鼻中隔基底部前方 2 mm 范围内过量的软骨。

> **要点**
>
> （1）如果未将鼻中隔从上颌骨鼻嵴上分离开，就不能轻松地对鼻轴偏斜进行矫正，通常就需要使用修饰技术。
>
> （2）鼻轴偏斜患者过量的软骨位于鼻中隔基底部。因此，使用 L 形鼻中隔成形术清空鼻中隔的尾部对纠正这种偏斜没有任何作用。在做过 L 形鼻中隔成形术的鼻中隔上使用划痕技术也不能取得很好的手术效果。
>
> （3）如果为了获取软骨移植物而进行 L 形鼻中隔成形术，并将鼻中隔从鼻棘上分离开，鼻中隔就会变得过于松动。
>
> （4）如果使用 Libra 移植物或者撑开皮瓣技术，将不需要再从鼻中隔上获取额外的移植物。因为从鼻中隔基底部取出的软骨对于该手术已经足够了。

切除上颌骨前鼻棘上的软骨后，切开鼻嵴骨膜，参照标记的中线，在鼻嵴两侧进行削薄，使前鼻棘两侧趋于对称。

上颌骨鼻嵴是鼻子的一个基点。为了使鼻中隔对称，该基点也必须是对称的。在进行鼻嵴削薄操作时，应该将前额中线作为参照线。鼻嵴非常坚硬，不能对该骨进行青枝骨折。如果将其断裂开，并将其移至中线上，就可能会变得过于松动。通过修剪偏斜的鼻骨，再将骨段放置在中线上的手术操作更为安全。

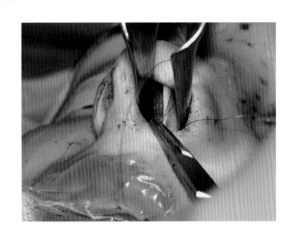

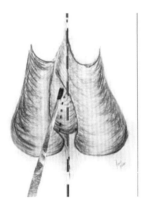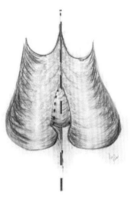

术者可以借助枪状镊来控制方向。

26.5 鼻尖手术

应用自体鼻翼缘皮瓣技术，通过软骨膜下平面的剥离来暴露鼻尖软骨。牵引患者的穹窿并使其处于中线上。夹持并拉伸内侧脚以确定参照点的位置。

在左侧穹窿上进行一个 2 mm 的外侧脚窃取，在右侧穹窿上进行一个 4 mm 的外侧脚窃取。

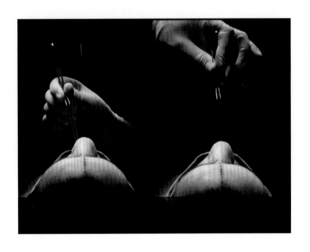

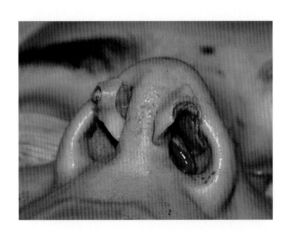

使用 5/0 的 PDS 缝线做双环形缝合，使鼻中隔固定在上颌骨鼻嵴上方的骨膜上，并将线结放置在间隙内。

要点

在外侧脚上行非对称性的窃取是一个非常有效的手术方法。这位患者就通过 2 mm 的外侧脚非对称性的窃取，矫正了 7° 的中线偏斜。

要点

鼻中隔必须在此时进行固定。因为进行鼻根部的截骨术时，鼻中隔会变得松动，想要将松动的鼻中隔固定在正确的位置上是非常困难的。

（1）在鼻尖手术中，即使是 2 mm 的不对称也会破坏鼻尖的轴线。

（2）如果没有矫正患者不对称的外侧脚，那么就很难获取对称的鼻尖。

（3）在鼻尖手术中，穹窿对称试验对于最终获得对称的鼻尖是很重要的。

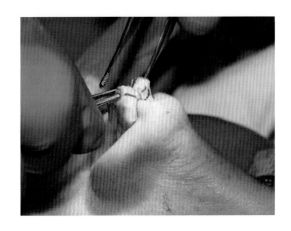

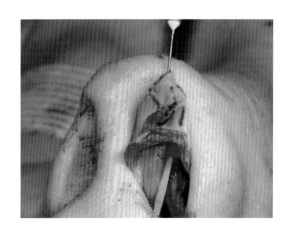

对裂开的 Pitanguy 韧带进行修复。在进行外侧脚窃取时，由于在右侧的外侧脚上多窃取了 2 mm，所以右侧的自体鼻翼缘皮瓣也会比左侧的要长，这会导致右侧琢面多边形出现一个凸起。因此，需要将右侧的自体鼻翼缘皮瓣的尖端剪短 2 mm。

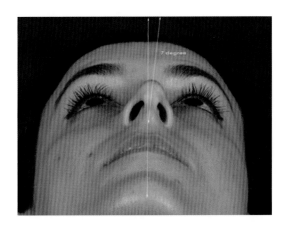

进行穹窿头侧缝合。

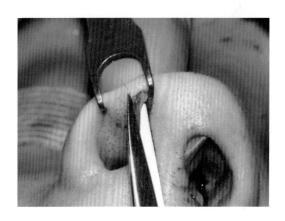

当在患者右侧的外侧脚上进行超过 2 mm 的窃取时，其右侧的内侧脚就会被延长 2 mm。这时，需要对右侧的内侧脚进行 2 mm 的重叠，并放置一个支撑移植物，然后进行 C' 点缝合，固定鼻小柱多边形。将鼻尖软骨置于皮下，并修复黏膜。

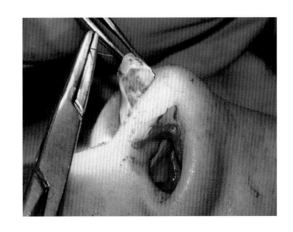

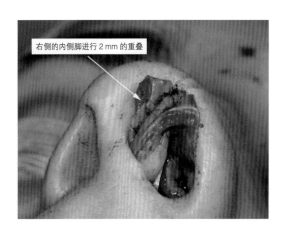

右侧的内侧脚进行 2 mm 的重叠

在右侧进行外侧骨切除术。由于右侧的上颌骨基底部更宽，较之左侧，我们需要在右侧切除更多的骨。

右侧的鼻骨和鼻中隔之间插入横向的骨凿，借助锤子将其插入鼻根方向 4 mm 深。将骨凿向外倾斜，使刀身处于上颌骨 - 鼻骨交界的后方。

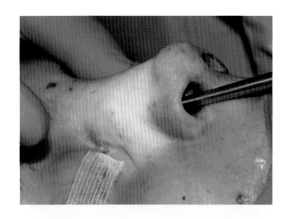

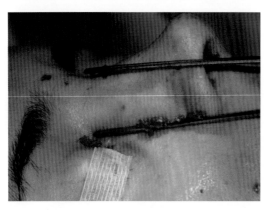

行横向骨切除术。

> **要点**
>
> 如果没有进行充分的外侧骨切除术，尤其是在内眦水平，就有可能导致开放性截骨术的失败；开放性截骨术后会增加鼻骨的高度；如果我们开放了鼻部顶板，应该在鼻骨上切除更多的骨，如果这块鼻骨比预期的更长，我们可以使用骨剪进行 1 ~ 2 mm 额外的切除。这时不要使用锉刀，因为它会使此处的鼻骨变得过松。对于一块已经进行过骨切除术但还需进行额外切除的骨来说，骨剪是一个安全的手术工具。

> **要点**
>
> 进行横向骨切除术是很重要的，因为在内眦水平的鼻骨很厚，如果不将其削薄，在进行开放截骨术时，鼻骨可能会从上颌骨上游离。

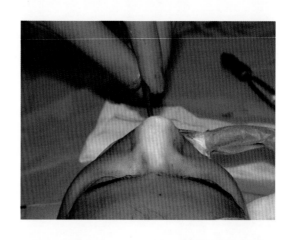

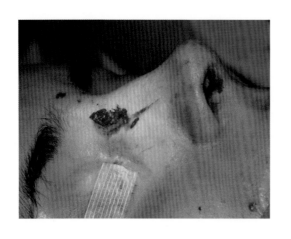

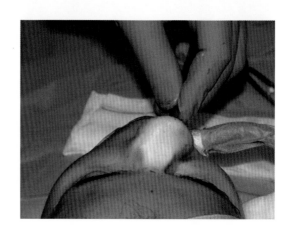

在左侧鼻骨和鼻中隔之间插入一个横向的骨凿，将其插入约 4 mm 深。使其与鼻中隔相连接的筛骨一起偏向右侧。

为了使开放的左侧鼻骨位于矫正过的鼻中隔和右侧鼻骨之上，我们进行了外侧骨切除术和横向骨切除术。由于左侧的鼻基底较窄，使用 Çakır 90 骨凿将该基底削薄。较之右侧，从左侧切除的骨应该较少。继续对该鼻骨进行削薄，直到能用手指使其骨折为止。

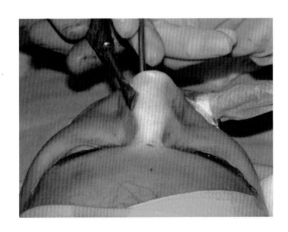

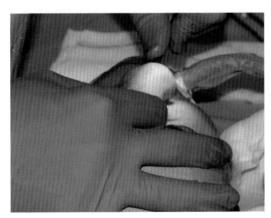

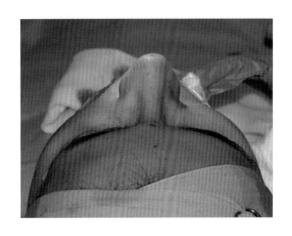

患者的鼻根已经通过开放性和闭合性截骨术得到矫正。为了将尾侧鼻中隔置于中线上，还需要进行倾斜 45° 的划痕操作，从鼻中隔的附着点开始一直到筛骨。

持续进行划痕一直到鼻中隔复位与中线对齐为止。

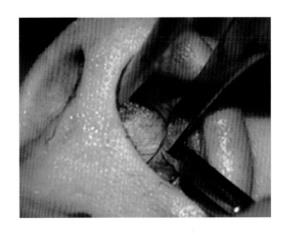

要点

在鼻轴偏斜的同侧进行划痕操作。如果想要使鼻中隔弯向右侧，就在左侧进行划痕操作。

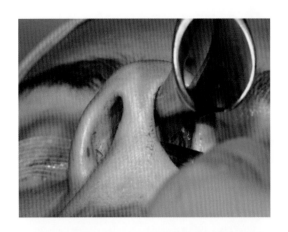

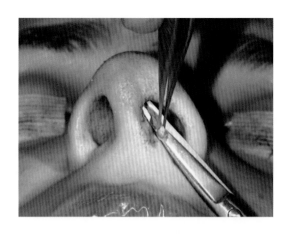

在鼻中隔处于中线位置上后，先将 Libra 移植物固定在鼻中隔上，再将上外侧软骨缝合固定在该 Libra 移植物上。

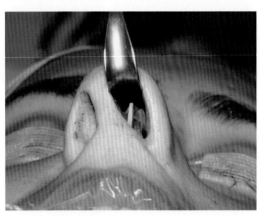

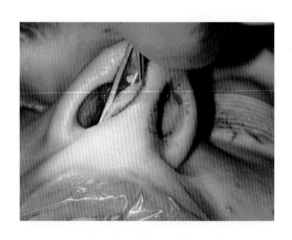

要点

你可以用枪状镊将鼻中隔固定在中线的位置。

切除多余的黏膜。

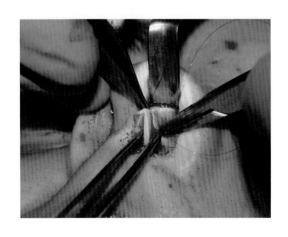

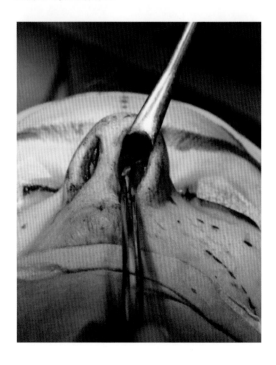

下面这张图中，你可以看到通过使用 Libra 移植技术而得到固定的鼻背。

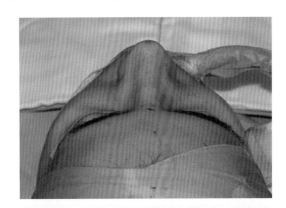

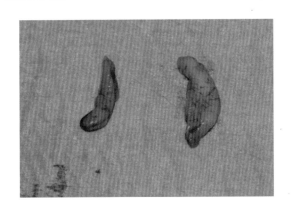

从右侧上外侧软骨的尾侧缘切除了 3 mm 的软骨和黏膜。

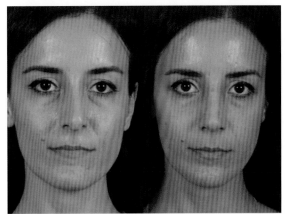

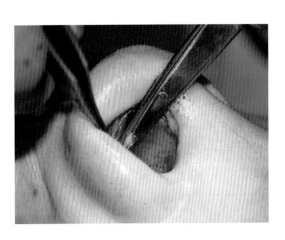

这是做完手术的照片。

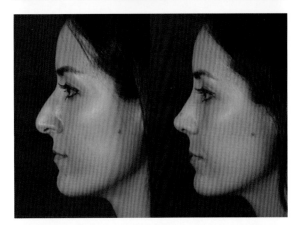

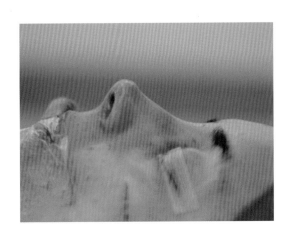

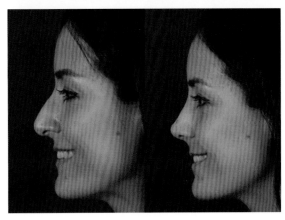

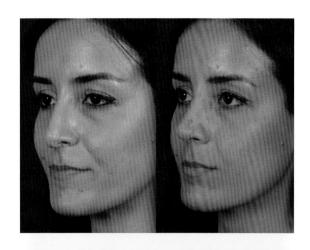

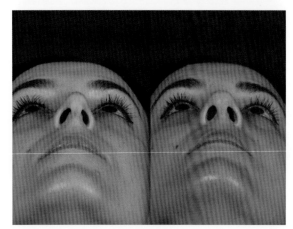

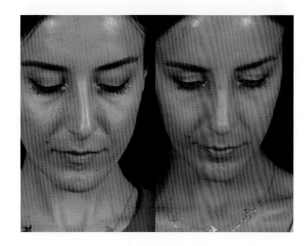

歪鼻病例

这是患者术前和术后 10 个月的对比照片。

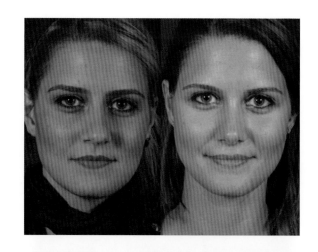

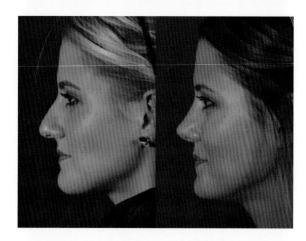

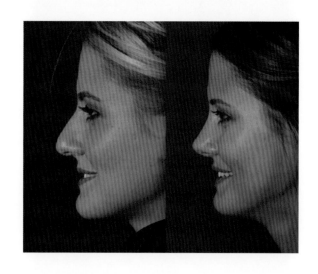

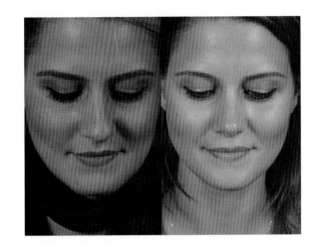

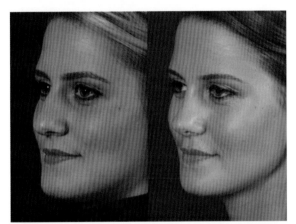

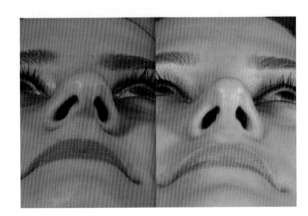

歪鼻病例

　　该患者在术前鼻轴是左偏的，但在手术 2 年后，其鼻轴却发生了极小的右偏。

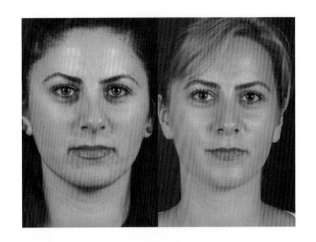

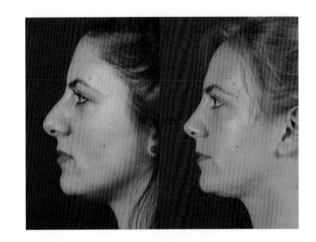

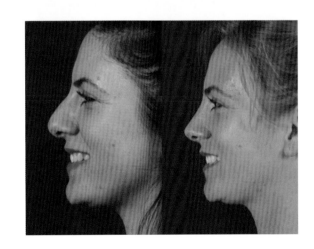

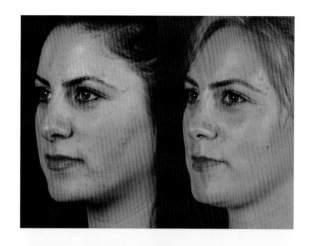

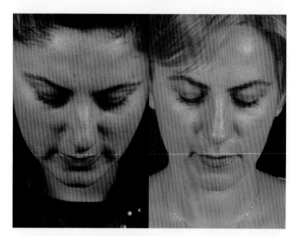

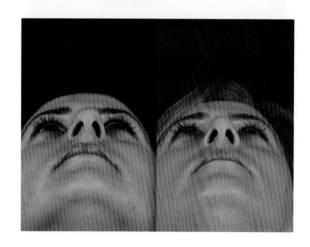

材料了。

进行二次鼻整形手术时如果需要软骨移植物，应该有计划地进行采集，并根据各自的需要进行软骨标记。使用 11 号刀片来切割软骨移植物。

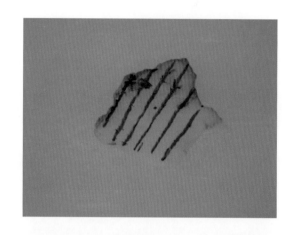

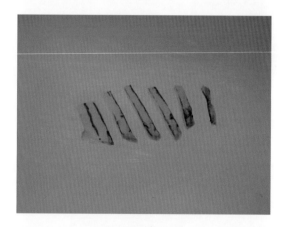

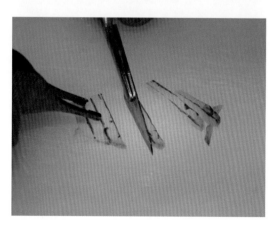

27 软骨移植物

27.1 鼻中隔软骨

除非是进行二次鼻整形手术，否则我不会从鼻中隔上切除太多的软骨。在初次鼻整形术中，从鼻中隔基底部切除的软骨就足够作为软骨移植物的原

27.2 肋软骨

如果患者以前做过鼻部手术，无法从鼻中隔中获取软骨，那么我们会将肋软骨或者耳软骨作为移植物的供区。耳软骨主要作为填充移植物使用，而

肋软骨则适合制作直的、坚固的软骨移植物。如果
术中需要使用肋软骨，可以在进行鼻部手术前将肋
软骨采集好。由于获取肋软骨会引起严重的疼痛，
而且会有出现并发症的风险，所以我们更倾向于采
集断层的软骨。我是从 Sacit Karademir 那里学到这
一手术技巧的。

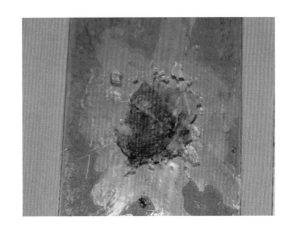

27.2.1　软骨碎片

它可以充当极好的填充材料。我们选用骨切除术
时使用的 Çakır 90 骨凿进行刮擦来获取肋骨碎片。

病例

患者施行闭合入路鼻整形手术。
- 鼻中隔上有一个 5 cm × 4 cm 的穿孔
- 鼻夹捏畸形
- 鼻小柱悬垂
- 鼻翼后缩
- 鼻轴左偏
- 鼻部皮肤因前次手术而变薄

27.2.2　手术治疗

采用闭合手术入路，行穹窿裂开。使用外侧脚
支撑移植物来矫正鼻夹捏畸形。内侧脚间插入支撑
移植物。使用划痕技术将鼻中隔复位到中线上，并
通过撑开移植物对其进行固定。由于此处鼻部皮肤
较薄，不要将软骨块置入鼻背。使用肋软骨碎片填
充鼻背。

这是患者术前和术后 1 年的对比照片。

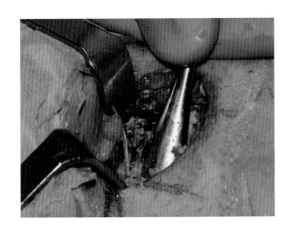

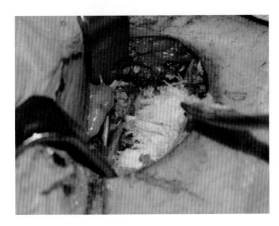

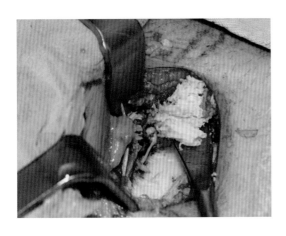

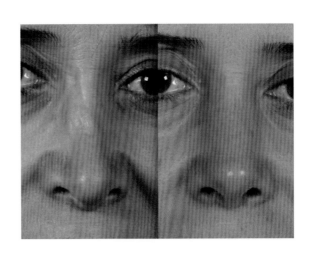

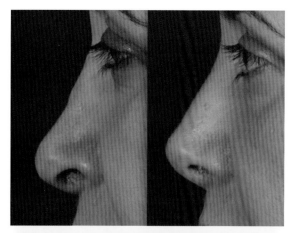

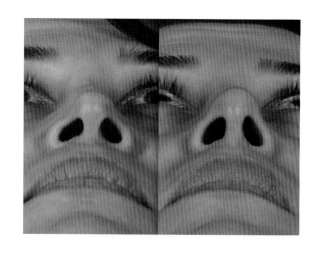

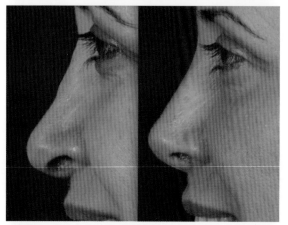

27.2.3 块状软骨

我会在鼻部有较大凹陷时使用块状软骨，并且会将它与软骨碎片适度结合使用。凝固的血液是一种很好的黏合剂，它可以将移植物黏合在一起。将块状软骨塑造成与鼻背一样的纺锤体形状，可以避免鼻部移植物的显形。边缘要薄，而底部应该是下凹的。

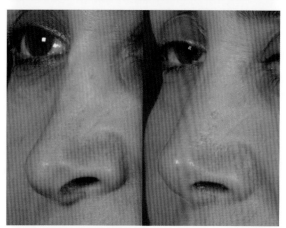

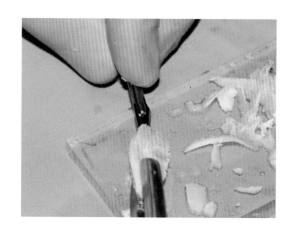

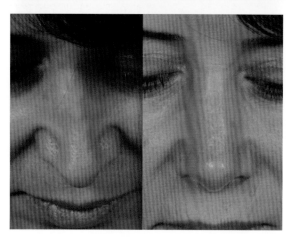

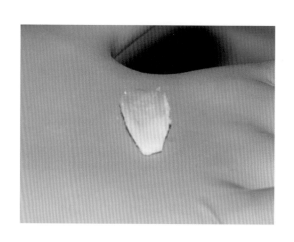

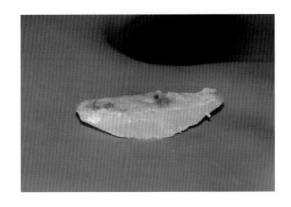

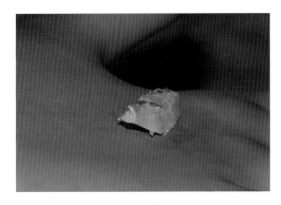

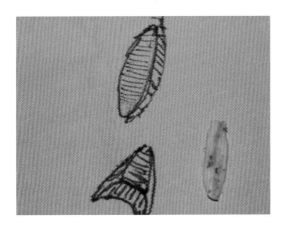

如下图所示，凝固的血液可以将块状软骨与软骨碎片黏合在一起。

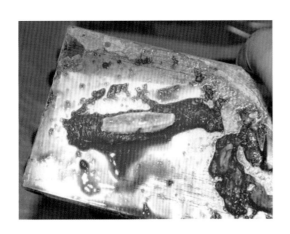

27.2.4　板条状软骨移植物

从肋软骨上切取板条状的软骨移植物并保持肋软骨基底部的完整是可行的。取出来的软骨条有一半在浸水后会弯曲。我会把弯曲的软骨条作为填充移植物使用，而将直的软骨条当做支撑移植物和撑开移植物使用。这不是一项容易完成的手术操作。

将肋软骨作为移植物使用时最主要的难点在于它会弯曲。我曾经使用克氏针来解决这个问题；然而，我的一位患者在术后 2 年发生了克氏针从鼻尖部脱出的情况。Eren Taştan 发明了一种非常实用的手术方法，详见以下这篇文章：

Taştan E, Yücel ÖT, Aydin E, Aydoğan F, Beriat K, Ulusoy MG. The oblique split method: a novel technique for carving costal cartilage grafts. JAMA Facial Plast Surg. 2013 May; 15(3): 198-203.

他是斜行切开肋软骨，而不是水平或垂直切开。这样，切下的软骨就不会发生弯曲。取下来的肋软骨是块状的，斜切是在操作台上完成的。我会直接从肋软骨上切取软骨支撑移植物，这样不会破坏肋软骨基底的完整性。由于肋软骨基底是完整的，所以患者术后的疼痛会很轻微。

手术操作方法

在右乳房下皱襞的内侧做一个 1.5 ~ 2 cm 的切口，垂直剥离肌肉组织并暴露肋软骨。如果需要用到软骨膜移植物，可以先剥离软骨膜，我通常不会剥离软骨膜。在软骨上标记出斜切的划痕，用刀片沿着划痕标记切入 4 mm 深。牺牲掉一个支撑移植物大小的软骨，以便更容易地获取其他的支撑移植物。将一个薄的 Cottle 剥离子插入这些支撑移植物的下方，游离后将它们取出。

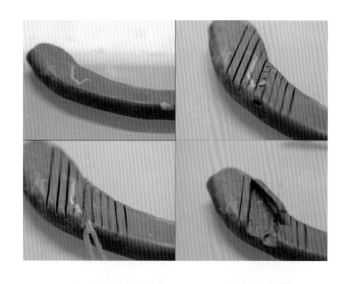

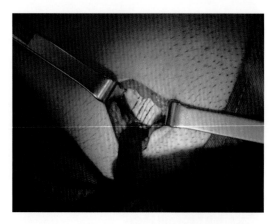

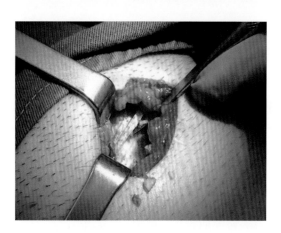

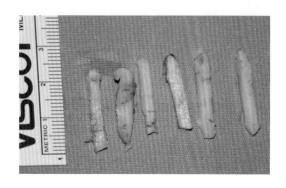

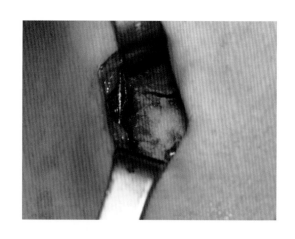

28 鼻小柱外观

鼻小柱悬垂分三种类型：鼻翼回缩型、鼻小柱悬垂型，以及两者兼有型。我经常在前来寻求二次修复手术的患者身上看到两者兼有型。

在开放入路鼻整形手术中更容易看到一个增大的鼻小柱。这是因为外科医生在行闭合入路鼻整形手术时，可以将膜性鼻中隔和卷轴区多余组织处理得更好。

> **要点**
>
> 在缩短和旋转鼻子时，如果鼻翼和鼻小柱的抬高程度存在差异，就会形成一个增大的鼻小柱外观，因此，对鼻小柱和鼻翼的旋转必须均衡。一个常见的问题就是在切除了外侧脚头侧使鼻翼得到充分旋转时，鼻小柱的旋转度不足。如果术中内侧脚保留得太多，同样会出现增大的鼻小柱外观。

（1）从鼻中隔的尾侧移除软骨和黏膜以提升鼻小柱。通常仅仅进行软骨切除是不够的，过多的黏膜会下推鼻小柱，或者远期会在膜性鼻中隔上形成一个增厚层而影响到患者的呼吸。我们不能减少鼻部皮肤量，只能依靠皮肤再覆盖加以处理，但不能让黏膜再覆盖影响到手术效果（译者注：手术不能切除皮肤，但可以切除黏膜来保证手术效果）。

（2）为了抬高鼻翼，我们可以进行外侧脚头侧切除，但这并不是唯一的解决方法。仅仅进行外侧脚切除是不正确的，我们常常会过多地切除外侧脚的头侧端。将切除量控制在能让外侧脚通过穹窿头侧缝合发生内翻的程度更加合理。如果我们要使用自体鼻翼缘皮瓣，一般情况下，2~4 mm 的头侧切除就已足够了。如果我们只进行外侧脚的头侧切除来抬高鼻翼，就会增加夹捏鼻畸形发生的风险。原有的软骨连接在卷轴区是非常重要的。如果我们试图只通过外侧脚的头侧切除来实现鼻翼旋转，那么在卷轴区就会出现软骨缺损。虽然该缺损可能在手术时看不出来，但它会长期牵拉患者的鼻翼，从而导致畸形的发生。

> **要点**
>
> 不要仅使用头侧切除来矫正过宽的外侧脚。对于一个特别宽的外侧脚，可以进行 8 mm 的头侧切除来进行矫正。但如果一位患者做过 8 mm 的头侧切除，想要修复原始卷轴区是不可能的。患者的上外侧软骨和外侧脚之间将会形成一个很大的腔隙。如果它们之间没有彼此接触，那么外侧脚会向头侧移位，外侧脚静息角就会受到破坏。如果它的皮下轮廓消失，就会出现头侧错位的外观，甚至可能导致鼻部的夹捏畸形。

病例

为了将外侧脚的宽度从 15 mm 减少到 8 mm，可以进行 7 mm 的头侧切除。如果选择使用自体鼻翼缘皮瓣技术，做一个 3 mm 的自体鼻翼缘皮瓣和 1 mm 的额外尾侧切除，就可以将外侧脚的尾侧端缩短 4 mm；再进行 3 mm 的头侧切除，患者的外侧脚就缩窄了 7 mm。这样，我们就使外侧脚的宽度缩窄到了 8 mm。将 3 mm 的软骨留在琢面多边形内，使它可以支撑鼻翼缘。大面积头侧切除的另一个主要缺点（在本例中是 7 mm）就是：凸且薄弱的外侧脚尾侧端有一半会弯向鼻腔，弯向琢面多边形的软骨片还会导致鼻尖无法形成漂亮的高光区。另外，上外侧软骨和外侧脚之间会形成一个较大的腔隙。

在使用自体鼻翼缘皮瓣技术时，我们应用的是外侧脚的中间段，它是直的，而且最结实；我们使

用自体鼻翼缘皮瓣来支撑鼻翼；我们还可以通过上外侧软骨和外侧脚软骨相接触的方法来修复卷轴区。

> **注意**
>
> 对于一位外侧脚过宽的患者，尝试在鼻翼或夹捏畸形处进行外侧脚缩窄是不合适的。我们可能因为错误的策略而毁掉手头的材料，如果我们能够更熟练地使用这些手头上的材料，比如自体鼻翼缘移植物，那么就可以减少许多矫正性操作。

> **要点**
>
> 为了支撑鼻翼并形成一个外侧脚尾侧缘的高光区，外侧脚应得到上外侧软骨和对侧外侧脚的支持。

（3）我们提升鼻翼的主要手段是上外侧软骨尾侧切除。确定正确的切除量是该手术成功的关键。闭合入路手术的优点之一是它可以提供大量有关切除量的反馈信息。闭合入路手术中，上外侧软骨的尾侧切除是在手术结束时进行的，软骨间切口也是在手术结束时闭合的。当手术进行到该阶段时，上外侧脚的多余部分会从切口处突出。去除多余的软骨和黏膜是非常重要的，否则会导致内鼻阀狭窄。如果使用开放入路手术技术进行鼻部旋转，那么会在检查患者内鼻阀时看到多余的部分。

下图中的患者鼻部大幅缩小后，可以看到内鼻阀及膜性鼻中隔需要去除的多余部分。

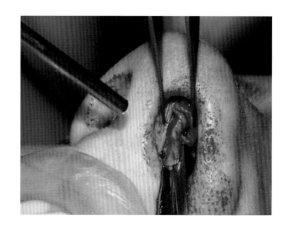

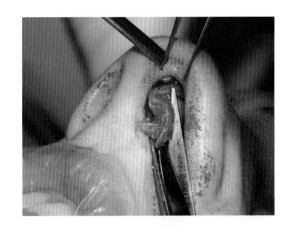

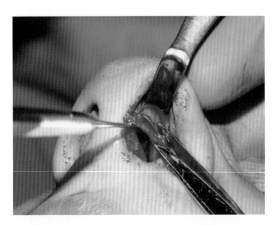

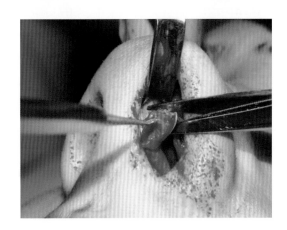

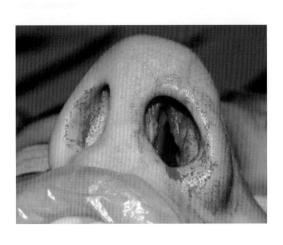

28.1 鼻小柱悬垂

我们来检查一位鼻小柱悬垂的患者。该患者做过闭合入路鼻整形手术，外侧脚头侧端被过度切除；鼻小柱没有被充分抬高；鼻背和骨/软骨交接处被破坏，并存在鼻轴左偏；球形鼻尖没有得到矫正；外侧脚凸出。

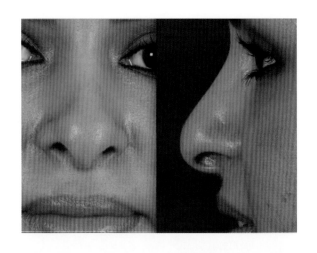

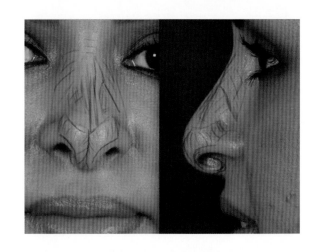

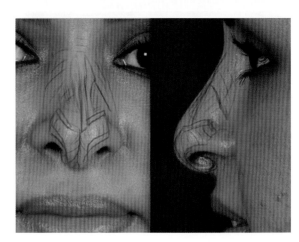

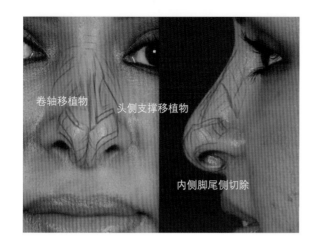

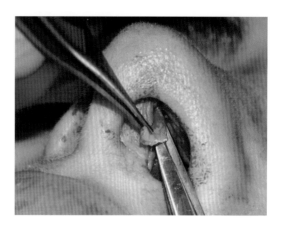

患者的鼻部被过度切除，尤其是右外侧脚，因此外侧脚向头侧移动。

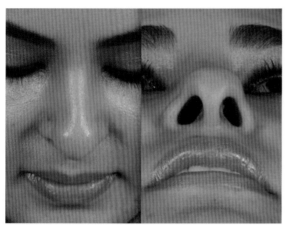

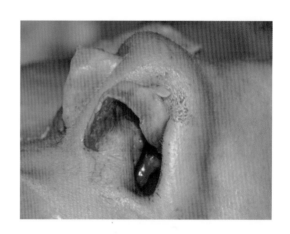

28.1.1　手术方法

切除附着在鼻中隔尾侧端多余的软骨和黏膜，暴露鼻尖软骨。

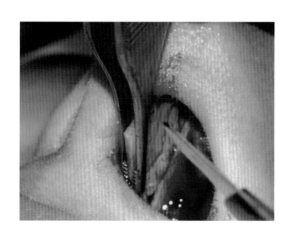

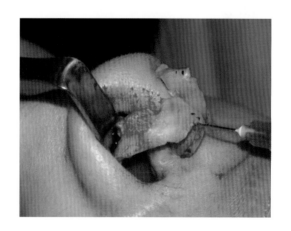

松解外侧脚与上外侧软骨之间的纤维组织。确定新穹窿的位置，这类患者的外侧脚一般都保留得太长，因此需进行外侧脚窃取。外侧脚的窃取量之前已详细讨论过了。

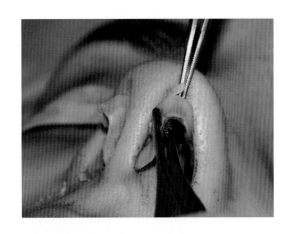

我们对该患者进行了 6 mm 的外侧脚窃取。

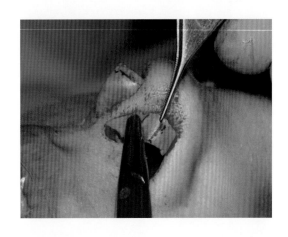

通过穹窿头侧缝合进行穹窿成形，并使外侧脚和内侧脚互相靠拢，这样就可以使内侧脚上移，而外侧脚下移。

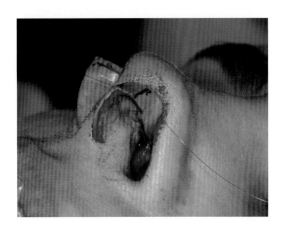

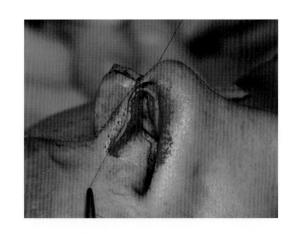

（1）该手术操作会加固患者的鼻翼缘并使外侧脚轻微地下移。

（2）由于我们是在内侧脚和外侧脚之间行穹窿头侧缝合，因此，牵拉外侧脚下移的同时也牵拉内侧脚上移。换句话说，对于鼻小柱悬垂合并鼻尖上区过厚的患者来说，这是一个很好的手术方案。但是，对于那些由于头端被过度切除导致外侧脚薄弱的患者来说，穹窿头侧缝合就不能达到预期的效果了。这时，我们必须对患者的外侧脚进行加固。

28.1.2 外侧脚头侧支撑移植物

有些人把外侧脚头侧支撑移植物看成是外侧脚支撑移植的前序步骤，它类似于中间脚轮廓移植物，目的在于加强薄弱的头侧缘。通过环形缝合固定移植物，它可以为头侧的过度切除区提供软骨支撑，从而使该区域得到加固。如果患者的外侧脚头侧端被过度切除，可以使用更厚的移植物。

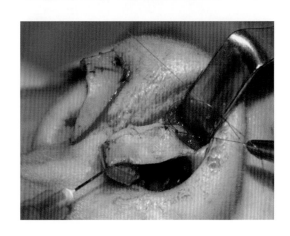

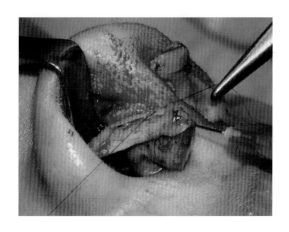

插入支撑移植物。

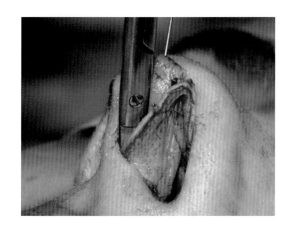

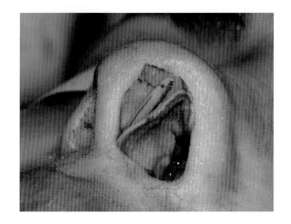

进行 C' 点缝合。

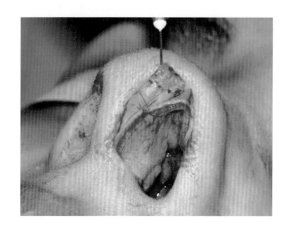

塑造鼻小柱多边形。

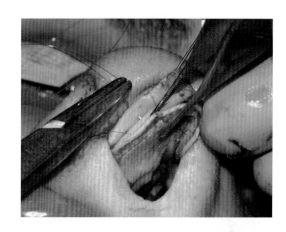

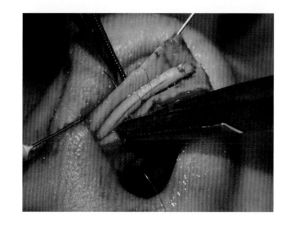

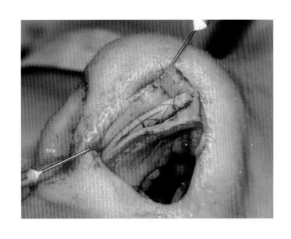

图示为稳定的鼻尖美学线。

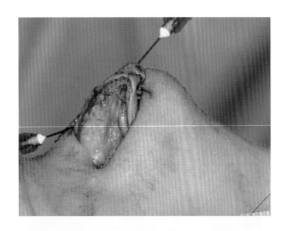

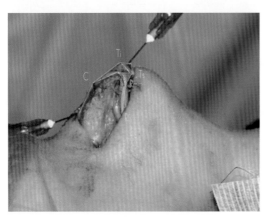

28.1.3 卷轴移植物

　　如果进行了软骨膜下剥离，就会看到附着在卷轴韧带上的籽状软骨。该软骨位于外侧脚的上缘。换句话说，卷轴移植物就像塞子一样阻止外侧脚向头侧移动，这就是卷轴移植技术的原理。当我们为一个之前在 SMAS 下层做过手术的患者做手术时，在卷轴区只能看到纤维组织，这是因为该区域的韧

带和软骨已被切除，并导致了软骨缺损。

　　与开放入路鼻整形术中其他软骨间移植物一样，使用卷轴移植物也是出于同样的原理。软骨间切口正好位于闭合入路手术卷轴移植物植入区域的下方。我们将该移植物固定到 SMAS 上，这样它就等同于卷轴韧带。就像在关闭软骨间韧带时也要修复卷轴韧带一样，在修复手术时还要包含卷轴韧带移植物。这样卷轴移植物就进入了外侧脚和上外侧软骨之间，因为它是固定在 SMAS 上的，所以它能阻止外侧脚向头侧移动。

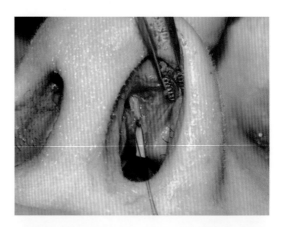

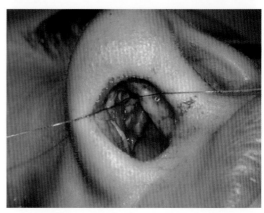

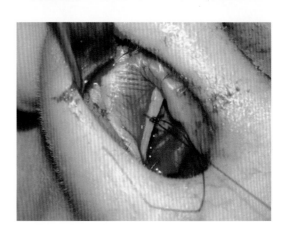

28.1.4 内侧脚尾侧切除术

如果患者的内侧脚过宽，我们最多可以切除 3 mm 宽。该技术可以直接提升患者的鼻小柱。我有时也会在初次鼻整形手术中使用该技术。不严重的内侧脚悬垂也可以通过这种方法进行矫正。如果悬垂的内侧脚不能通过穹窿头侧缝合矫正，我们还可以使用内侧脚重叠技术。

通过在 SMAS 下平面缝合卷轴移植物来进行内固定。

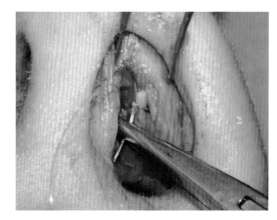

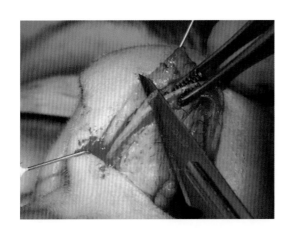

放置撑开移植物以塑造鼻背美学线。

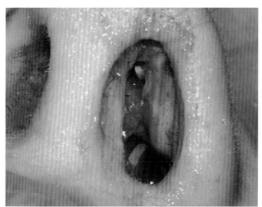

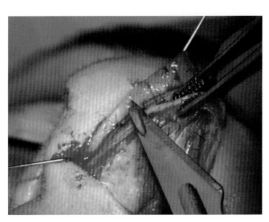

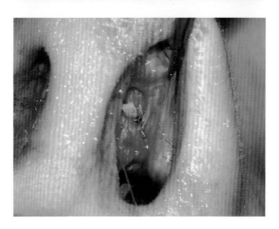

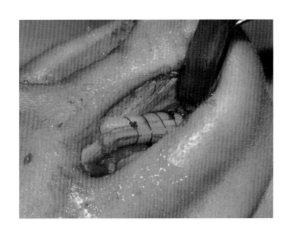

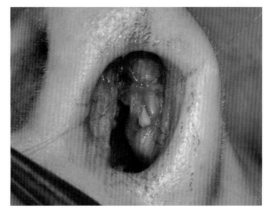

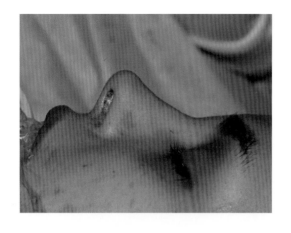

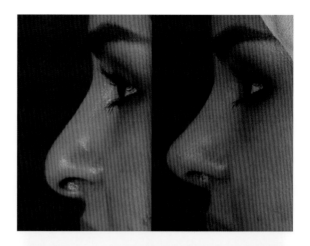

这是患者术前和术后 10 天的对比照片。

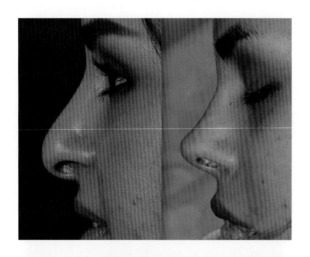

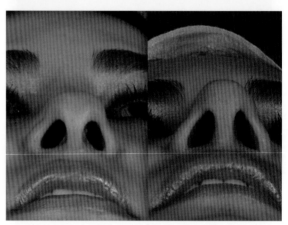

病例

　　该患者做了两次开放入路手术。在第一次手术后出现了鼻翼后缩；在第二次手术中，患者放置了外侧脚支撑移植物，但患者的鼻轴和鼻尖都未得到矫正；患者还存在鼻小柱悬垂。我们通过黏膜和软骨切除来提升患者的鼻小柱，并通过使用外侧脚支撑移植和卷轴移植物使患者的鼻翼下降。

　　这是患者术前和术后 1 年的对比照片。

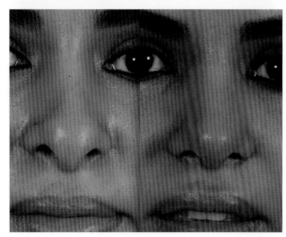

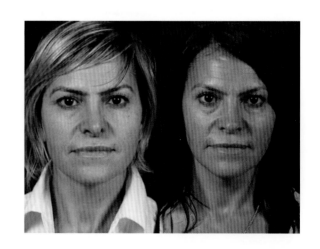

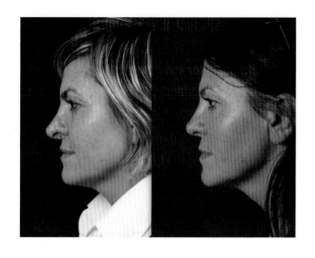
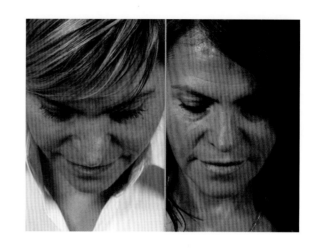

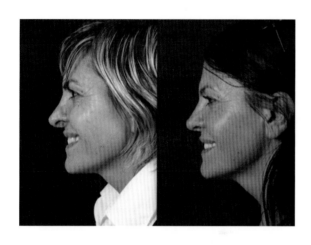
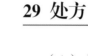

29　处方

（1）术后的前5天，口服对乙酰氨基酚和可待因。

（2）用海盐水冲洗鼻部，每天10次，连续10天。

（3）减充血剂1×1。

（4）伪麻黄碱喷雾剂（仅用于发生出血时）。

（5）双氯芬酸钠，从术后第5天开始使用，连续使用5天。

内夹板：如果进行了一个简单的鼻中隔手术，可以在手术2~3天后取出内夹板。如果鼻中隔严重偏曲或者存在黏膜撕裂，则拆除内夹板的时间可以延长至术后第5天。

外夹板：如果使用的是塑料材质的外夹板，每天可以进行一次2 min的淋浴。

下面是我的一位患者的病历模板：

主诉：鼻部畸形。

体格检查：无呼吸问题，鼻背驼峰，球形鼻尖，鼻部皮肤中等厚度，鼻部过大。

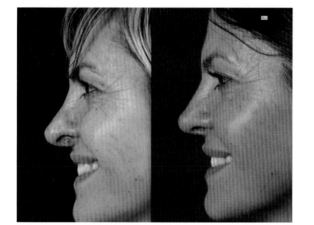

系统检查：正常。

手术记录：闭合入路技术；经贯穿切口暴露鼻中隔的尾侧端，保留 1 mm 宽的鼻中隔尾侧端附着在鼻小柱上；广泛剥离达上颌骨；在软骨膜下和骨膜下平面进行鼻背剥离；在黏膜外切除驼峰，进行鼻中隔成形术；做软骨边缘切口；穹窿释放；做 3 mm 的自体鼻翼缘皮瓣，做 1 mm 的外侧脚尾侧切除，做 3 mm 的外侧脚头侧切除；在左侧穹窿上进行 5 mm 的窃取，在右侧穹窿上进行 4 mm 的窃取；使用 Ti 移植物；行穹窿头侧缝合以矫正外侧脚的静息角；外侧脚尾侧端切除 2 mm，插入一个支撑移植物并闭合软骨边缘切口；使用 Çakır 90 骨凿削薄截骨线；插入 Libra 移植物；将鼻小柱软骨缝合到鼻中隔上，保持真皮软骨韧带的完整性，将卷轴韧带缝合到鼻中隔的软骨膜上，将骨屑放置到鼻背上以抬高鼻根，将内鼻阀区的黏膜与卷轴韧带缝合，使用 5/0 的 Prolene 缝线将双侧踏板互相缝合在一起。

术后观察：患者在术后第 1 天未出现并发症，患者离院。

鼻整形手术的术后医嘱和注意事项如下：

（1）Geralgine-K（可待因片剂）3×1。在疼痛时使用。它有可能会让患者昏昏欲睡，所以最好在睡觉前服用。

（2）Sterimar 鼻喷雾剂 10×1。连续使用 10 天。在喷入该喷剂时呼吸要轻，喷过 2～3 s 之后轻轻擤一擤鼻子。这样可以防止内夹板堵塞鼻腔。

（3）Xylo-Comod 鼻喷雾剂。这是一个预防性用药，仅在发生出血时使用，每个鼻孔喷 2 下，然后赶紧到医院就医。

（4）卷带。我们使用它来减少鼻黏膜的血液循环。每天使用一次。

- 术后睡觉时枕 3 个枕头，连续 5 天。
- 不要待在非常暖和的房间。
- 避免进行会升高血压的活动。不要低头。
- 除了睡觉时，尽量保持身体呈垂直的姿势。
- 水不会对塑料材质的夹板造成影响，所以可以进行一个 2～3 min 的淋浴。夹板会变得湿润。
- 不需对面部进行冰敷，因为这一操作已经在手术过程中小心地完成了。
- 从术后第 10 天开始，可以使用绿茶或者西芹来消除水肿。

病例分析

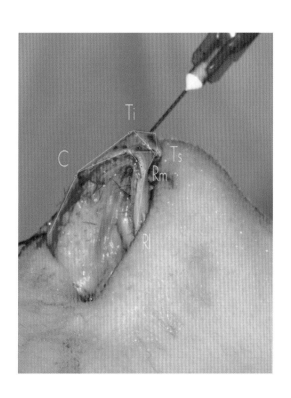

第 5 章

1 病例分析：一个常见病例

该患者琢面多边形缺失，外侧脚过宽，鼻部本该缩短，但又存在鼻翼松弛；下小叶过短，合并上外侧软骨过长。

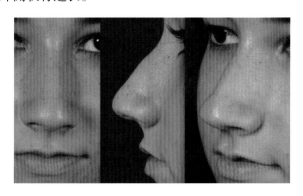

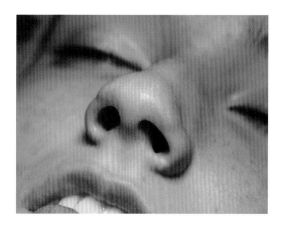

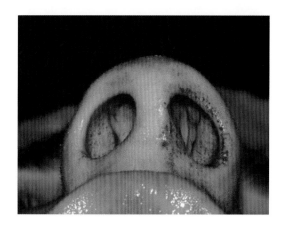

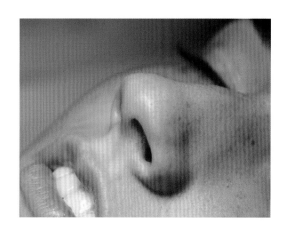

该患者未计划施行外侧脚头侧端切除，我们只缩窄了外侧脚尾侧端，并通过上外侧软骨尾侧端切除来实现鼻部旋转。

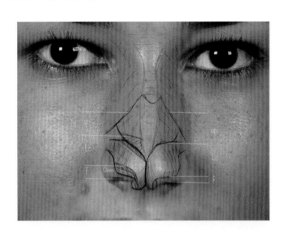

准确地做三段式切口。制作 3 mm 的自体鼻翼缘皮瓣，并在外侧脚尾侧做 2 mm 的额外切除。

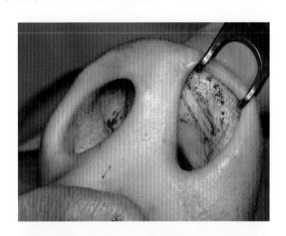

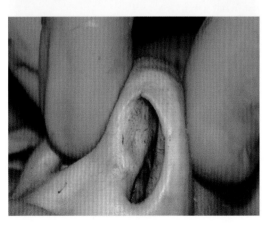

已施行了软骨膜下剥离。

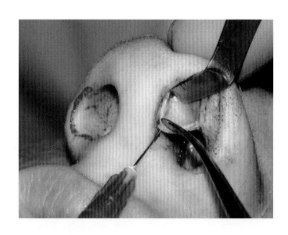

剥离鼻尖软骨。穹窿是在内侧脚上形成的，在外侧脚上可见另一个软骨皱襞。

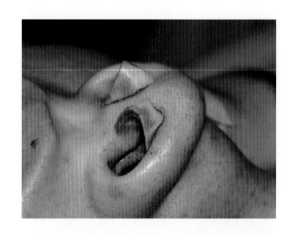

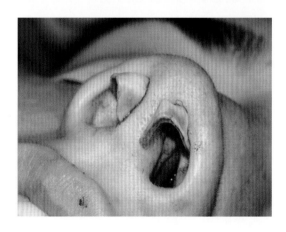

计划在外侧脚的尾侧端上进行 2 mm 的切除。

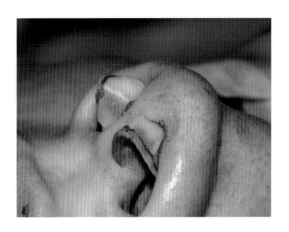

用刀片切开后，再用手术剪剪除。

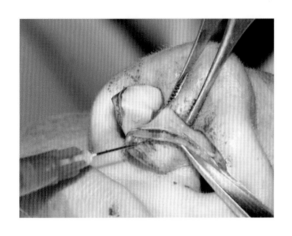

在外侧脚的尾侧缘进行切除（一般为 1 ~ 2 mm），直至旋转到位。

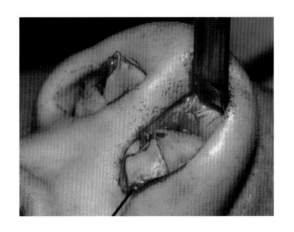

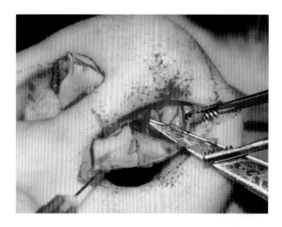

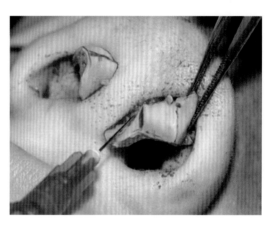

计划使用外侧脚上的第 2 个皱襞来构建穹窿，到此鼻尖手术完成。

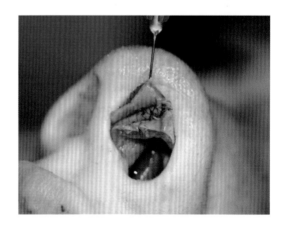

　　因为鼻翼松弛，所以切除了患者的鼻翼缘。采用撕裂皮瓣法缩小鼻孔。

　　这是患者术前和术后 1 年的对比照片。

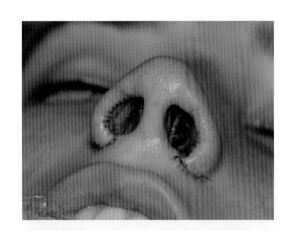

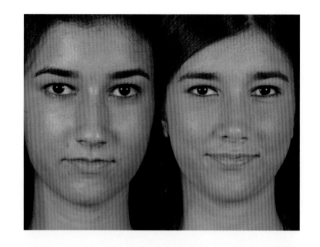

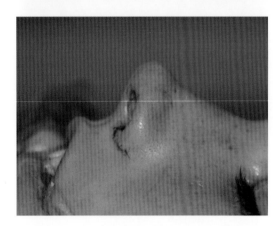

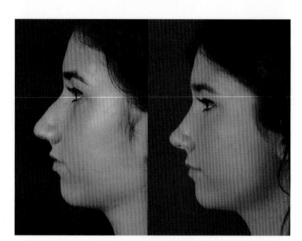

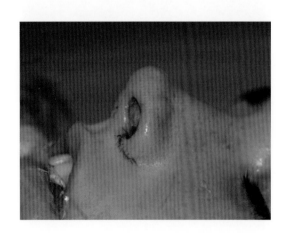

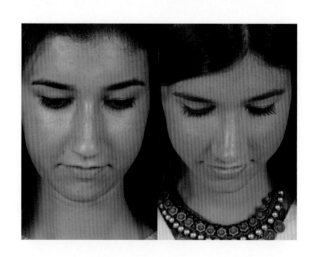

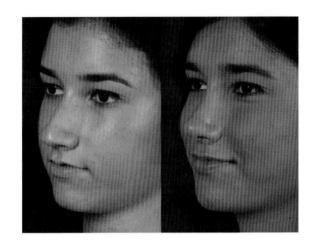

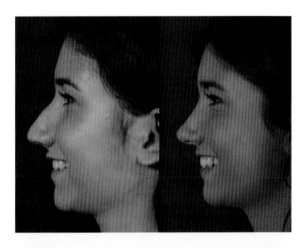

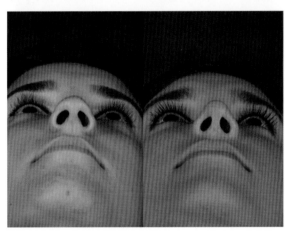

烦恼。因为患者本希望拥有一个更小的鼻子，而现在他们的鼻子却因为水肿而变得更大。对于这种类型的患者，除了减少软组织，我们还尝试通过修复Pitanguy 韧带和卷轴韧带来增强皮肤上的高光点。

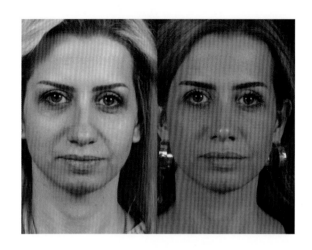

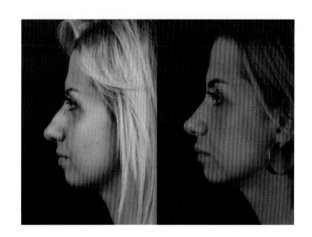

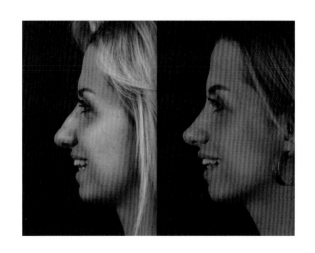

2　病例分析：鼻部皮肤厚的患者

对于鼻部皮肤厚的患者，采用闭合入路手术会更有利，因为这种手术方式导致的鼻尖水肿较轻。若采用开放入路手术，患者在最初的几个月会比较

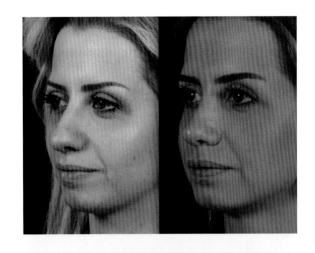

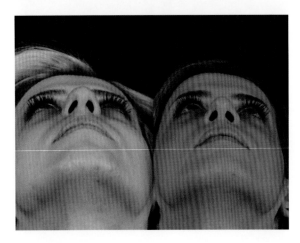

鼻中隔肌切除。

3 病例分析：鼻部油性厚皮肤的患者

对于油性皮肤的患者，其皮肤很难适应新的鼻解剖结构。这些患者想要缩小鼻部不太容易，有时只做一次手术可能是不够的。鼻部皮肤较厚的患者鼻子缩小后，皮肤就像一个被压缩的弓，在愈合的过程中，皮肤会试图使鼻子恢复到原来的形状。我们对下图中的患者进行第一次手术时，鼻部未充分缩小；矫正了鼻轴偏斜，但鼻尖突出度没有充分降低。这类患者手术后会出现一段较长时间的皮肤炎症。注意观察患者鼻部皮肤的颜色变化。

- 鼻轴左偏
- 鼻中隔右偏
- 鼻背驼峰
- 鼻部皮肤较厚
- 球形鼻尖

采用闭合入路技术。通过贯穿切口剥离鼻中隔的尾侧端，在软骨膜下平面和骨膜下平面剥离鼻背，切除鼻背驼峰，在基底部切开鼻中隔。

通过软骨边缘切口分离开穹窿，做 3 mm 的外侧脚头侧端切除，接着做 1 mm 的外侧脚尾侧端切除；放置鼻小柱支撑移植物；进行 4 mm 的外侧脚窃取；使用穹窿头侧缝合来固定外侧脚的静息角；切除穹窿尾侧端的软骨"猫耳"。

进行 3 mm 的内侧脚重叠；进行低 - 低 + 外部横向截骨术；应用 Libra 移植物；进行控制鼻尖突出度的缝合。

在膜性鼻中隔和内鼻阀区切除多余的黏膜，使用划痕技术将鼻中隔置于中线上，在手术最后将降

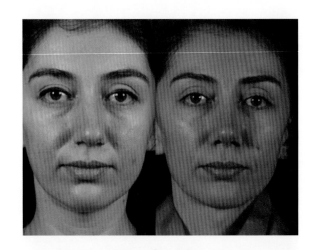

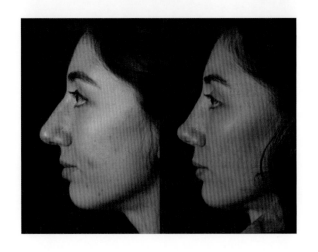

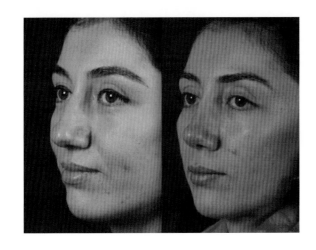

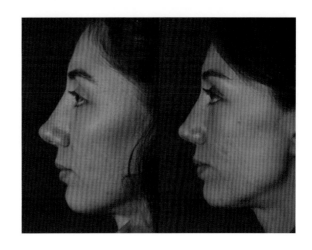

第 2 次手术在 1 年后进行。这里有患者第 2 次手术 1 年后的照片。为了使鼻子显得更小，我们在患者的前额进行了一次脂肪填充。

鼻部缩小术使鼻小柱的改变很理想，但鼻翼未得到相应幅度的抬高；降低了鼻尖突出度；进行了鼻翼基底部切除；计划行鼻翼缘切除；为了缩小皮肤毛孔，建议口服维生素 A。

患者没有服用维生素 A。在第 3 次手术时，切除了鼻孔缘组织。在没有进行鼻部皮肤剥离的情况下，通过外侧截骨术缩小患者的鼻基底部。这些是患者术前和术后 14 天的对比照片。

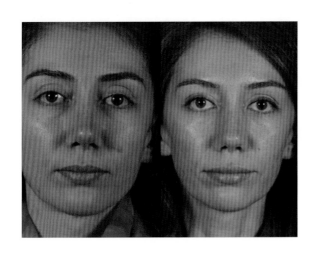

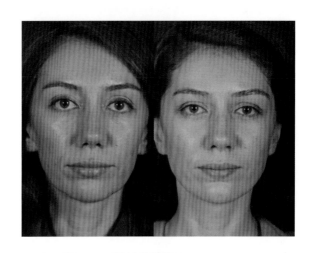

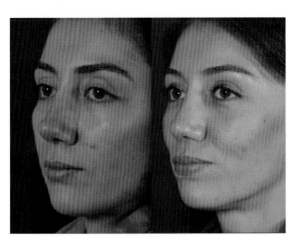

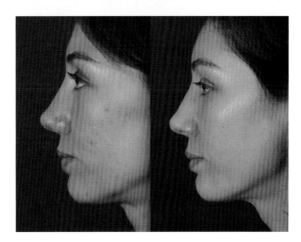

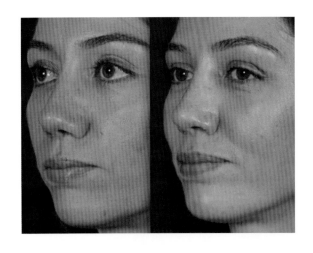

4 病例分析：我自己患者的二次修复手术

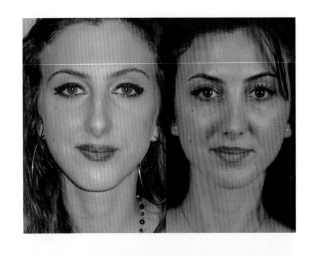

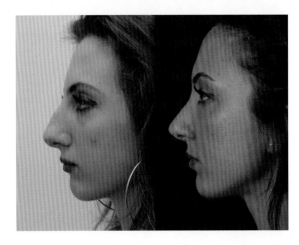

患者主诉想要一个较小的鼻子。其鼻尖过窄，且下小叶上有一个凹陷，可见软骨性驼峰。第 1 次手术采用了开放入路技术，下图为手术开始时和结束时软骨的外观。我没有将外侧脚缩短到足以降低鼻尖旋转度和突出度的程度，外侧脚的静息角也没有得到充分的矫正。在 2008 年，我还没有改用穹窿头侧缝合技术，我是通过两个独立的缝合来构建穹窿三角的，但这种手术方法并不能充分地矫正静息角。我采用这种双穹窿缝合技术的时间很短，因为该术式在设计和施行时都有很大的难度。

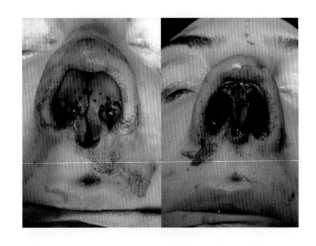

修复手术采用闭合入路技术。通过贯穿切口进行鼻中隔尾侧端的剥离，广泛剥离直到上颌骨处；在软骨膜下平面及骨膜下平面剥离鼻背；黏膜外切除软骨性驼峰。

使用 2 mm 的自体鼻翼缘皮瓣，并进行 1 mm 的外侧脚尾侧端切除和 3 mm 的头侧端切除；在左右两侧都进行 4 mm 的外侧脚窃取；然后进行 5 mm 的内侧脚重叠；使用穹窿头侧缝合来矫正外侧脚的静息角。

插入 3 个鼻小柱支撑移植物，Ti 点由内侧脚的支撑移植物来提供支撑，缝合软骨边缘切口。

使用一把 Çakır 90 骨凿来减薄截骨线，应用 Sheen 撑开移植物。

通过切除鼻中隔尾侧的软骨和黏膜来缩短鼻部；在第 1 次手术时修复了真皮软骨韧带，修复后的真皮软骨韧带的完整性没有受到破坏。

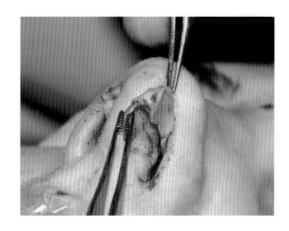

我们可以为术后 4 年的患者进行软骨膜下剥离术。修复手术选择软骨膜下剥离使手术变得更容易。

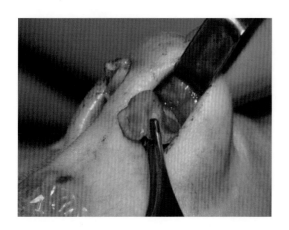

使用一个 6/0 Prolene 缝线修复 Pitanguy 韧带。

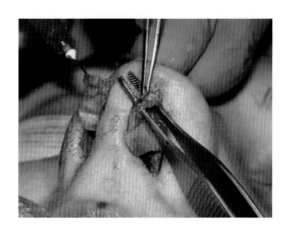

确定穹窿的新位置；进行一个 4 mm 的外侧脚窃取，从而使鼻尖的旋转度增加、突出度降低，同时还可以缩短鼻的长度。

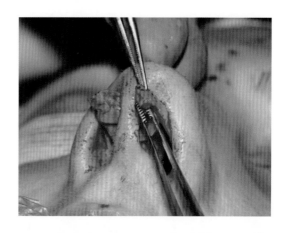

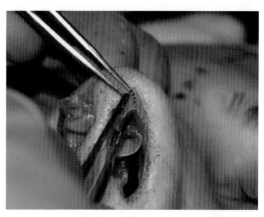

进行 5 mm 的内侧脚重叠，这样就使下小叶缩短了 1 mm；通过贯穿切口操作使踏板回缩，鼻小柱的突出度也相应降低。

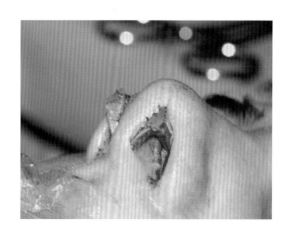

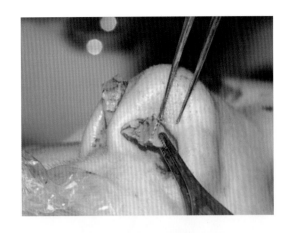

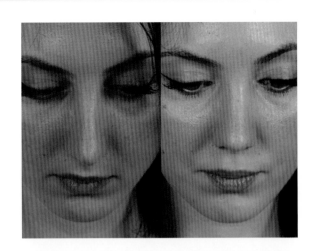

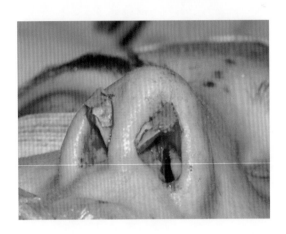

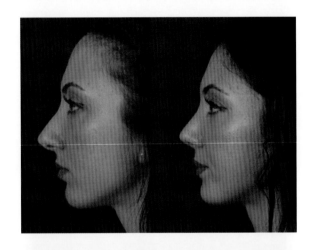

这是患者修复手术前和术后 6 个月的对比照片。

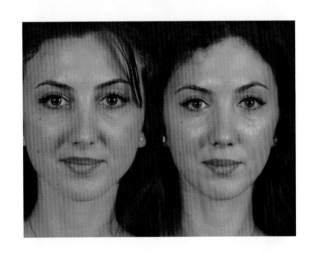

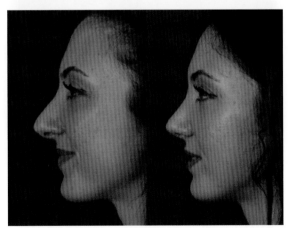

基底位视图可以清楚地看到踏板回缩的手术效果。

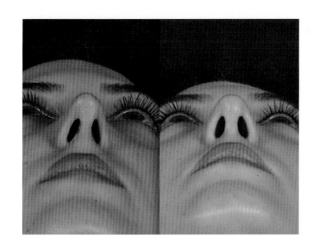

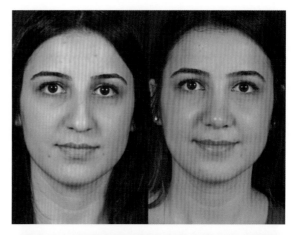

由于使用了自体鼻翼缘皮瓣，外侧脚尾侧缘的高光也变得更加明显。

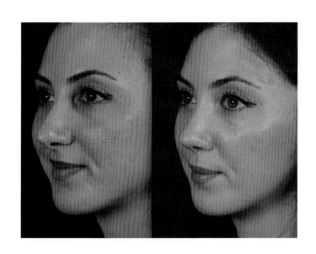

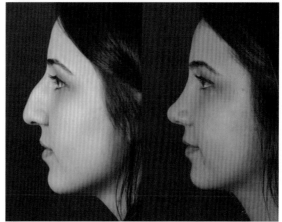

5 病例分析：厚皮肤合并大驼峰的患者

这种类型的患者其皮肤相对于术后的新鼻来说过于松弛，多余的皮肤会在鼻尖上区堆积；另外，该患者还进行了鼻翼切除，鼻翼切除对缩小鼻部也有重要作用；该患者的下小叶多边形较短，因此，在使用外侧脚窃取来旋转鼻部时还可以延长下小叶；该患者还存在鼻轴和鼻尖左偏。下面是患者术前和术后 1 年的对比照片。

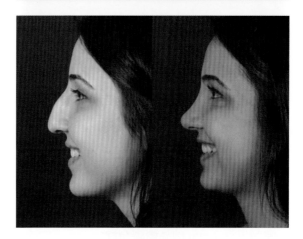

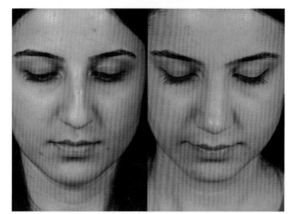

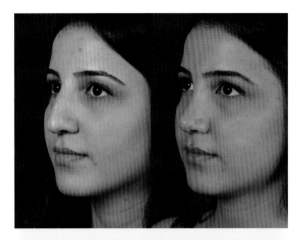

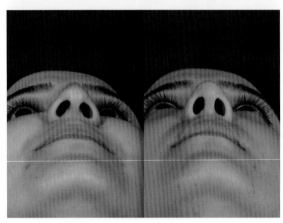

鼻中隔左偏，鼻轴左偏。

鼻基底过宽，鼻翼过宽。

鼻部皮肤较厚。

球形鼻尖。

采用闭合入路技术：

驼峰已被切除。

鼻中隔切除从鼻中隔基底部开始。

通过一个软骨边缘切口将穹窿游离。

在外侧脚进行 2 mm 的头侧端切除。

左侧进行 2 mm 的外侧脚窃取。

右侧进行 3 mm 的外侧脚窃取。

在外侧脚进行 2 mm 的尾侧端切除。

插入一个鼻小柱支撑移植物。

通过穹窿头侧缝合固定外侧脚的静息角。

闭合入路行高 - 低 + 外部横向截骨术。

使用撑开移植物。

行鼻尖突出度控制缝合。

使用 5/0 Prolene 缝线将双侧的踏板缝合在一起。

离断左提上唇鼻翼肌。

放置鼻翼缘移植物。

使用撕脱皮瓣法和椭圆切除技术缩小鼻孔和鼻翼。

6 病例分析：闭合入路手术的愈合率

患者有 2～3 mm 的驼峰；鼻部皮肤很薄，且鼻尖部较低；该患者需要一个更好的鼻尖旋转度，所以有必要进行更多的外侧脚窃取；该患者的左侧穹窿较低，肉眼可见其鼻尖不对称，因此，左外侧脚的窃取量应该多于右侧；患者的下小叶多边形并不是特别短，由于外侧脚窃取术会延长下小叶多边形，所以需要再进行内侧脚重叠；由于患者的降鼻中隔肌比较发达，可以使用多条鼻小柱支撑移植物。此外，我们计划进行上外侧软骨尾侧端切除以缩短和旋转鼻部。我们会在手术结束时确定切除量。在闭合软骨间切口之前，我们会切除先前突出的上外侧软骨。该患者的踏板多边形过宽，只切除踏板间的鼻中隔软骨可能不足以将其缩窄，因此，需要切除双侧踏板之间的软组织。下图是该患者术前和术后 1 年的对比照片。

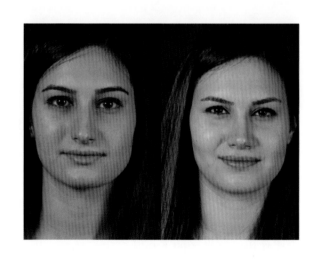

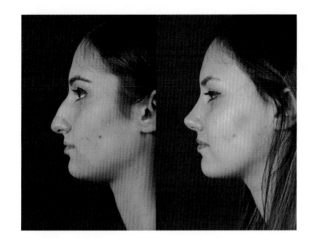

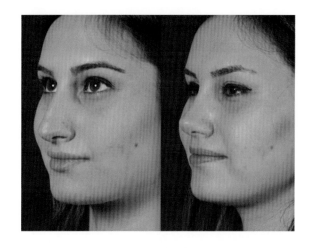

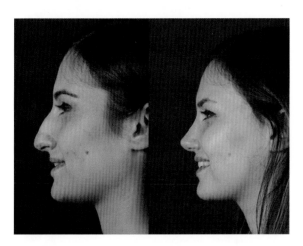

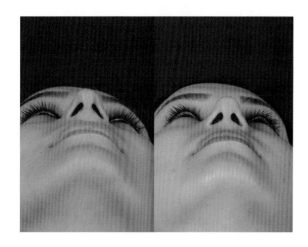

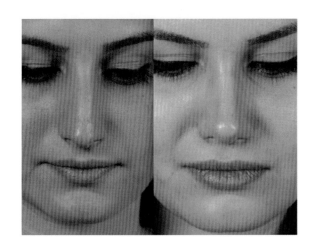

采用闭合入路技术：

在鼻小柱侧保留 1 mm 的尾侧鼻中隔。

进行广泛的剥离，一直剥离到上颌骨处。

黏膜外切除驼峰。

使用 1 mm 的自体鼻翼缘皮瓣并行 2 mm 的外侧脚尾侧切除。

在外侧脚进行 3 mm 的头侧端切除。

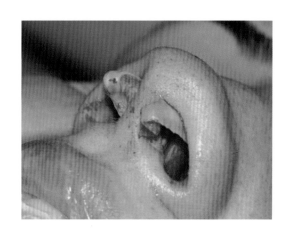

左外侧脚进行 6 mm 的窃取。
右外侧脚进行 5 mm 的窃取。
进行 3 mm 的内侧脚重叠。

通过在外侧脚上做 2 个切口来构建卷轴面。可以在外侧脚之间看到 Pitanguy 中央韧带。将后支撑移植物缝合到鼻中隔上。

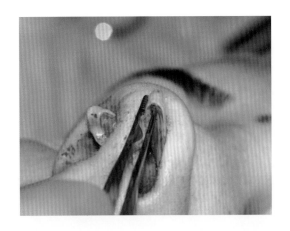

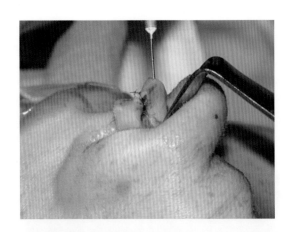

使用用穹窿头侧缝合来固定外侧脚的静息角。

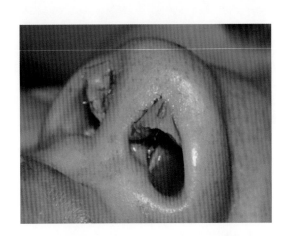

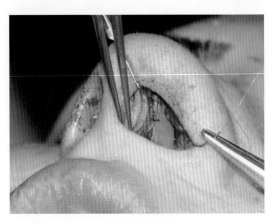

放置 3 个鼻小柱支撑移植物。
进行 4 mm 的上外侧软骨尾侧端切除。
使用 Çakır 90 骨凿和骨锉削薄鼻骨的截骨线。
放置 Libra 移植物。
使用 5/0 PDS 缝线将双侧的踏板缝合在一起。

7 病例分析：鼻尖上区愈合期

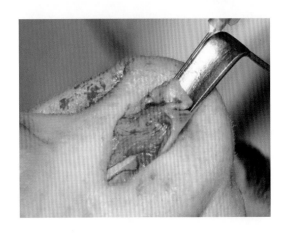

保留 Pitanguy 韧带的完整性并修复卷轴韧带，这会使鼻尖上区形成一个明显的下凹。如果因术中唇部的水肿将鼻尖推到一个远于其本身应处的位置，那么完整的 Pitanguy 中央韧带所带来的效应就会变得更明显。这种效应通常是暂时的，一段时间之后会自行消退。在鼻部皮肤较薄的患者身上保留 Pitanguy 韧带的完整性可能会引起凹陷，这时需要进行修整。如果在手术过程中发现患者的鼻尖上转折点较明显，我会在表浅 SMAS 和 Pitanguy 韧带之间进行更广泛的剥离。如果这还不够的话，我会使用软骨片移植物填充凹陷。

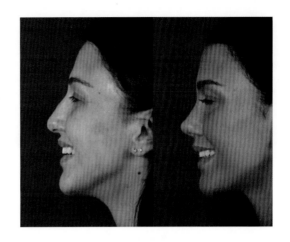

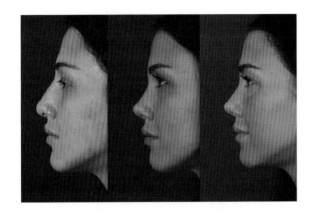

这是患者术前和术后 6 个月的对比照片。

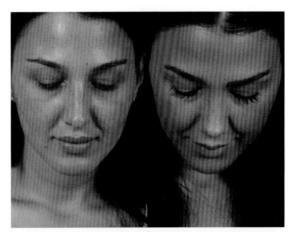

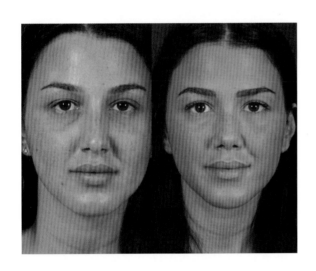

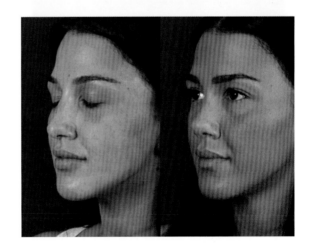

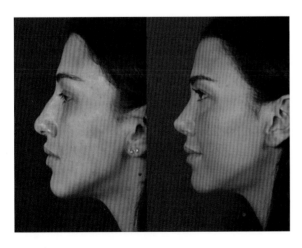

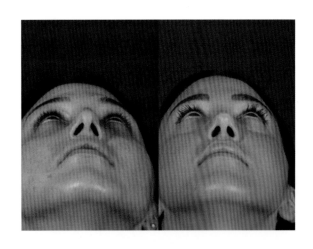

图为鼻尖手术前软骨的外观。

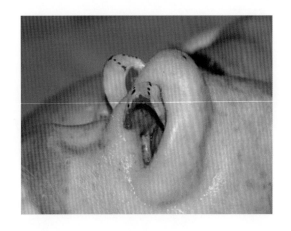

图为鼻尖手术后软骨的外观。

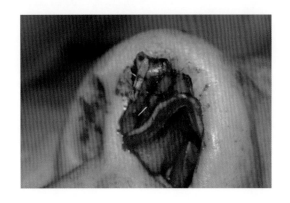

鼻背驼峰。

鼻尖低。

鼻部皮肤薄。

采用闭合入路技术：

在鼻小柱侧保留了 1 mm 的尾侧鼻中隔。

在软骨膜下平面和骨膜下平面剥离鼻背。

在外侧脚进行 3 mm 的头侧端切除。

在外侧脚进行 2 mm 的尾侧端切除。

左侧进行 3 mm 的外侧脚窃取。

右侧进行 3 mm 的外侧脚窃取。

内侧脚进行 2 mm 的尾侧端切除。

做部分内侧脚重叠。

放置 3 个鼻小柱支撑移植物。

在鼻尖使用颗粒软骨移植物。

采用穹窿头侧缝合矫正外侧脚的静息角。

行外侧骨切除术。

放置 Libra 移植物。

将鼻小柱软骨缝合到鼻中隔上。

保持真皮软骨韧带的完整性。

将卷轴韧带与鼻中隔的软骨膜缝合在一起。

将软骨片置于鼻背上，这样可以抬高鼻根部。

使用 5/0 PDS 缝线将双侧的踏板缝合在一起。

8 病例分析：鼻背过宽、鼻基底过宽、球形鼻尖且鼻尖突出度过大的患者

下图是患者术后 2 年的照片，我们计划为患者进行修复手术。在之前的手术中，通过踏板后移降低了患者的鼻尖突出度，但没有充分缩短外侧脚。由于下小叶多边形的长度正常，所以我计划进行 3 mm 的外侧脚窃取和 3 mm 的内侧脚重叠，这样就在不改变下小叶长度的情况下，改变了鼻尖的旋转度。

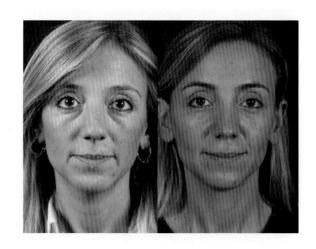

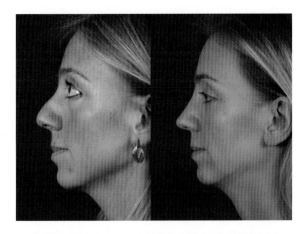

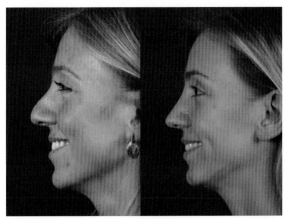

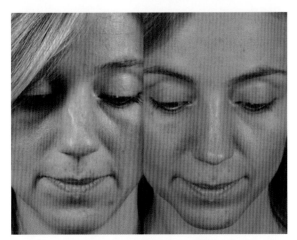

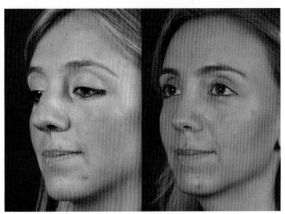

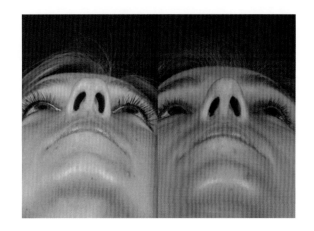

8.1 第 1 次手术

采用闭合入路技术：
在软骨膜下平面和骨膜下平面剥离鼻背。
切除驼峰。
在鼻中隔基底部切开鼻中隔。
通过软骨边缘切口游离穹窿。
行外侧脚头侧端切除。
在外侧脚进行 3 mm 的尾侧端切除。
插入一个鼻小柱支撑移植物。
穹窿部行 2 mm 的头侧切除。
采用穹窿头侧缝合矫正外侧脚的静息角。
行低 - 低 + 外部横向截骨术。
插入 Libra 移植物。
行鼻尖突出度控制缝合。
修复真皮软骨韧带。
将软骨片放置在鼻背上。
将卷轴区的黏膜和真皮软骨韧带缝合在 一起，
使其得到支撑。
切除膜性鼻中隔和内鼻阀区过多的黏膜。
在鼻孔基底部行 "Z" 成形术。

8.2 第 2 年的修复手术

采用闭合入路技术：
通过贯穿切口显露鼻中隔尾侧的中段。
在鼻小柱侧保留 1 mm 的尾侧鼻中隔。
进行广泛的剥离，一直剥离到上颌骨处。
在软骨膜下平面和骨膜下平面剥离鼻背。
从鼻中隔取出部分软骨当作移植物。

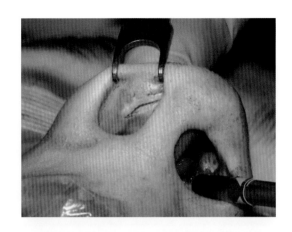

注意

（1）因为我在第 1 次手术中没有进行 L 形鼻中隔成形术，所以患者的鼻中隔上有足够的软骨作为移植物的材料。

（2）修复手术时施行自体鼻翼缘皮瓣是可行的。

通过鼻翼缘切口游离穹窿。

自体鼻翼缘皮瓣：2 mm。

外侧脚尾侧端切除：1 mm。

本来计划再进行一次外侧脚窃取，但由于存在纤维化而没有施行，在靠近穹窿的外侧脚上进行 3 mm 的重叠。

为暴露卷轴区做了一个 4 mm 的切口。

通过穹窿头侧缝合来固定穹窿的位置。

插入一个鼻小柱支撑移植物。

使用一把 Çakır 90 骨凿削薄截骨线并打磨鼻骨。在第 1 次手术时进行过截骨。

在右侧放置 Sheen 撑开移植物。

将鼻小柱软骨缝合到鼻中隔上。

保持真皮软骨韧带的完整性。

将卷轴韧带缝合到鼻中隔的软骨膜上。

放置软骨片，并用锉下的骨粉修饰鼻背部。

将内鼻阀区的黏膜与卷轴韧带缝合在一起，使之得到支撑。

缩小鼻孔。

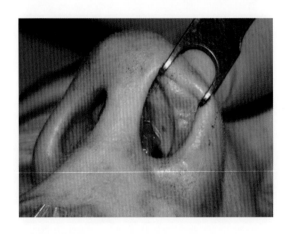

让我们来看看第 2 次手术的照片。在先前的手术中已经做了一个软骨下切口。现在采用 2 mm 的自体鼻翼缘皮瓣技术。

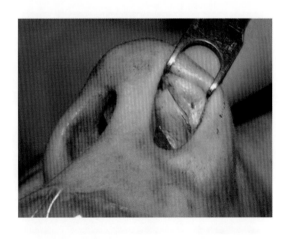

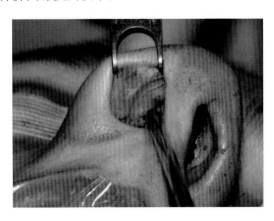

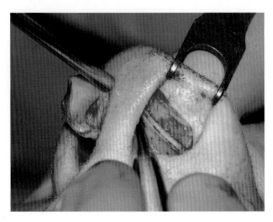

软骨膜下剥离操作比第 1 次手术更容易，之前的手术也是在该平面进行的。

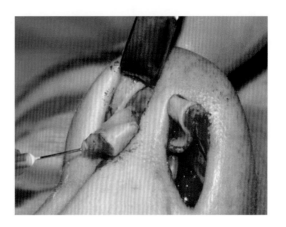

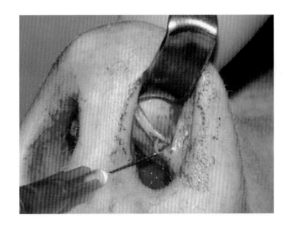

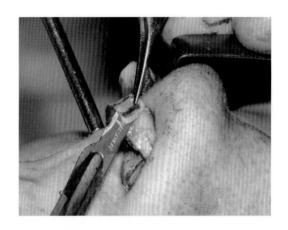

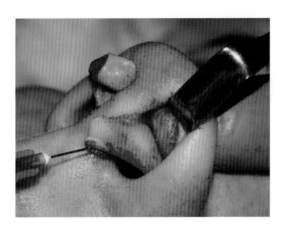

可以观察到采用穹窿头侧缝合后 2 年穹窿的形状，由于发生纤维化，不可能再进行外侧脚窃取，故我们在靠近穹窿的外侧脚上做了 3 mm 的软骨重叠。

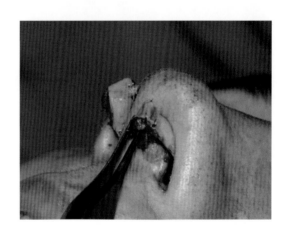

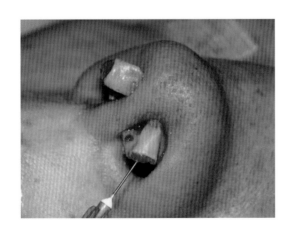

通过穹窿头侧缝合来固定当前的穹窿，同时也对鼻尖进行塑形。

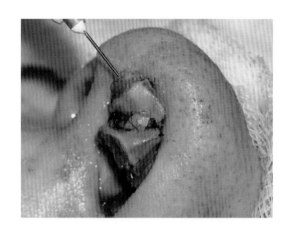

要点

    鼻尖的塑形使用 PDS 缝线就足够了，无需使用不可吸收缝线。下图显示的是使用 PDS 缝线的鼻尖手术术后 2 年的照片。对于在第 1 次手术时使用了 PDS 缝线的患者来说，再次手术时就无需清理缝线了。圆针对于软骨的损伤更小。

这是术前和二次鼻整形术后 1 年的对比照片。

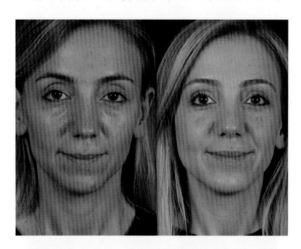

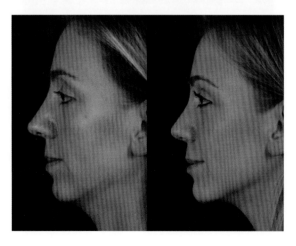

9 病例分析：曾发生过鼻骨骨折，接受过 2 次手术的患者

    患者有外伤史，以前做过 2 次手术。第 1 次手术只做了切除。第 2 次手术使用了骨移植物。患者的鼻尖突出度过低，且鼻唇角很小；鼻尖很大且不对称。在鼻背部放置骨移植物是不合理的，因为它会使鼻背增宽。

    对于鼻背严重缺损的患者，我们会选择一个梭形的鼻背移植物。将肋软骨移植物雕刻成梭形，如果该移植物无法提供足够的鼻背高度，可以将软骨片垫在它的下面。块状的肋软骨不易弯曲，可将其基底雕刻成凹槽状，有利于与缺损贴合，以矫正缺损。可以使用软骨片来填补遗留的缝隙和稳定移植物。在患者术后 1 年的照片中，可以看到患者的鼻背已被塑造成梭形。侧面观时，患者的鼻背是平滑的，但在斜视图中可以看到一个小驼峰。在术后最初几个月，患者的鼻尖皮肤发红，这是由于多次手术所致。

    术后第 1 年，皮肤发红会逐渐消退。我们对该患者使用了盾牌移植物，并在该移植物的后面放置了块状软骨，还使用了一个外侧脚支撑移植物。因为我们插入了很多移植物，所以该患者获得了一个很结实的鼻部结构。对于初次接受鼻整形手术的患者，我们不倾向于采用结构性鼻整形术。

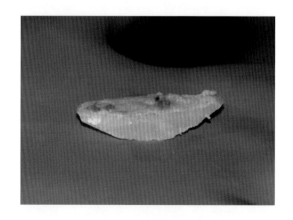

注意

    我制备的肋软骨移植物与 Gunter 在矫正鞍鼻时使用的硅胶移植物很相似。我将该移植物底部

雕刻成一个凹面，使该移植物放置后可以保持稳固。使用这种方法制作的肋软骨移植物还没有出现过弯曲的情况。如果移植物太厚，它就有可能会出现弯曲，Gunter 会将克氏针插到移植物中防止弯曲。我的方法是减薄移植物的厚度，并在该移植物下方使用额外的移植物来弥补其厚度的缺失。

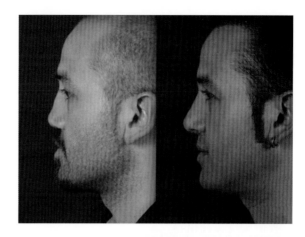

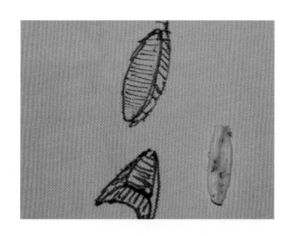

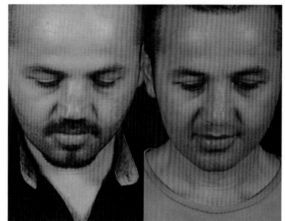

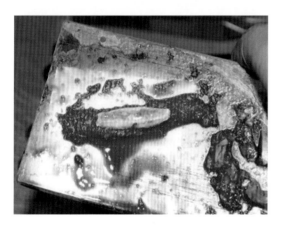

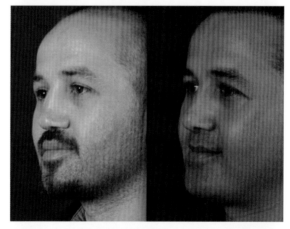

这是患者术前和术后 1 年的对比照片。

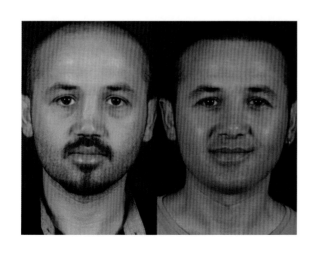

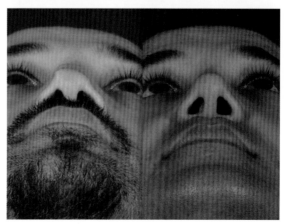

9.1 手术

采用开放入路技术：

鼻部的解剖结构已经被完全破坏。

从鼻背处取出骨移植物；从患者右侧第 8 肋上采集软骨材料，将其雕刻成梭形；使用颗粒软骨和软骨块来进行鼻背重建；将软骨片置于移植物的下方和周围。

鼻小柱支撑移植物。

外侧脚支撑移植物。

长的盾牌移植物。

在盾牌移植物的后面放置一个块状软骨移植物。

在上颌骨前方放置颗粒软骨和软骨块。

将软骨膜覆盖在鼻尖移植物上。

10 病例分析：长鼻患者

对于这类患者，必须在上外侧软骨和鼻中隔尾侧进行软骨和黏膜的切除，否则很难缩短鼻子的长度。这位患者已经切除了 1.5 cm 长的黏膜，注意观察该患者正面视图中唇部外观的变化。该患者只做了外侧脚的头侧缘切除，如果选择使用自体鼻翼缘皮瓣，鼻尖会变得更窄。在基底位视图中可以看到出现了轻度的鼻翼缘后缩。

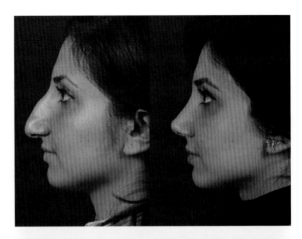

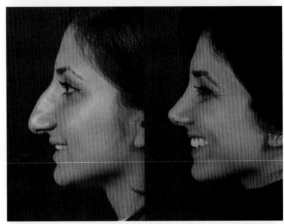

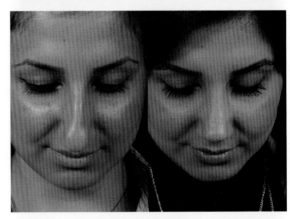

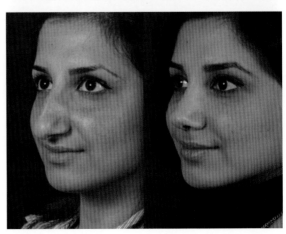

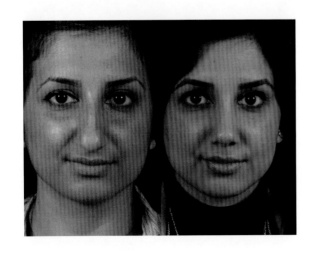

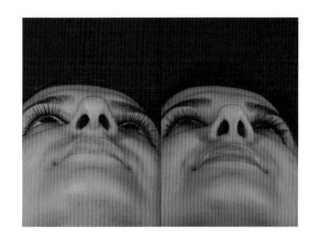

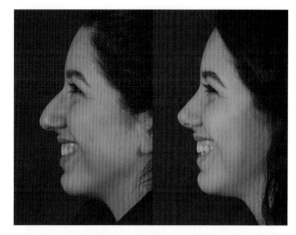

11　病例分析：头侧错位的患者

这是患者术前和术后 1 年的对比照片。

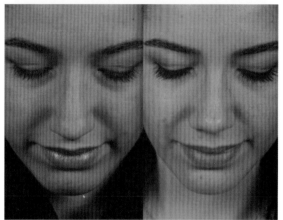

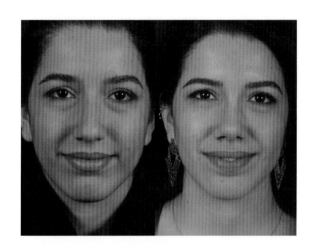

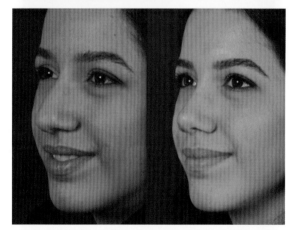

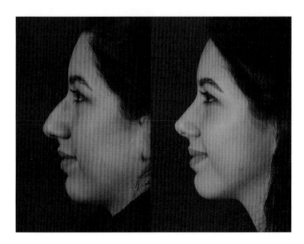

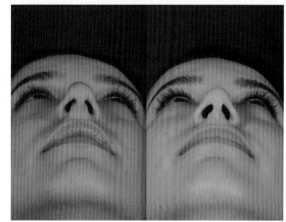

11.1 术中照片

使用单闪光灯拍摄的照片会把头侧错位显示得更为明显。

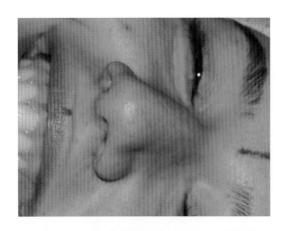

图为自体鼻翼缘皮瓣。

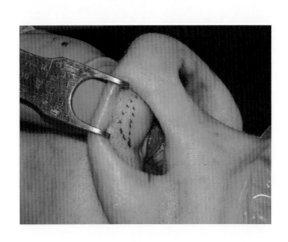

由于该患者的外侧脚长且凸，静息角变形，所以就出现了头侧错位。穹窿构建在薄弱的内侧脚上。

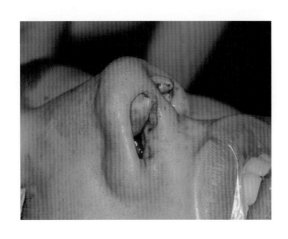

外侧脚窃取。

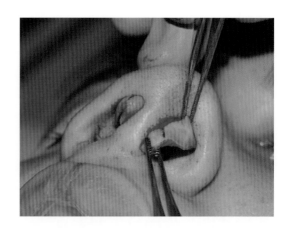

确定新的穹窿位置。

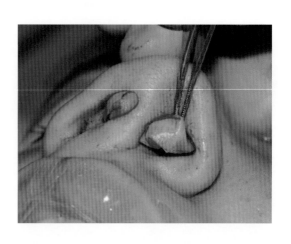

均衡穹窿和鼻小柱支撑移植物。

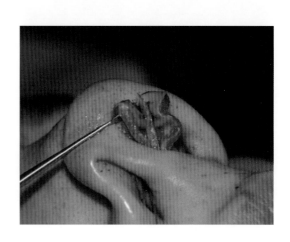

稳定鼻小柱多边形。

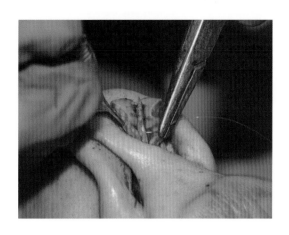

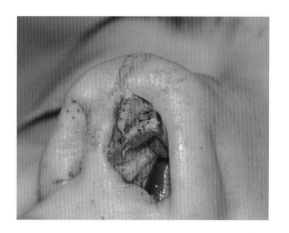

通过使用内侧脚轮廓移植物使下小叶多边形变得更加清晰，同时也抬高了 Ti 点。

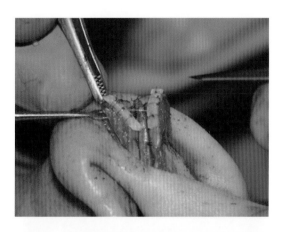

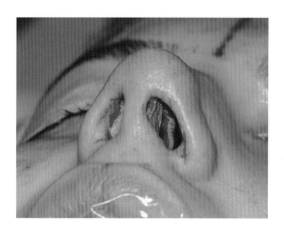

12 病例分析：通过闭合入路进行修复手术的患者

这是患者术前和术后 1 年的对比照片。

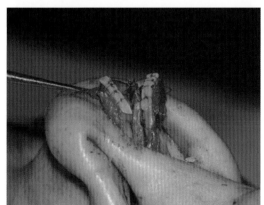

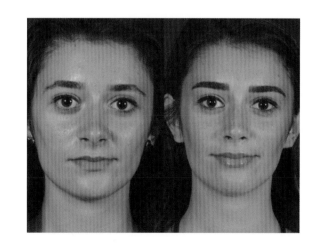

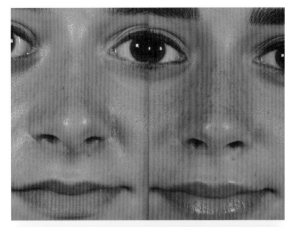

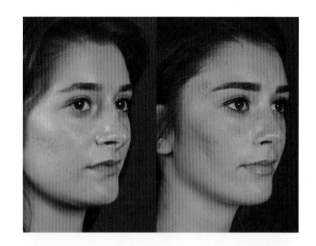

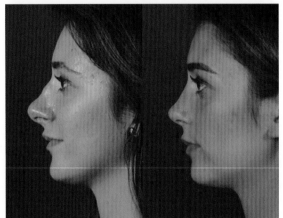

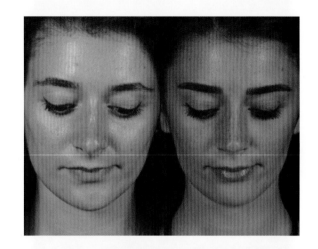

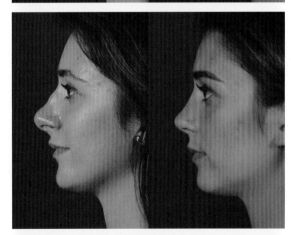

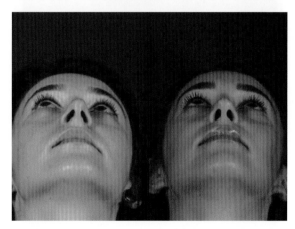

之前进行了闭合入路鼻整形手术。

长鼻。

鼻尖突出度过高。

未充分切除驼峰。

鼻翼肥厚合并鼻孔过大。

下小叶高度正常。

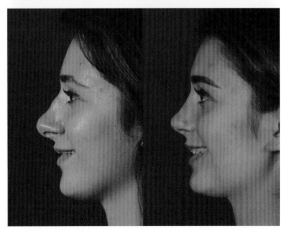

12.1 手术方法

采用闭合入路技术：

经贯穿切口暴露鼻中隔尾侧端。

在软骨膜下平面和骨膜下平面剥离鼻背。

切除驼峰。

在鼻中隔基底部切开鼻中隔。

切除偏斜的犁骨。

通过软骨边缘切口游离穹窿。

双侧的外侧脚都进行 3 mm 的头侧端切除。

左侧进行 6 mm 的外侧脚窃取。

右侧进行 4 mm 的外侧脚窃取。

进行 4 mm 的内侧脚重叠。

上外侧软骨尾侧端切除 2 mm。

放置鼻小柱支撑移植物。

穹窿头侧缝合矫正外侧脚的静息角。

Sheen 撑开移植物。

行鼻尖突出度控制缝合。

从膜性鼻中隔和内鼻阀区切除多余的黏膜。

切除降鼻中隔肌。

修复贯穿切口。

外侧脚支撑移植物。

缩小鼻孔。

12.2 术中照片

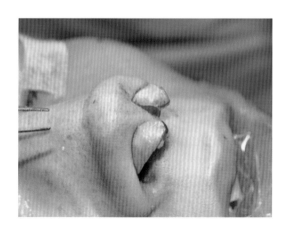

标记并进行对称性检查。

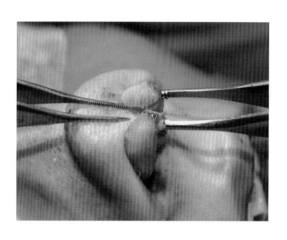

外侧脚窃取模拟。

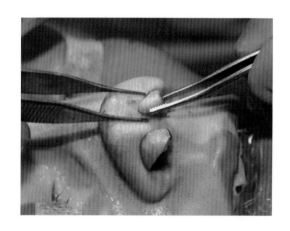

这是鼻尖手术完成后的照片。

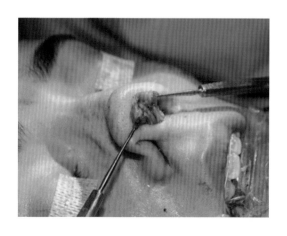

13 病例分析：过度旋转的鞍鼻患者

这是患者术前和术后 1 年的对比照片。

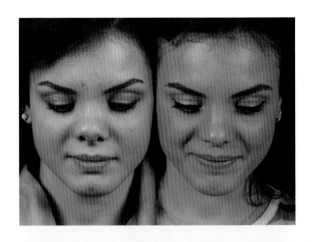

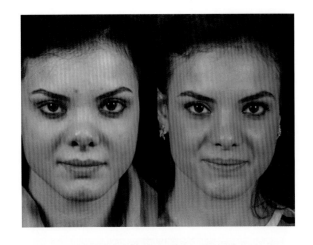

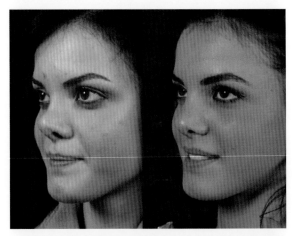

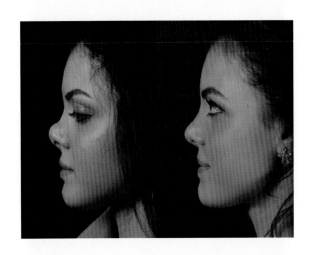

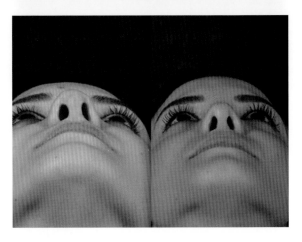

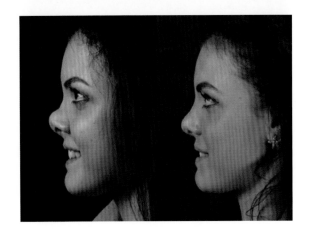

该患者之前进行了 2 次闭合入路手术，从耳软骨和髋骨上采集了移植物。

鞍鼻。

鼻中隔被完全切除。

鼻尖过度旋转。

鼻尖很大。

做过鼻翼缘切口并植入软骨移植物。

在之前的手术中，复合组织移植物和软骨移植物都是从耳部获取的。

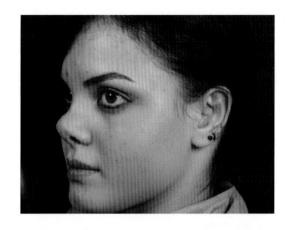

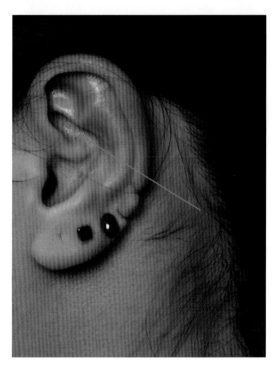

注意

　　我喜欢在耳后部做切口来获取软骨材料。其中一个最适合制作复合移植物（皮肤 - 软骨）的部位是耳甲艇。由于取材所造成的该区域的缺损，可以使用取自耳后部的全层皮肤移植物来修复。

13.1 第 1 次手术

采用开放入路技术：

在右侧的第 8 肋上采集软骨并对其进行塑形。

去除鼻内所有的软骨移植物。

将雕刻成梭形的块状肋软骨移植物置入鼻背部。

在肋软骨移植物的周围放置软骨片。

为了减少鼻尖旋转度，可以在肋软骨移植物和鼻尖移植物之间放置软骨支撑。

放置外侧脚支撑移植物。

可以观察到取自肋软骨的移植物。

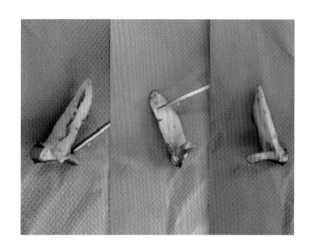

13.2 第 2 次手术

1 年后，我为该患者做了微调的修复手术。

琢面多边形回缩。

鼻背不规则。

鼻基底过宽。

球形鼻尖。

13.3 手术方法

采用闭合入路技术：

鼻根降低 2 mm。

取自右耳的复合组织移植物和软骨移植物。

通过外侧骨切除术缩窄鼻骨基底。

为了使左侧鼻背美学线变得清晰可见，放置了软骨移植物。

将压碎的移植物置入鼻尖。

为了矫正琢面多边形上的凹槽，在鼻翼游离缘内侧 2 mm 处做一个切口，通过该切口植入复合组织移植物。

这是第 2 次手术术前和术后 6 个月的对比照片。

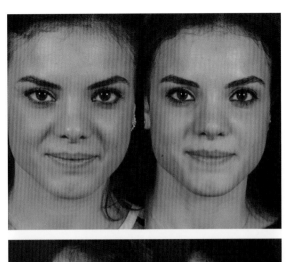

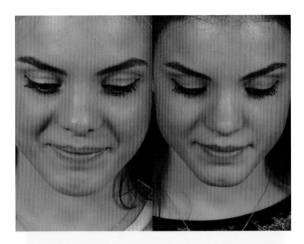

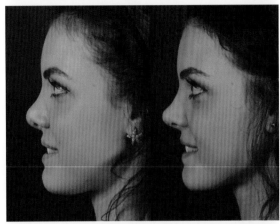

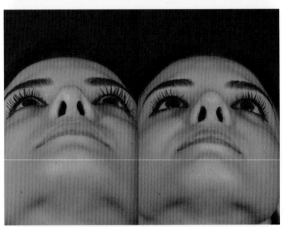

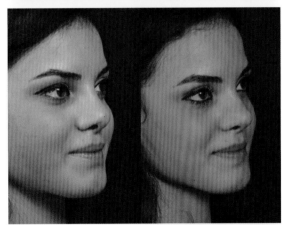

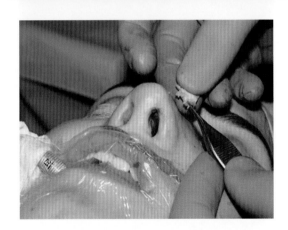

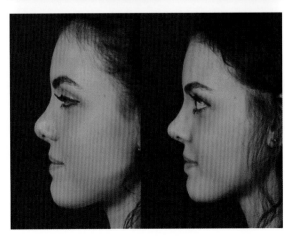

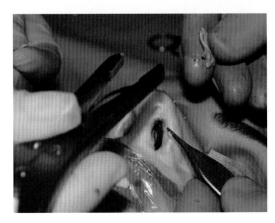

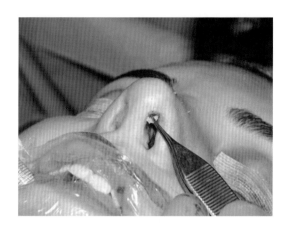

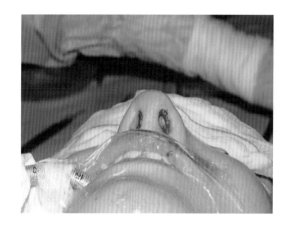

调整复合组织移植物。

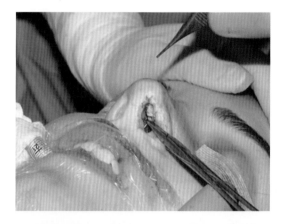

图中可以看到患者术后的鼻部形状，第 1 次手术采用开放入路进行鼻部重建手术，第 2 次手术采用闭合入路进行额外调整。外科医师应该同时了解开放入路和闭合入路两种技术，以便在进行鼻整形手术时更好地把控。对于已经植入大量移植物的鼻子，再采用开放入路会破坏之前的手术效果。因为对做过复合组织移植的区域进行剥离后，此移植物已形成的良好效果也会随之消失。但有一些必要的手术操作只能通过开放的隧道才能进行。

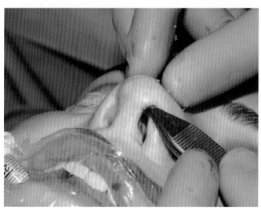

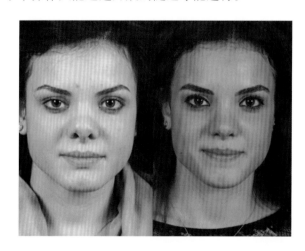

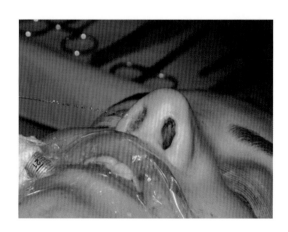

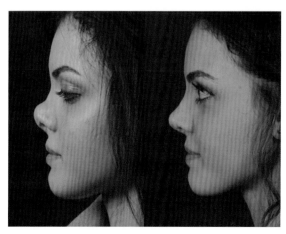

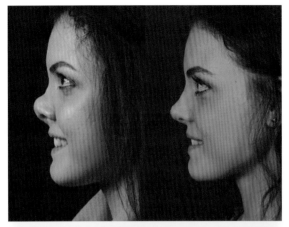

14 病例分析：鼻部皮肤薄的患者

通过患者的术前和术后照片可以观察到其鼻部皮肤非常薄，以至于可以清楚地看到鼻部软骨的形状。对于这些患者来说，通过软骨膜下剥离可以使软组织得到较好的保护；另外，软骨手术后也会有软骨膜的覆盖。下面是患者术前和术后 1 年的对比照片。

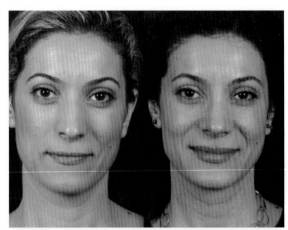

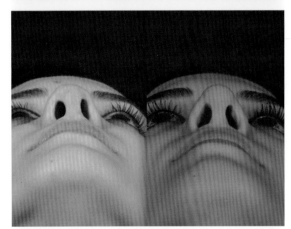

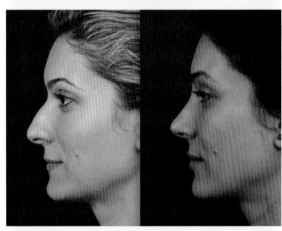

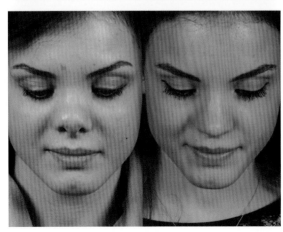

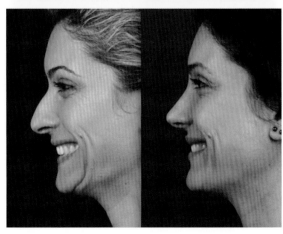

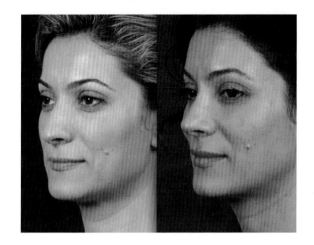

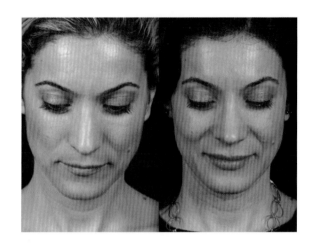

15 病例分析：鼻部皮肤薄、歪鼻且鼻尖不对称的患者

这是术前和术后 1 年的对比照片。

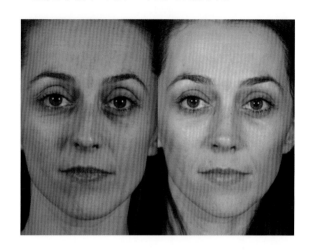

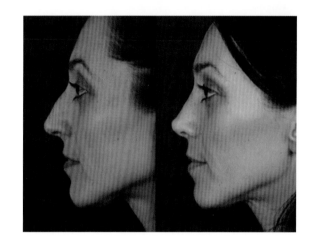

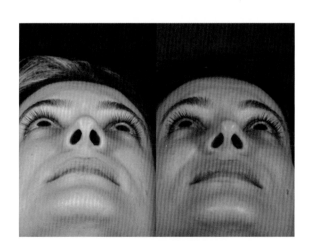

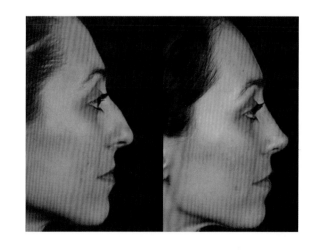

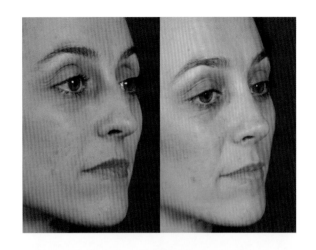

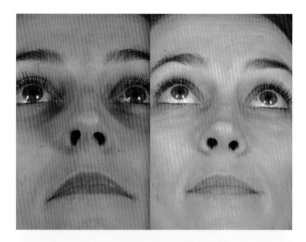

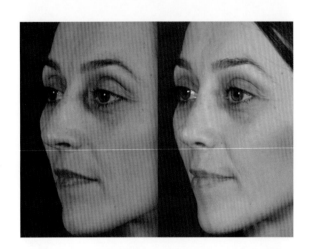

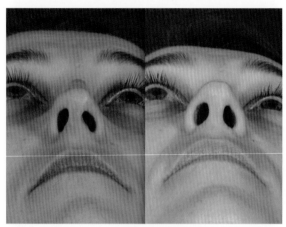

16 病例分析：鼻尖不对称的患者

鼻中隔偏曲导致右外侧脚、穹窿和鼻轴的不对称。下图是患者术前和术后1年的对比照片。

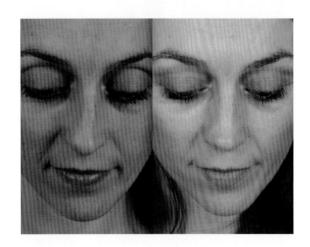

使用外侧脚重叠技术来矫正右外侧脚上的隆起，但外侧脚重叠会引起皮肤的膨出。

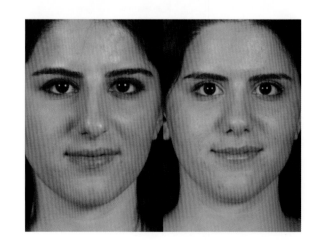

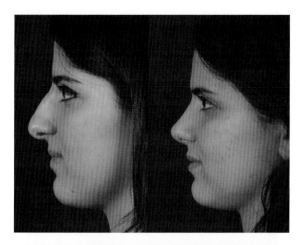

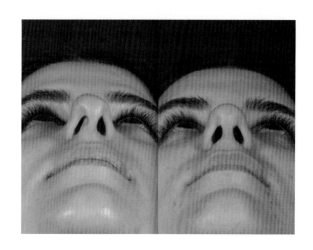

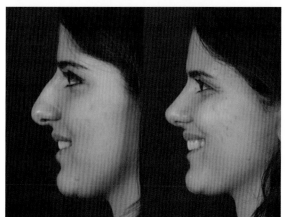

17　病例分析：鼻部皮肤厚、鼻根低合并头侧错位的患者

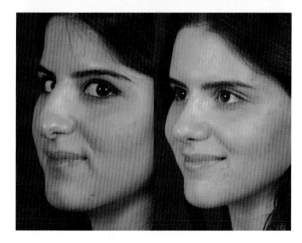

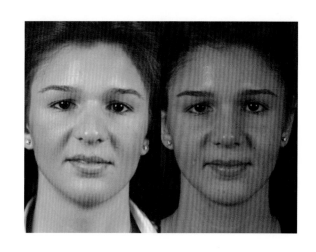

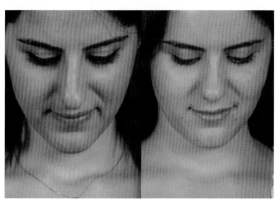

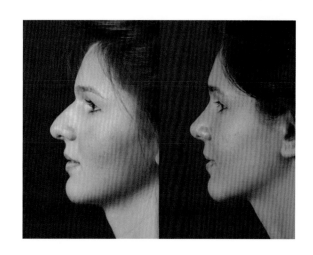

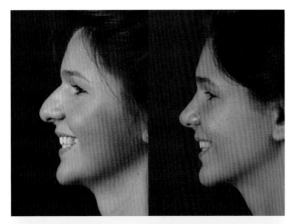

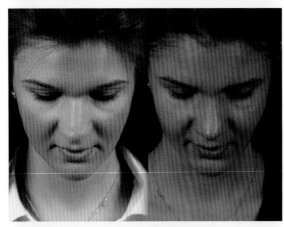

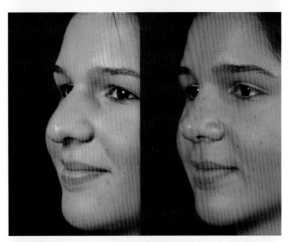

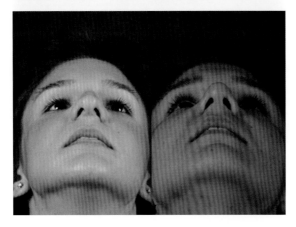

在室内灯光下观察患者的鼻尖多边形。

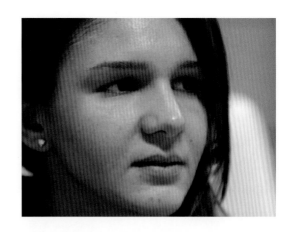

鼻部皮肤厚
头侧错位
鼻小柱过短
踏板过宽

17.1 手术方法

采用闭合入路技术：
经贯穿切口暴露鼻中隔的尾侧端。
在软骨膜下平面和骨膜下平面剥离鼻背。
切除驼峰。
在鼻中隔基底部切开鼻中隔。
切除偏斜的犁骨。
通过软骨边缘切口游离穹窿。
在外侧脚进行 3 mm 的头侧端切除。
在外侧脚进行 2 mm 的尾侧端切除。
进行 3 mm 的外侧脚窃取。
插入一个鼻小柱支撑移植物。
使用穹窿头侧缝合（6/0 PDS 缝线）矫正外侧脚的静息角。
切除在穹窿尾侧端形成的"猫耳"。
修复软骨边缘切口。
行高 - 高 - 低 + 外部横向截骨术。
放置 Libra 移植物。
鼻尖突出度控制缝合。
将真皮软骨韧带在不剪断的情况下折叠缝合。

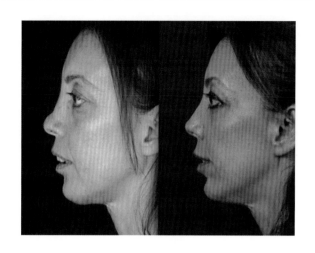

> **注意**
>
> 　　我对皮肤厚、鼻尖轮廓不清晰的患者使用 Pitanguy 韧带折叠，不过我很少使用该技术，因为它很难掌控。

　　填充鼻根。

　　在鼻背部放置软骨片。

　　将卷轴区的黏膜与真皮软骨韧带缝合在一起，形成支撑。

　　切除膜性鼻中隔和内鼻阀多余的黏膜。

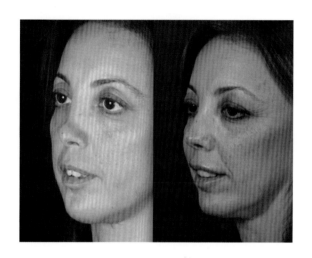

18　病例分析：鞍鼻、鼻孔凹槽的患者

　　下面是患者术前和术后 1 年的对比照片。

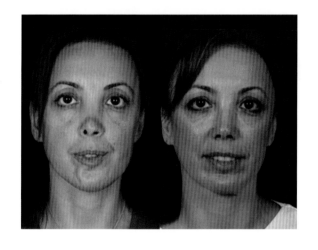

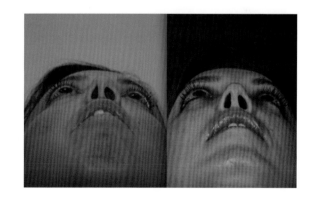

18.1 术中照片

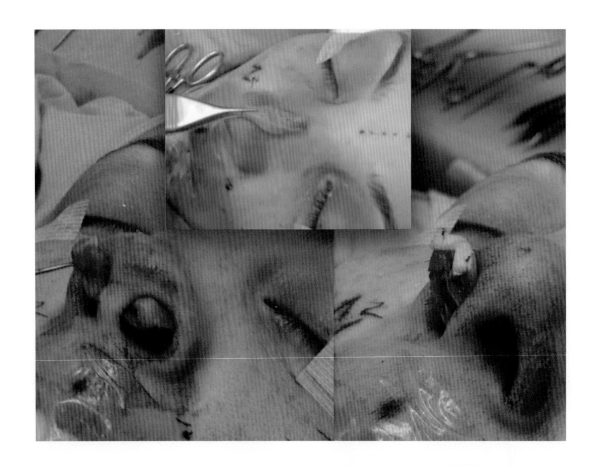

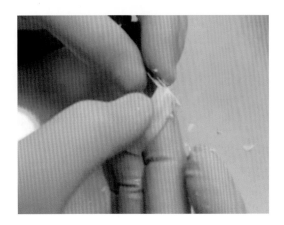

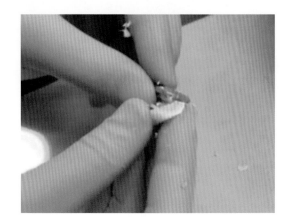

19 病例分析：下小叶过短、琢面多边形过窄的患者

这是患者术前和术后 1 年的对比照片。

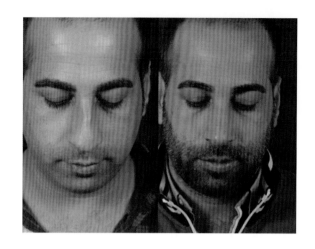

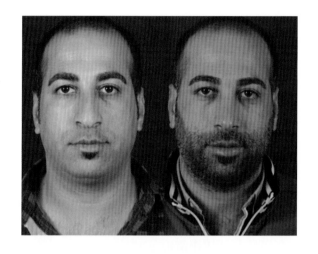

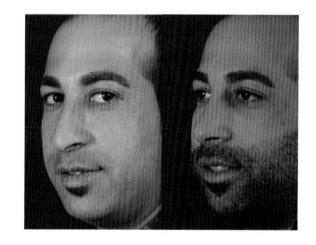

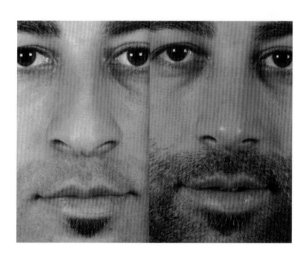

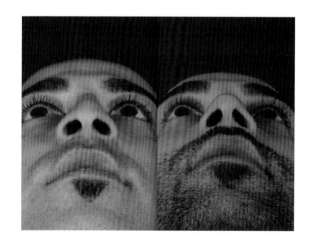

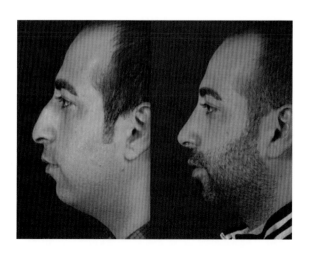

19.1 术中照片

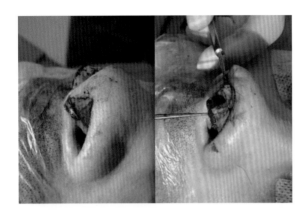

没有琢面多边形

鼻轴左偏

鼻中隔左偏

鼻背驼峰

鼻部皮肤厚

鼻尖下垂

19.2 手术方法

双侧下鼻甲黏膜下切除。

经贯穿切口暴露鼻中隔尾侧端。

在软骨膜下平面和骨膜下平面剥离鼻背。

切除驼峰。

在鼻中隔基底部切开鼻中隔。

切除偏斜的犁骨。

通过软骨边缘切口游离穹窿。

在外侧脚只进行尾侧端切除，不行头侧端切除。

> **注意**
>
> 对于鼻部皮肤厚的患者，直接切除外侧脚尾侧端软骨并不会引起鼻孔不对称。但将直接切除与自体鼻翼缘皮瓣技术做比较时，我发现使用自体鼻翼缘皮瓣技术更为安全。

插入鼻小柱支撑移植物。

进行 5 mm 的外侧脚窃取。

使用穹窿头侧缝合矫正外侧脚的静息角。切除在穹窿尾侧端形成的"猫耳"。

行低 - 低 + 外部横向截骨术。

Sheen 撑开移植物。

行鼻尖突出度控制缝合。

将真皮软骨韧带在不剪断的情况下折叠缝合。

将软骨片置于鼻背。

切除膜性鼻中隔和内鼻阀区的多余黏膜。

20 病例分析：鞍鼻、鼻孔悬垂的患者

患者有严重的鼻部外伤史，鼻中隔已经在手术中被全部切除。

取一块肋软骨，将其雕刻成和驼峰相适应的梭形移植物备用，并用鼻小柱支撑移植物对其进行加固；通过在鼻小柱头侧放置块状软骨进一步支撑鼻小柱。如果这些还不足以提升鼻翼缘，可以切除鼻翼游离缘皮肤。

下图是该患者术前和术后 2 年的对比照片。

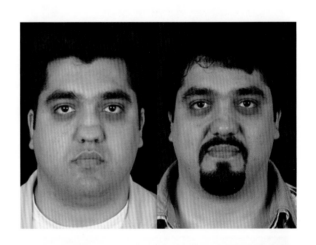

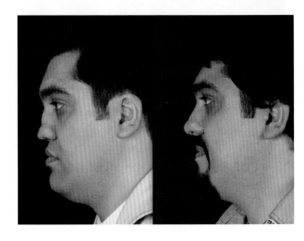

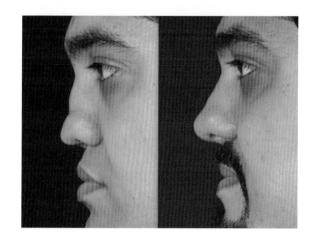

21 病例分析：球形鼻尖的患者

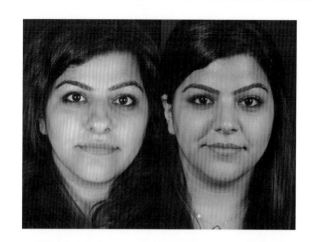

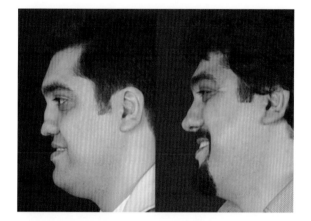

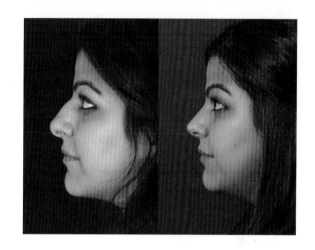

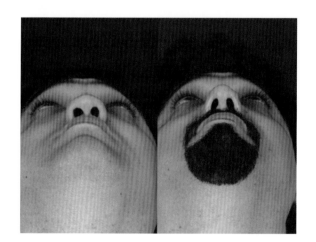

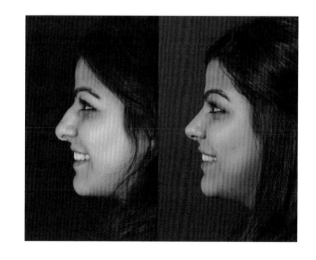

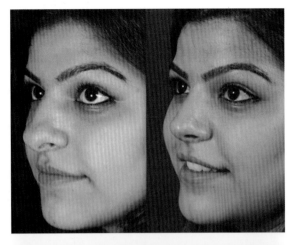

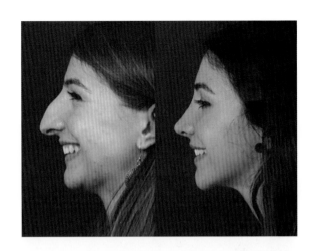

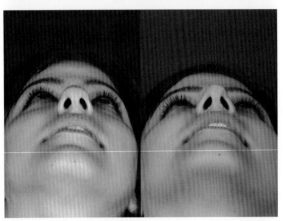

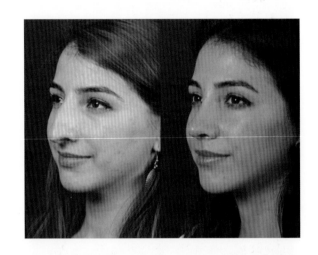

22 病例分析：鼻部皮肤薄、鼻部过大的患者

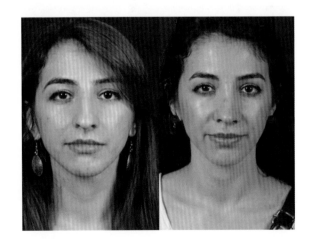

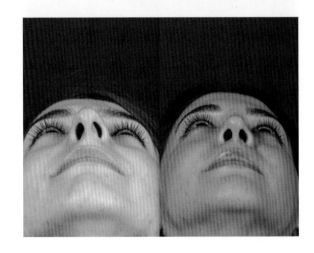

23　病例分析：鼻部皮肤薄、伪头侧错位合并鼻尖不对称的患者

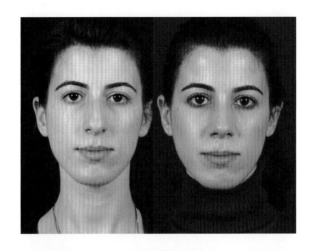

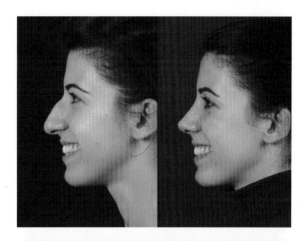

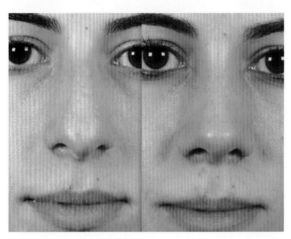

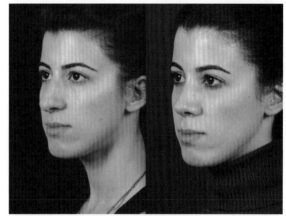

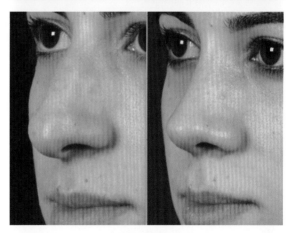

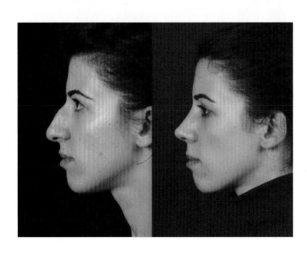

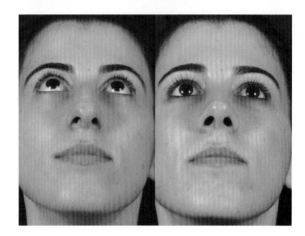

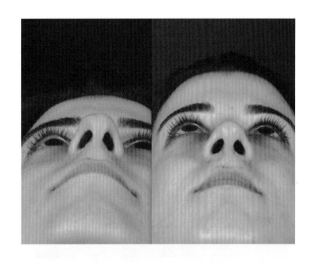

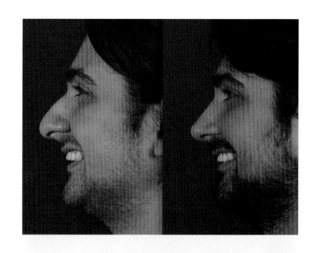

24 病例分析：张力鼻的患者

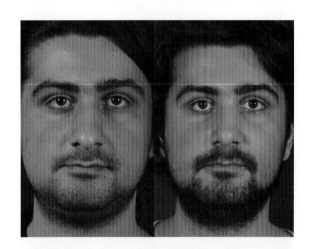

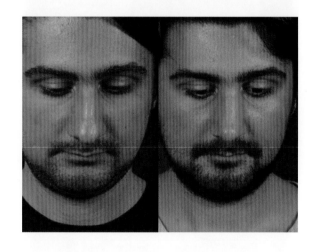

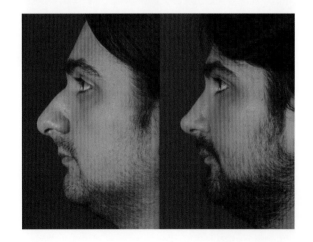

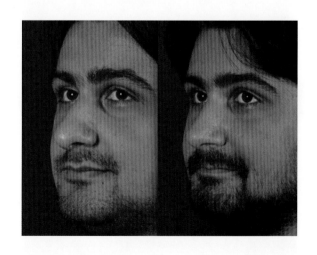

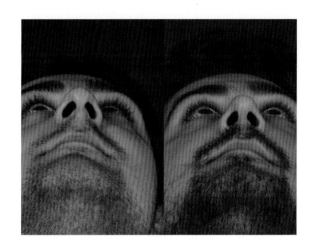

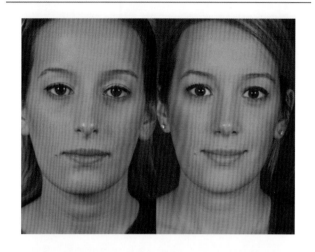

张力鼻

下小叶多边形过短

鼻部皮肤厚

上颌骨前鼻棘肥大

由此导致的踏板前置

25 病例分析：鼻部皮肤薄合并张力鼻的患者

24.1 手术方法

切除驼峰。

在鼻中隔的基底部切开鼻中隔。

切除偏斜的犁骨。

通过软骨边缘切口游离穹窿。

行外侧脚头侧端切除。

在左侧行 3 mm 的外侧脚窃取。

在右侧行 3 mm 的外侧脚窃取。

使用穹窿头侧缝合矫正外侧脚的静息角。

放置两个鼻小柱支撑移植物。

行高 - 低 + 外部横向内入路截骨术。

放置 Libra 移植物。

行鼻尖突出度控制缝合。

保持真皮软骨韧带的完整性。

将软骨片置于鼻背部并抬高鼻根。

切除膜性鼻中隔和内鼻阀区的多余黏膜。

在右侧放置外侧脚支撑移植物。

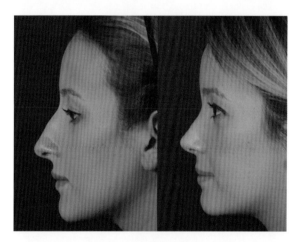

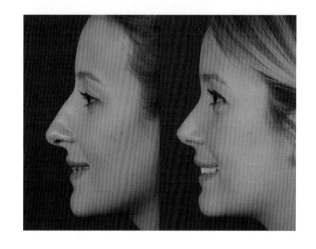

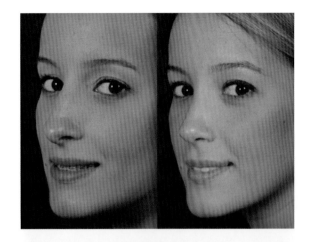

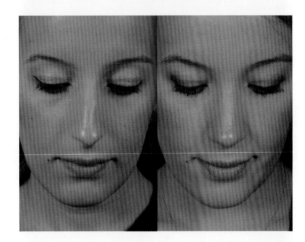

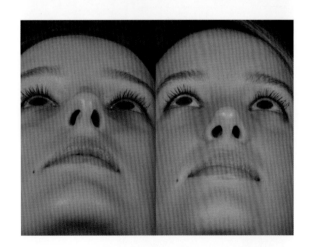

26 病例分析：闭合入路手术的理想患者

这是患者术前和术后 1 年的对比照片。

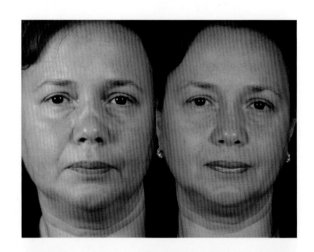

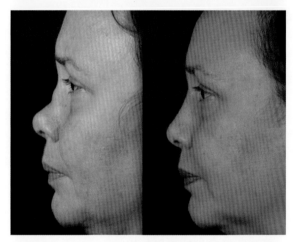

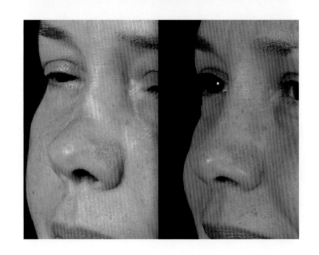

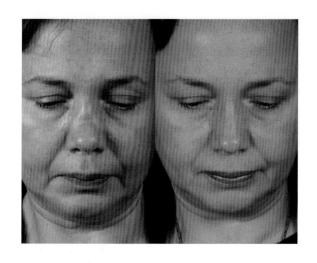

患者摔倒后鼻部着地。她在摔倒之前对自己的鼻子很满意，所以希望鼻子能够回到以前的样子。由于外伤，鼻中隔断裂并折向内部，但她的鼻尖依旧很漂亮。

26.1　手术方法

采用单侧贯穿切口和软骨间切口矫正鼻中隔，并从中取出一块移植物。

使用软骨移植物填充鼻背。手术在 1.5 h 内完成，我们没有处理患者的鼻尖，所以没有损坏鼻尖形状。手术的愈合期很短，没有必要再从其他部位获取更多的软骨移植物。

27　病例分析：一个病例的收获

该患者的鼻尖美观，但她有驼峰并且鼻基底宽。我计划增加鼻尖旋转度；因为患者的鼻孔很大，所以计划行鼻孔缩小术。采用闭合入路切除驼峰，采用截骨术缩窄鼻基底和鼻骨，在外侧脚上进行少量的头侧端切除。照片显示患者术后 3 年的鼻部形态。如果硬要挑毛病的话，那就是虽然该患者的侧面观很美，但微笑时她的鼻尖似乎出现了轻微下垂。如果外侧脚再缩短 2～3 mm 将会有一个更好的手术效

果。我再也不会在不显露穹窿的情况下进行手术了。

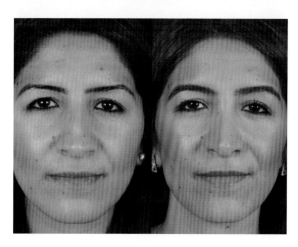

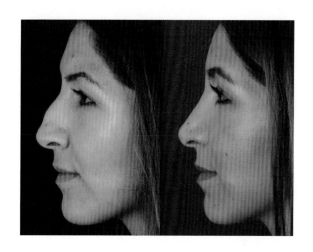

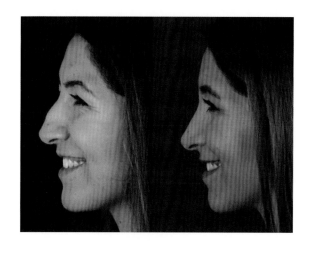

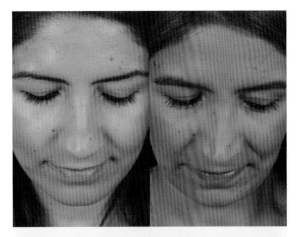

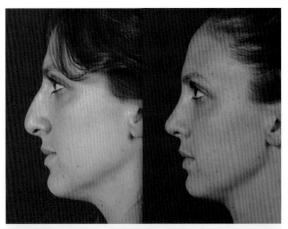

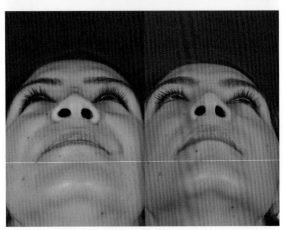

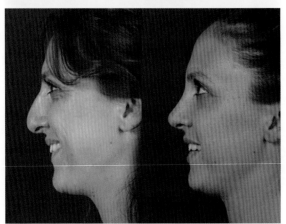

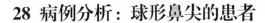

28 病例分析：球形鼻尖的患者

该患者的鼻部皮肤薄，鼻尖上区皮肤过多，有可能会出现鼻尖上区畸形。

通过对 Pitanguy 韧带和卷轴韧带的处置，对皮肤再覆盖进行了控制。下图是患者术后 1 年的照片。在没有使用鼻尖移植物的情况对鼻尖进行了塑形，使用 Libra 移植物构建了鼻背美学线。

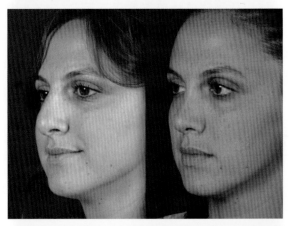

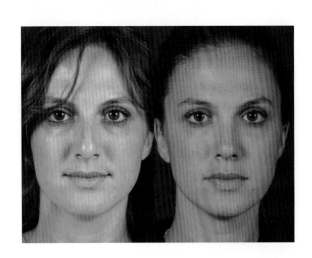

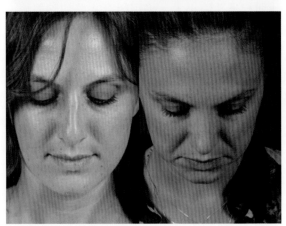

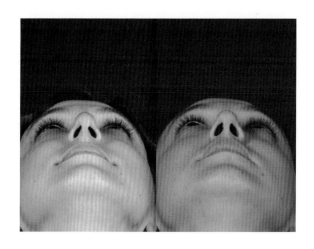

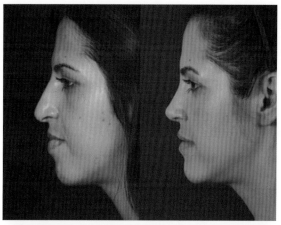

在外侧脚进行 3 mm 的头侧端切除。

在外侧脚进行 2 mm 的尾侧端切除。

行 3 mm 的外侧脚窃取。

切除降鼻中隔肌。

采用 Libra 移植物技术。

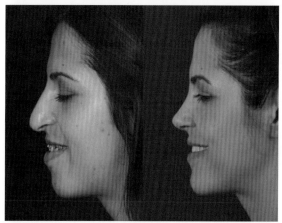

29 病例分析：鼻部皮肤薄、鼻轴偏斜合并呼吸问题的患者

- 闭合入路鼻整形手术
- 下颏透明质酸填充
- 下颌缘透明质酸填充
- 正颌治疗

这是患者术前和术后 3 年的对比照片。

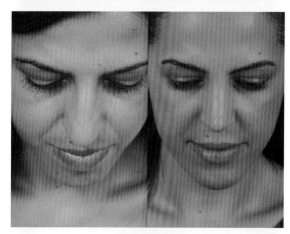

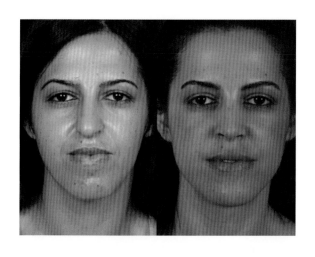

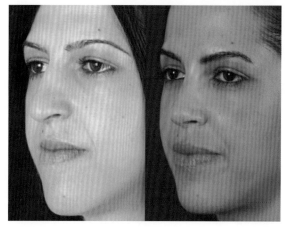

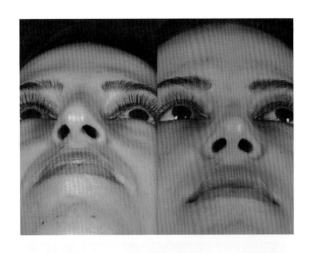

30 病例分析：鼻部皮肤厚、球形鼻尖合并歪鼻的患者

- 进行 6 mm 的外侧脚窃取。
- 进行 2 mm 的内侧脚重叠。
- Libra 移植物。
- 鼻翼椭圆形切除。

下面是患者术前和术后 1 年的对比照片。

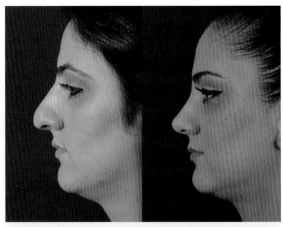

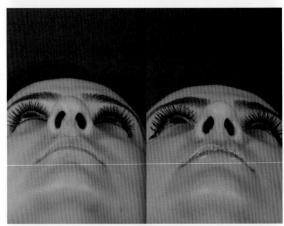

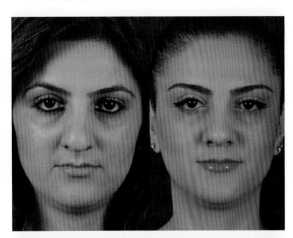

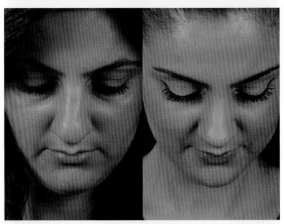

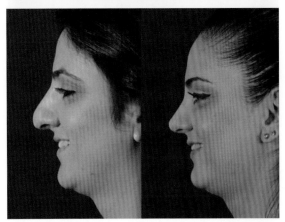

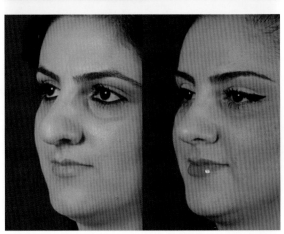

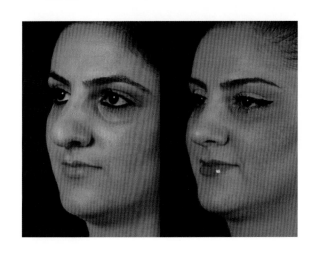

将双侧的踏板缝合在一起。

缩小鼻孔。

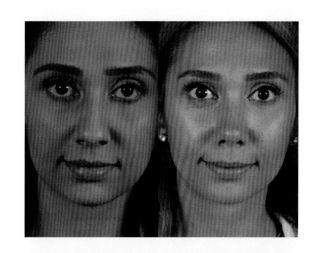

31 病例分析：鼻部皮肤中等厚度的患者

鼻部驼峰

球形鼻尖

鼻部皮肤厚

鼻尖下垂

鼻根过低

31.1 手术方法

切除驼峰。

在鼻中隔基底部切开鼻中隔

通过软骨边缘切口游离穹窿。

使用一个 3 mm 的自体鼻翼缘皮瓣，进行 1 mm 的外侧脚尾侧端修剪。

在外侧脚行 3 mm 的头侧端切除。

在左侧进行 5 mm 的外侧脚窃取。

在右侧进行 5 mm 的外侧脚窃取。

采用穹窿头侧缝合矫正外侧脚的静息角。

放置两个鼻小柱支撑移植物。

进行 2 mm 的上外侧软骨尾侧端修剪。

骨切除术。

放置 Libra 移植物。

行鼻尖突出度控制缝合。

保持真皮软骨韧带的完整性。

在鼻背放置软骨片，并抬高鼻根。

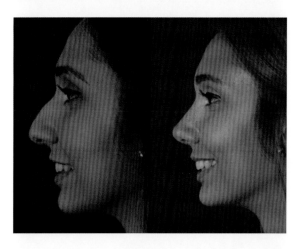

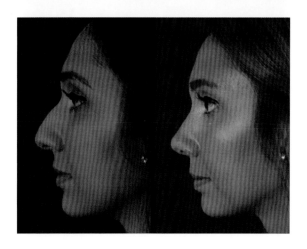

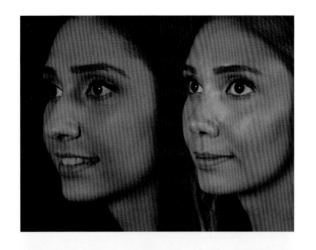

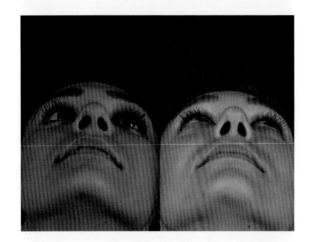

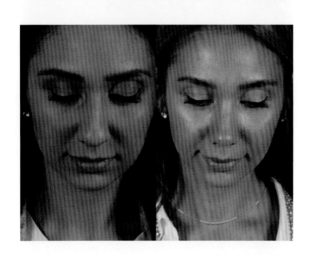

31.2 术中照片

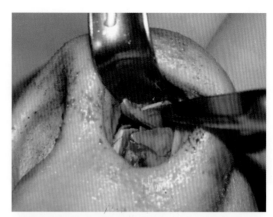

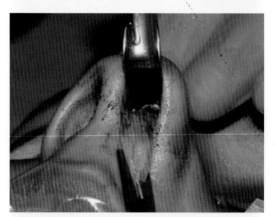

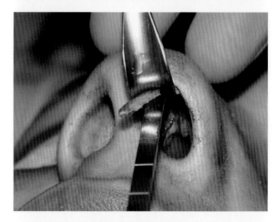

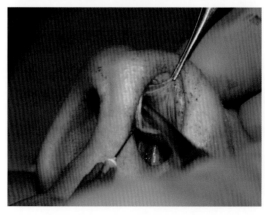

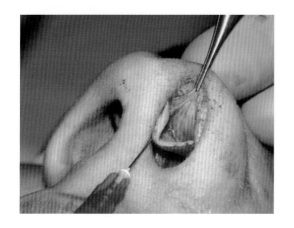
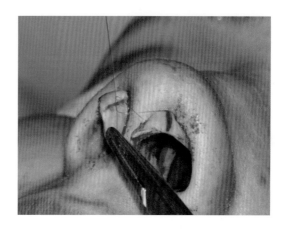
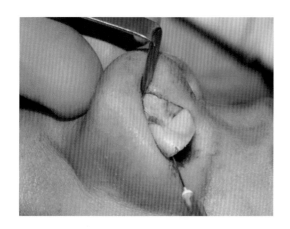
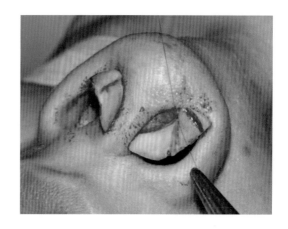
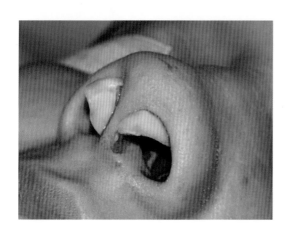
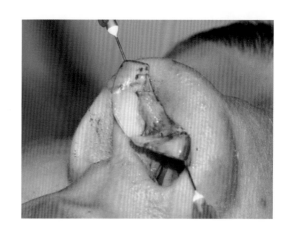
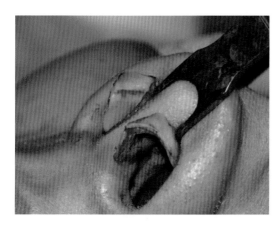
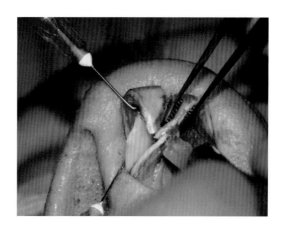

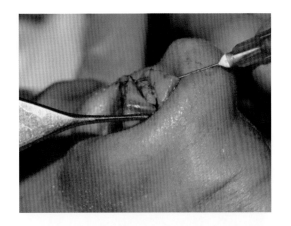

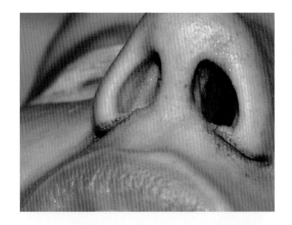

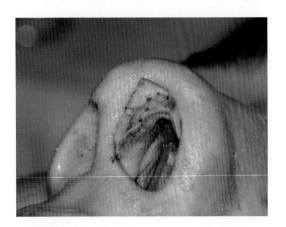

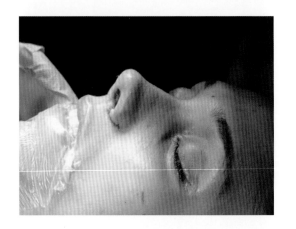

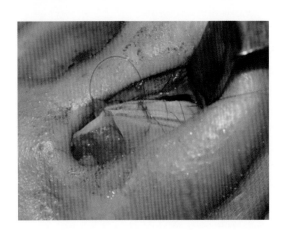

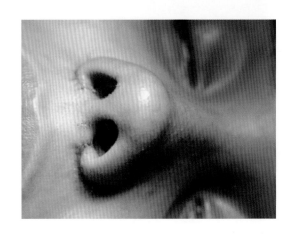

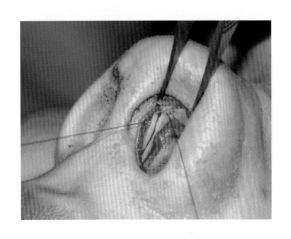

32 病例分析：鼻尖下垂行修复手术的患者

以前做过开放式鼻整形手术

鼻尖下垂

前额和脸颊后缩

32.1 手术方法

获取肋软骨移植物。

通过软骨边缘切口游离穹窿。

在外侧脚进行 3 mm 的头侧端切除。

在左侧进行 3 mm 的外侧脚窃取。

在右侧进行 3 mm 的外侧脚窃取。

采用穹窿头侧缝合矫正外侧脚的静息角。

放置鼻小柱支撑移植物。

进行 3 mm 的上外侧软骨尾侧端切除。

骨切除术。

行鼻尖突出度控制缝合。

降低鼻根。

在前额和颊部进行脂肪填充。

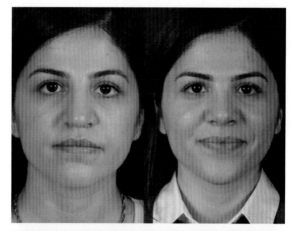

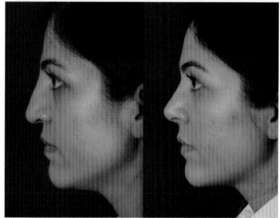

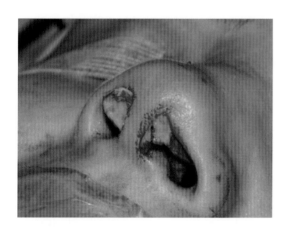

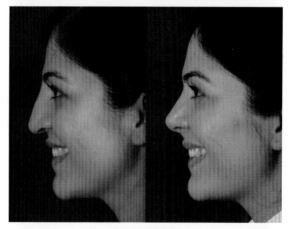

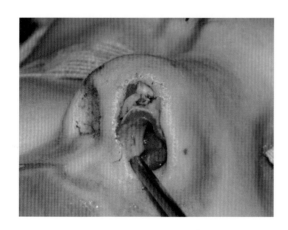

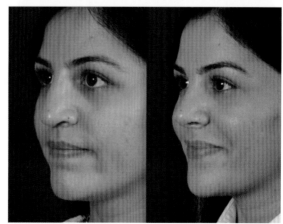

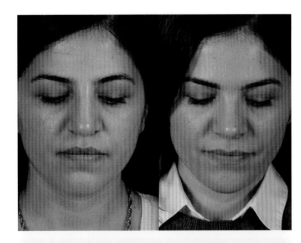

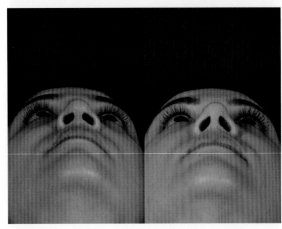

33 术前饮食

众所周知，含硫的大蒜会增加出血的风险，因此术前必须停止食用。不应过多食用含有草药的茶以及豆类、花椰菜和牛奶等易引起胀气的食物。应避免饮用含钠量高的矿泉水及食用含盐量高的泡菜，以防止水肿的发生。不应食用易引起获得性血小板功能障碍的食物和调味品，如洋葱、孜然和中餐。

水果：杏、菠萝。

蔬菜：莴苣、青椒、西红柿。

香料：红辣椒、百里香、迷迭香、茴芹、鼠尾草。

含酚的食物：葡萄干、蓝莓、覆盆子、草莓、花生、绿茶、李子、梨、樱桃、石榴、葡萄、橘子、西兰花、卷心菜、山萝卜、洋葱、可可。

主要含花青素的水果：花青素（桃、樱桃、无

花果、李子、覆盆子、醋栗、红甘蓝）、锦葵色素（某些葡萄）、天竺葵素（草莓、红萝卜、桑树）、芍药色素（沼泽越橘）、牵牛花色素（美洲葡萄）。

含儿茶素：可可和绿茶。

含 Ω-3：核桃、杏仁、大豆、亚麻籽、豆类。

34 术后注意事项

- 术后连续 5 天睡觉的时候枕 3 个枕头。
- 不要待在非常暖和的地方。
- 在术后的前 10 天内避免食用活血的食物。
- 不要服用维生素片或其他营养补充剂。
- 避免进行那些会升高血压的活动。不要低头。
- 除了睡觉，其他时候尽量将身体保持在一个垂直的姿势。
- 术后第 2 天可以外出活动。
- 塑料夹板不会受水的影响。可以每天淋浴 2~3 min。可以把夹板弄湿，但是不要把它暴露在蒸汽中。
- 没有必要冷敷或用冰块敷脸。
- 放置于鼻内的夹板会产生类似流感的症状，并引起喷嚏反射。

此时不要惊慌，打喷嚏之前把嘴巴张开。这样打喷嚏不会牵扯到鼻子。

- 1 个月内不要运动。
- 1 个月内不要在海里游泳，2 个月内不要在游泳池游泳。
- 2 个月内不要戴眼镜。
- 鼻部手术后可以戴角膜接触镜。
- 如果没有淤青，就没有必要避开太阳光。不要因受热而出汗。
- 从第 10 天开始，可以吃一些减轻水肿的食物，比如绿茶、茴香和菠萝。

谢谢大家的关注。

Barış Çakır, 医学博士。

如需咨询和评论请电邮：drbariscakir@gmail.com。